AF547058

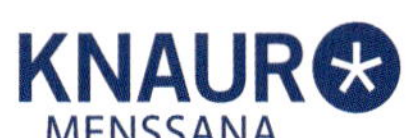

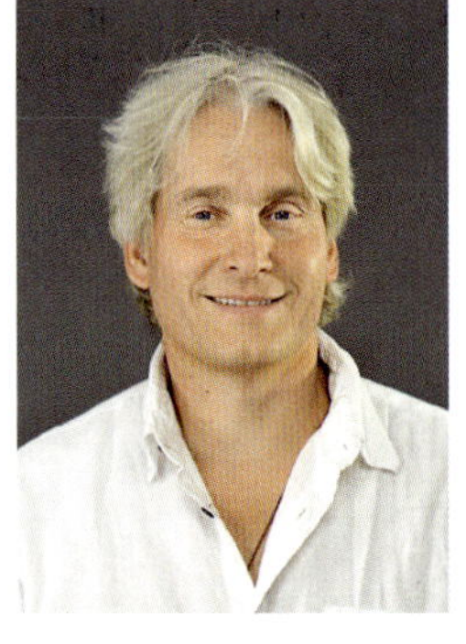

Über den Autor:
Uwe Albrecht wurde 1966 im Osten Deutschlands geboren. Er ist Vater von acht Kindern, Arzt, Systemcoach und Entwickler von ganzheitlichen energetischen Heil- und Entwicklungssystemen, die unter dem Namen inner**wise**® innerhalb von wenigen Jahren weltweit bereits von über 120 000 Menschen angewendet werden. Die Idee dabei ist: Ändere das Feld, und die Realität wird folgen.
Uwe Albrecht lebt bei Salzburg und in Kalifornien.

UWE ALBRECHT

Intuitive Heilung

DIE EVOLUTIONÄRE

innerwise METHODE

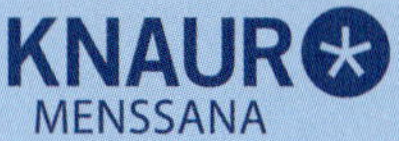

Wichtiger Hinweis:
Die Übungen und Informationen in diesem Buch sind kein Ersatz für eine ärztliche, heilpraktische oder therapeutische Behandlung. Sie führen alle Anwendungen in eigener Verantwortung durch. Weder Autor noch Verlag können für eventuelle Folgen, die sich aus den im Buch gemachten praktischen Hinweisen ergeben, eine Haftung übernehmen.

Besuchen Sie uns im Internet:
www.mens-sana.de

Aus Verantwortung für die Umwelt hat sich die Verlagsgruppe Droemer Knaur zu einer nachhaltigen Buchproduktion verpflichtet. Der bewusste Umgang mit unseren Ressourcen, der Schutz unseres Klimas und der Natur gehören zu unseren obersten Unternehmenszielen. Gemeinsam mit unseren Partnern und Lieferanten setzen wir uns für eine klimaneutrale Buchproduktion ein, die den Erwerb von Klimazertifikaten zur Kompensation des CO_2-Ausstoßes einschließt.
Weitere Informationen finden Sie unter: www.klimaneutralerverlag.de

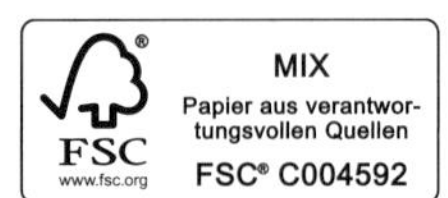

Ein Imprint der Verlagsgruppe
Droemer Knaur GmbH & Co. KG, München

Redaktion: Gudrun Jänisch
Zeichnungen und Fotos: Alex Rath, Anna Badowska, Jörg Wilutzky, Silke Kröger, Eric Frank, Katharina Kosak, Uwe Albrecht
Umschlaggestaltung: ZERO Werbeagentur, München
Umschlagabbildung: FinePic®, München
Satz: Daniela Schulz, Puchheim
Druck und Bindung: Firmengruppe APPL, aprinta druck GmbH, Wemding
Printed in Germany
ISBN 978-3-426-65795-9

2 4 6 5 3

Raus aus dem Verstand und rein
in die Intuition. Erst dann wird sich dir
die Welt mit ihren Wundern öffnen.
Und dann hat der Verstand auch
Sinnvolles zu tun.

Ich bin Arzt, und meine Patienten sind
Menschen, Tiere, Pflanzen, Häuser, Systeme,
Projekte und Firmen.
Und ich behandele alle mit dem
gleichen System:
inner***wise***®

Lass dein Herz entscheiden

Die wichtigsten Entscheidungen im Leben kommen vom Herzen.
Bevor du dieses Buch liest, lass dein Herz entscheiden,
ob es der richtige Weg für dich ist.
Nimm dir einige Minuten Zeit und spüre dich,
wie es dir gerade geht:

Bist du innerlich leicht, oder ist eine Schwere in dir?
Lacht dein Herz, oder ist da Trauer?
Vertraust du dem Leben, oder hast du Angst?
Hast du reichlich Energie, oder ist da eine Erschöpfung?
Ist dein Atem offen und weit oder begrenzt und beengt?
Kannst du alles in deinem Leben mit Dankbarkeit betrachten,
oder ist da noch Schuld, Wut und Trauer?
Stehst du stabil und geerdet, oder bist du haltlos?
Bist du im Fluss oder in der Blockade?

Nun stelle dir vor, dieses Buch gelesen zu haben.
Bist du dann leichter, lachender, vertrauensvoller, energiereicher,
offener, weiter, dankbarer, geerdeter, fließender?
Wenn du dir nicht sicher bist, versuche, es noch einmal mit
geschlossenen Augen wahrzunehmen.
Wenn du dich bei der Vorstellung, das Buch gelesen zu haben,
besser fühlst, lade ich dich auf dieses gemeinsame Abenteuer ein.
Wenn du dich nicht besser oder sogar schlechter fühlst,
verschenke dieses Buch lieber und finde einen anderen Weg für dich.
Mache nur das im Leben, was sich gut für dich anfühlt.
Vertraue deinem Herzen.

»Als ich mich selbst zu lieben begann,
habe ich verstanden, dass ich immer und bei jeder
Gelegenheit zur richtigen Zeit am richtigen Ort bin
und dass alles, was geschieht, richtig ist;
von da an konnte ich ruhig sein.
Heute weiß ich, das nennt man VERTRAUEN.

Als ich mich selbst zu lieben begann,
konnte ich erkennen, dass emotionaler Schmerz
und Leid nur Warnungen für mich sind,
gegen meine eigene Wahrheit zu leben.
Heute weiß ich, das nennt man
AUTHENTISCH SEIN.

Als ich mich selbst zu lieben begann,
habe ich aufgehört, mich nach einem anderen
Leben zu sehnen, und konnte sehen, dass alles um
mich herum eine Aufforderung zum Wachsen war.
Heute weiß ich, das nennt man REIFE.

Als ich mich selbst zu lieben begann,
habe ich aufgehört, mich meiner freien Zeit zu berauben,
und ich habe aufgehört, weiter grandiose Projekte für
die Zukunft zu entwerfen. Heute mache ich nur das,
was mir Spaß und Freude macht, was ich liebe und was
mein Herz zum Lachen bringt, auf meine eigene Art
und Weise und in meinem Tempo.
Heute weiß ich, das nennt man
EHRLICHKEIT.

Als ich mich selbst zu lieben begann,
habe ich mich von allem befreit, was nicht gesund
für mich war, von Speisen, Menschen, Dingen,
Situationen und von allem, das mich immer
wieder hinunterzog, weg von mir selbst.
Anfangs nannte ich das gesunden Egoismus,
aber heute weiß ich, das ist SELBSTLIEBE.

Als ich mich selbst zu lieben begann,
habe ich aufgehört, immer recht haben zu wollen,
so habe ich mich weniger geirrt.
Heute habe ich erkannt: das nennt man DEMUT.

Als ich mich selbst zu lieben begann,
habe ich mich geweigert, weiter in der Vergangenheit
zu leben und mich um meine Zukunft zu sorgen.
Jetzt lebe ich nur noch in diesem Augenblick,
wo ALLES stattfindet,
so lebe ich heute jeden Tag und
nenne es BEWUSSTHEIT.

Als ich mich zu lieben begann,
da erkannte ich, dass mich mein Denken
armselig und krank machen kann.
Als ich jedoch meine Herzenskräfte anforderte,
bekam der Verstand einen wichtigen Partner.
Diese Verbindung nenne ich heute
HERZENSWEISHEIT.

Wir brauchen uns nicht weiter vor
Auseinandersetzungen, Konflikten und Problemen
mit uns selbst und anderen fürchten,
denn sogar Sterne knallen manchmal aufeinander
und es entstehen neue Welten.
Heute weiß ich, DAS IST DAS LEBEN!«

Charlie Chaplin zugeschriebene Rede
an seinem 70. Geburtstag im April 1959.

INHALT

Einführung

Es gibt nur ein Buch, in welchem es sich wirklich lohnt zu lesen: Das ist der Mensch selbst.
Deshalb habe ich den Text so gestaltet, dass er eine Lesehilfe für dich ist, um dich selbst zu lesen.

Jedes Kapitel beginnt mit Themen und Fragen, die du intuitiv beantworten oder mit dem *Armlängentest* austesten kannst.
Um den Armlängentest zuverlässig verwenden zu können, benötigst du den Kugelblick.
Wir sind es gewohnt, aus unserer persönlichen Perspektive zu schauen und das Gesehene mit inneren Werten abzugleichen. Wir nehmen uns dabei als Betrachter wichtig. So wird das Gesehene immer ein individuelles Abbild der Wirklichkeit. Und genau dieses Abbild ist für die Arbeit mit *innerwise* wie auch für alle anderen tiefentherapeutischen Systeme unbrauchbar.
Du benötigst einen Blick aus allen Richtungen. Einen Blick, der frei von inneren Wertungen, Wünschen, dem Willen und den Vergleichen mit alten Erfahrungen ist. Einen neutralen Kugelblick, einen Überblick:

- Stelle dir vor, du siehst ein Tor in einer Wand vor dir. Nun wirst du zu einem Adler und fliegst in die Lüfte. Du schaust nach unten und siehst ein ganzes Labyrinth mit dem Eingangstor unter dir.
- Oder stelle dir vor, du stehst in einem Kreis von Menschen und bist in der Lage, dich mit den Augen all dieser Menschen zu betrachten.

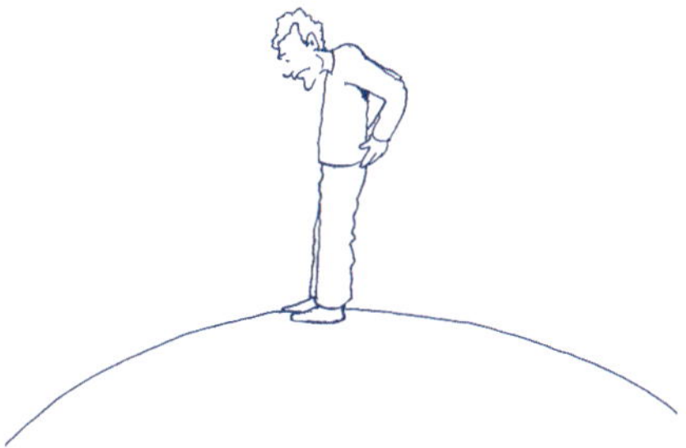

Die Welt aus der Nähe betrachtet

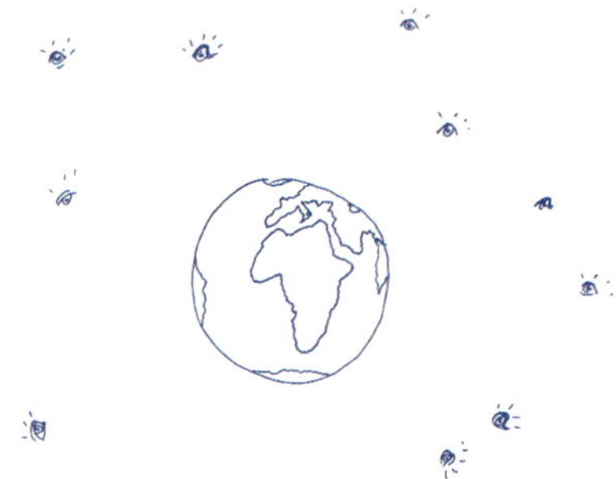

Die Welt mit den Augen der Sterne gesehen

Um dich an den Kugelblick zu erinnern, ist vor den Testfragen im Buch immer das *Kugelblicksymbol* plaziert.

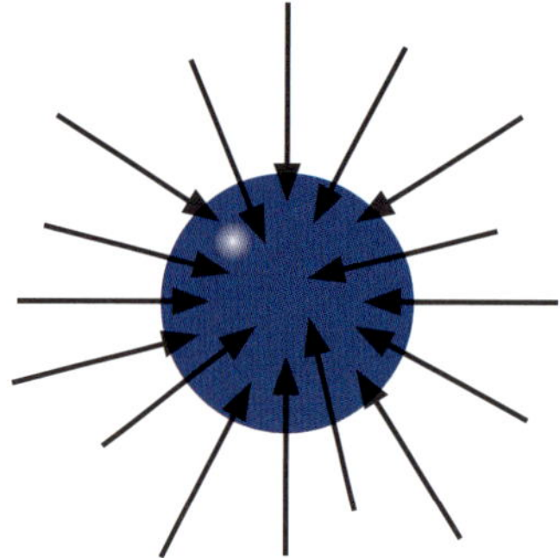

Der Kugelblick

Der Armlängentest

Worte sind die Sprache des Verstandes.
Der Armlängentest ist eine Möglichkeit, mit dem Unbewussten, mit dem Herzen, zu sprechen.
Er ist die Fähigkeit unseres Körpers, feine Veränderungen auf allen Ebenen anzuzeigen.
Unsere Arme sind bei positiven und negativen Aussagen verschieden lang. Und nicht nur das: Auch unser Atem, unser Stand, unser Energiefeld, unser Muskeltonus und vieles mehr verändern sich, wenn wir zum Beispiel an etwas Positives oder Negatives denken oder einfach nur ja oder nein sagen.

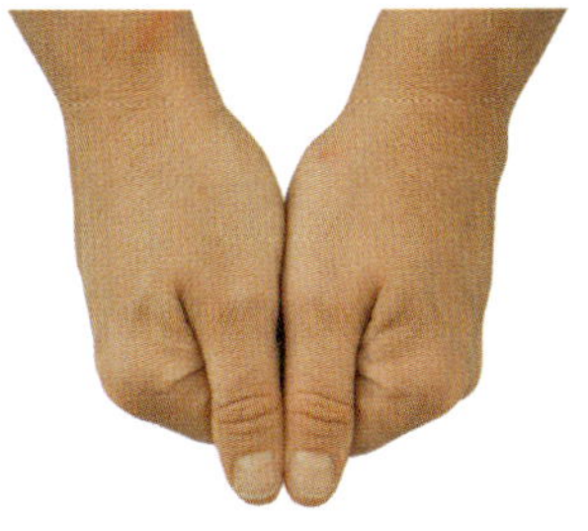

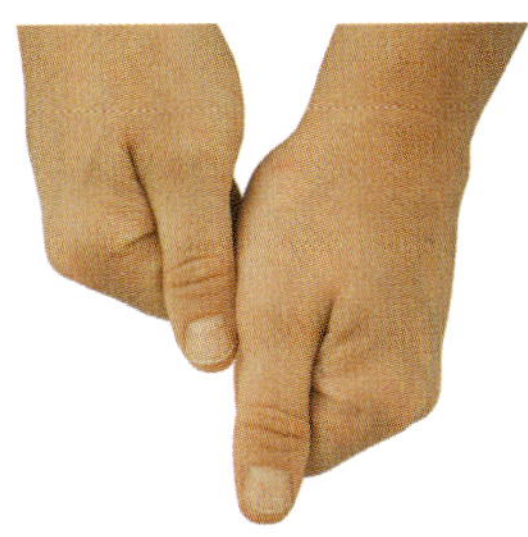

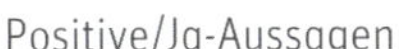

Positive/Ja-Aussagen

Negative/Nein-Aussagen

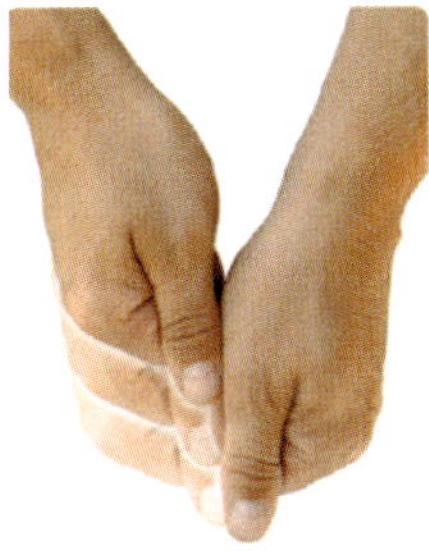

Die Testposition

- Stelle dich hin, lasse die Arme locker neben deinem Körper hängen, sage »Ja« und führe die Arme locker vor der Mitte deines Körpers zusammen. Drehe die Daumen dabei nach vorne und vergleiche ihre Länge miteinander. Beim »Ja« sollten beide Arme gleich lang sein.

- Nun lasse sie wieder locker seitlich an deinem Körper hängen, sage »Nein«. Führe sie wieder vor dem Körper zusammen. Jetzt sollten die Arme, und damit die Daumen, unterschiedlich lang sein.

So kann dein Herz, dein Unbewusstes, durch deinen Körper mit dir reden.

- Hast du schon beim »Ja« eine unterschiedliche Länge, so bist du nicht in der Balance, du bist im Stress.
- Hast du beim »Ja« und »Nein« keine Veränderungen der Armlänge, bist du in einer Blockade, einer Starre.
- In beiden Fällen, im Stress und in der Starre, solltest du dich erst einmal selbst behandeln.

Der Armlängentest im Überblick

Normaler Test

Ja

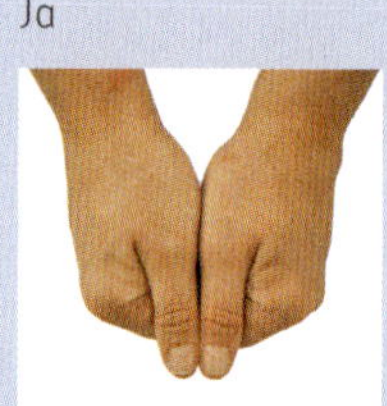

Nein

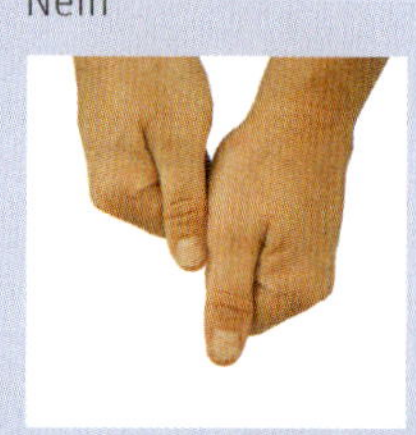

Allergie/Panik

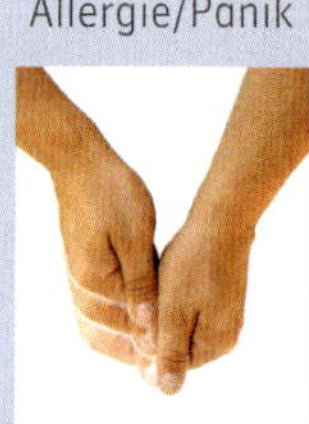

Anfangsstress → selbst behandeln

Ja

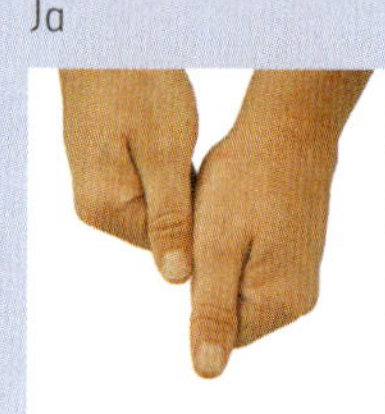

Nein

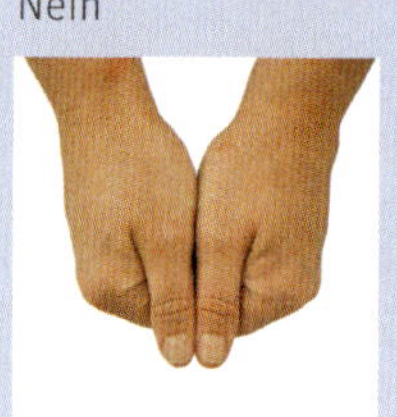

Blockade/Starre → selbst behandeln

Ja

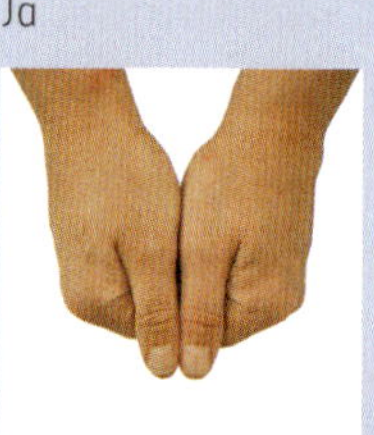

Nein

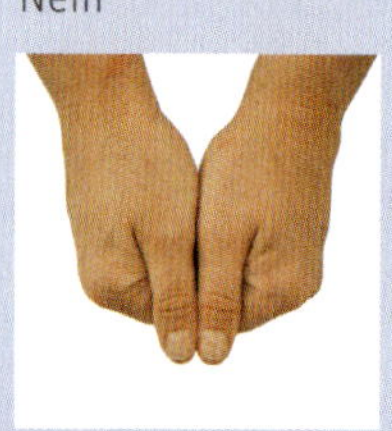

oder

Ja

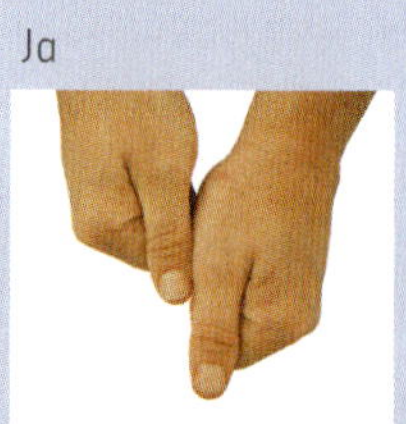

Nein

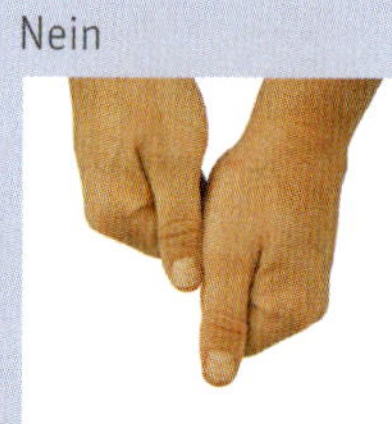

Selbstbehandlung bei Starre und Blockade

Wenn du an das richtige Heilmittel denkst und dir vorstellst, es anzuwenden, ist der Stress weg und die Starre beseitigt.

Mögliche Heilmittel sind:

- Wasser trinken
- Kleidung wechseln
- Musik hören
- Wahrheit aussprechen
- Meditieren
- Yoga praktizieren
- Malen
- Duschen
- An Blumen riechen
- Kräutertee trinken
- Tanzen
- Mit Kristallen meditieren
- Homöopathie
- Spazieren gehen
- Dich mit *innerwise* behandeln

Testablauf

Immer die Vorteste machen:

- »Ja« sagen und testen – die Arme sollten gleich lang sein.
- »Nein« sagen und testen – die Arme sollten ungleich lang sein.
- Bei allen Tests mit dem Kugelblick sehen.
- Ist es mir erlaubt, das zu testen? – Ja/Nein.
- Bekomme ich eine sinnvolle Antwort? – Ja/Nein.

Variante 1 für Anfänger

Triff Aussagen oder stelle dir etwas vor und dann teste.

- Die Arme bleiben gleich lang: **kein Stress.**
- Die Arme werden verschieden lang: **Stress.**

Variante 2 für Fortgeschrittene

Du kannst nun die Aussagen auch mit Fragen testen. Dabei hängt die Wertung der Antwort ganz von der Fragestellung ab.

Beispiele:
Soll ich das … tun? Schadet mir das …?

Schadet es dir wirklich, sind die Arme gleich lang, der Körper sagt »Ja«.

- Die Arme bleiben gleich lang: **ja.**
- Die Arme werden verschieden lang: **nein.**

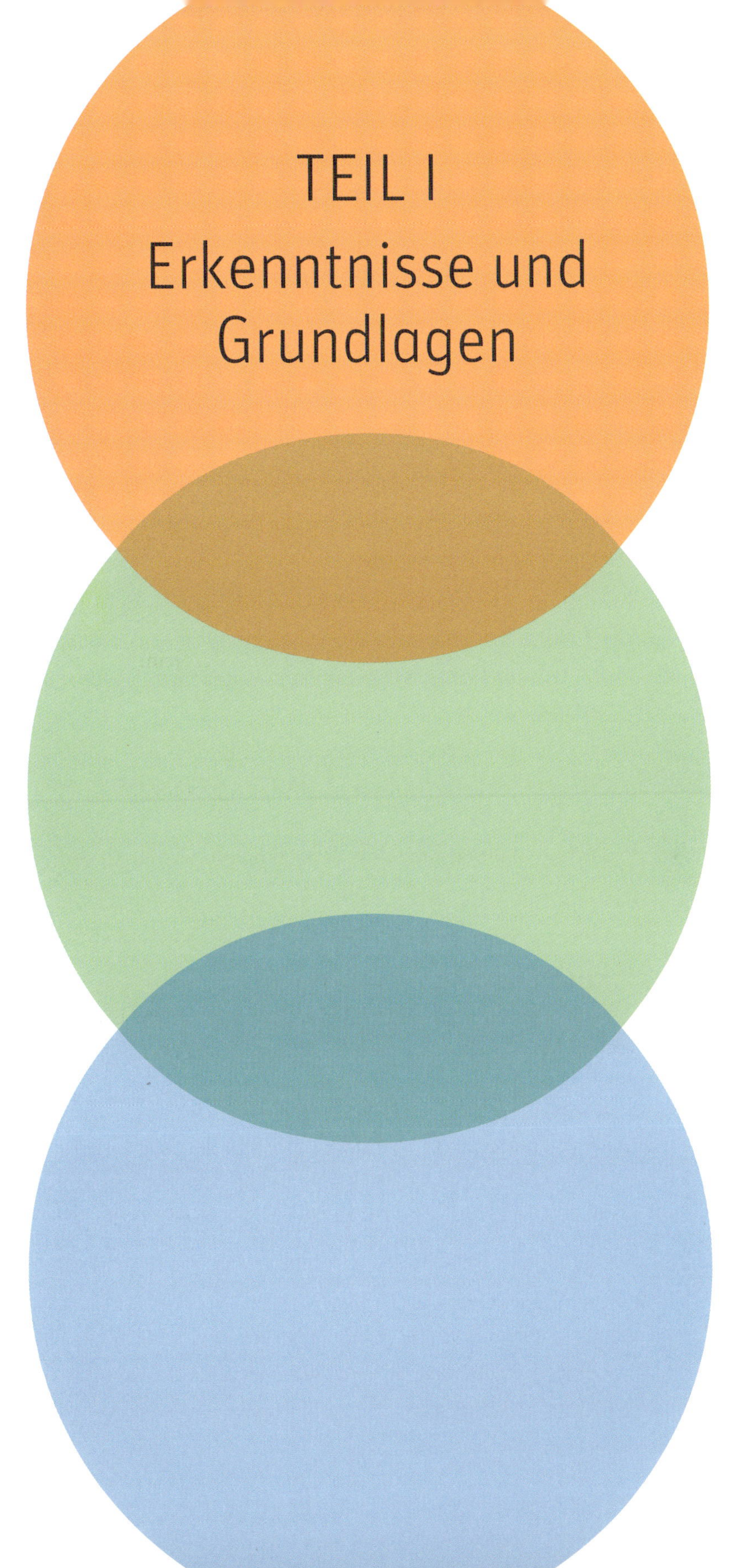

TEIL I
Erkenntnisse und Grundlagen

Der Überblick

In der Tradition der großen geistigen Gesetze ist das erste Buch eine Darstellung der Grundprinzipien und Werte der Arbeit mit der Intuitiven Heilung.

1. Das große Paradoxon

Die Machtlosigkeit unseres Verstandes

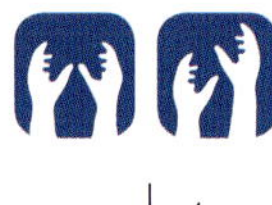

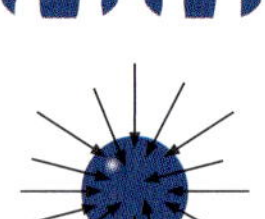

Testthemen:

- Ich bin gesund!
- Stelle dir vor, glücklich zu sein.
- Ich bin es wert, geliebt zu werden.
- Ich bin gut.
- Ich liebe mich.

Das große Paradoxon ist, dass zwar alle gesund, glücklich und erfolgreich werden wollen, aber ihr Unbewusstes genau das Gegenteil möchte und es manifestiert.

Alle wollen gesund werden! Das behaupten sie zumindest.

Jeder Patient, der in die Behandlung kommt, sagt mir, dass er gesund werden möchte.

Jedes Paar, das zu einer Kinderwunschbehandlung kommt, sagt: Unser größter Wunsch ist es, ein Kind zu bekommen.

Jeder Unternehmer, der zum Coaching kommt, möchte erfolgreich sein.

Jeder Schüler, der zum Prüfungscoaching kommt, sagt, dass er sich wünscht, die Prüfung gut zu bestehen.

Sie alle wollen gesund, glücklich, erfolgreich, schön und gut sein.

Und dann kontrolliere ich diese Aussagen mit dem Armlängentest, frage ihr Unterbewusstsein, was es davon hält, und übereinstimmend bei allen sagt es: »Nein, mein Wunsch ist das nicht!«
Da gibt es also einen Anteil in jedem Menschen, der sich dem Willen und Verstand nicht unterordnet und seine ganz eigene Vorstellung vom Leben hat.

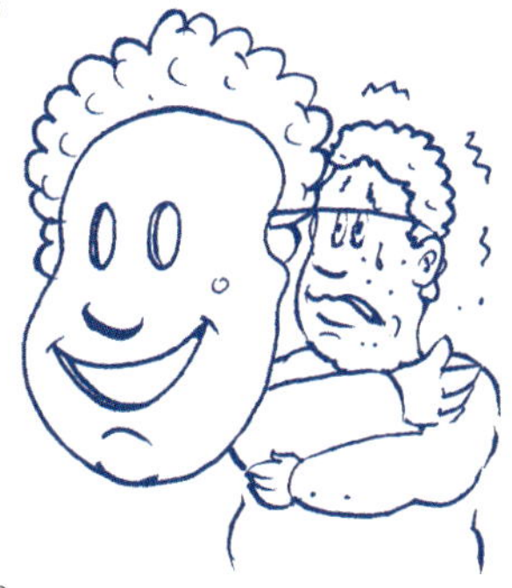
Das große Paradoxon

Mit dem Armlängentest können wir unter Umgehung des Verstandes direkt mit dem Unterbewussten kommunizieren und bekommen so oft interessante Antworten:

Das Unterbewusste

- des Kranken sagt: »Ich will krank sein, ich brauche die Krankheit für etwas!«
- der Kinderlosen sagt: »Ein Kind, jetzt in meiner Lebenssituation, mit dem Partner, bei meinen Blockaden, geht nicht!«
- des Erfolglosen sagt: »Du brauchst erst mal eine andere Erfahrung, Erfolg ist jetzt nicht gut für dich!«
- des Prüflings sagt: »Ich bin nicht gut genug, hasse den Lehrer, und das erinnert mich an eine ungeheilte Verletzung aus der Kindheit!«

Nun lautet die große Frage: Wie ist die Machtverteilung zwischen Bewusstem und Unbewusstem bei der Erschaffung der Realität?
Ich habe das bei vielen Menschen ausgetestet und kam zu folgendem Ergebnis:
Der Normalfall: 95 bis 99 Prozent für das Unbewusste und 1 bis 5 Prozent für das Bewusste.
Ich bin auch einzelnen Menschen begegnet, bei denen das Bewusste bis zu 40 Prozent Anteil erlangt hatte.

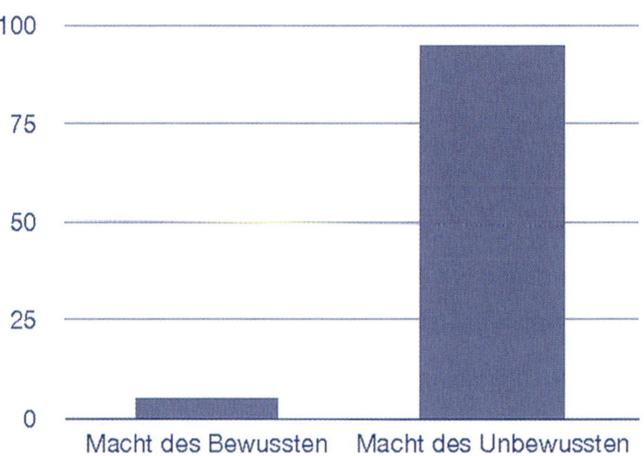

Die Machtverteilung

Damit ist völlig klar, wer gewinnt, wenn es um die Erschaffung der Realität geht: das Unbewusste!
Das erklärt, warum meistens nicht das im Leben eintritt, was wir wollen.
Oder kennst du Millionen Lottogewinner mit sexy Körper, der großen Liebe im Arm und großer Villa am See?

Das verstanden zu haben hat ernsthafte Konsequenzen:
Es ist fast sinnlos, über den Verstand und das Bewusste zu therapieren. Wir benötigen ein Kommunikationsmittel mit dem Unbewussten, dem Hauptaktionär unseres Lebens. Wir benötigen Heilmittel, die sowohl das Unbewusste wie auch das Bewusste erreichen können und dort wirksam sind.

Um das ganze Thema noch einmal zu verdeutlichen:
Bei vielen krebskranken Menschen sagt das Unbewusste durch den Armlängentest bei der Vorstellung zu leben »Nein« und bei der Vorstellung zu sterben »Ja«. Wenn eine machtvolle Kraft das in den Wald hineinruft, wie wird der Wald dann wohl antworten?
Wir erschaffen unsere Realität selbst, nur nicht mit unserem Bewussten, unserem Verstand, sondern fast ausschließlich mit dem Unbewussten.
Du kannst tausend Mal »Ich liebe mich« schreiben, und es ändert nichts.
Du kannst eine tiefe Ladung der Scham aus Kindheitstagen klären und empfindest mehr Liebe für dich als vorher.

2. Das Prinzip der Integrität

Lebe gnadenlos ehrlich

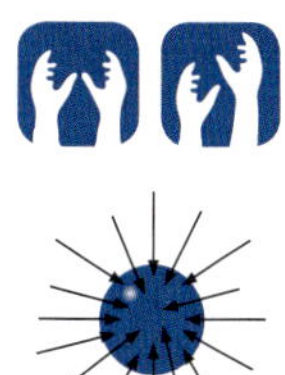

Testthemen:

- Ich bin ehrlich.
- Ich bin vollkommen.
- Ich bin ungebrochen.
- Meine Integrität beträgt … Prozent

Es gibt keinen besseren Parameter für die Arbeit mit der Intuitiven Heilung und *innerwise* als die Integrität.
Integer sein bedeutet, ehrlich, aufrichtig, ganz, heil, ungebrochen und unbescholten zu sein.
Genau das ist es, wofür *innerwise* steht.

Ich liebe es, Parameter greif- und vergleichbar zu machen, und verwende dafür oft eine Prozentskala.

Wenn wir Integrität als Parameter messen wollen, müssen wir uns erst einmal darauf einigen, was vollkommene Integrität ist.

Vollkommene Integrität kann sich nur auf einen Zustand beziehen, der an der Grenze zwischen Einheit und Dualität, dem Göttlichen und dem irdischen Leben liegt.

Ich glaube nicht, dass ein Mensch sie hundertprozentig erreichen, dem jedoch sehr nahe kommen kann.
Wenn man den Mittelwert der gelebten Integrität aller Menschen auf der Erde austestet, so zeigt sich, dass die Menschheit als Ganzes noch sehr weit von Integrität entfernt ist.

Wenn jemand zu 20 Prozent integer ist, was ist er dann zu 80 Prozent?
Er ist verlogen, krank, gebrochen, unaufrichtig. Die Ursache all dessen ist die Angst.
Er ist der dunkle Teil der Dualität, in der wir leben.
Er ist der Teil, der immer energiehungrig ist, weil er nicht aus der göttlichen Quelle genährt wird.
Und wir alle haben ihn in uns, solange wir uns in der Dualität aufhalten, also solange wir am Leben sind.

Der Gegenspieler der Integrität ist die Angst.
Beide zusammen ergeben 100.
Integrität + Angstfaktor = 100

3. Die Quintessenz

Sinnlebung, Sinnsuche und Sinnlosigkeit

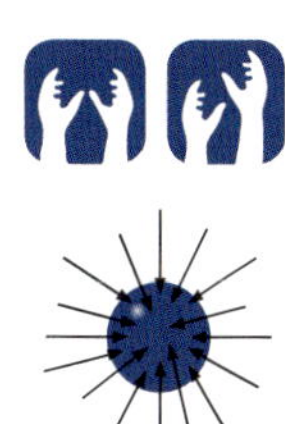

Testthemen

- Ich habe meinen Lebenssinn zu … Prozent gefunden.
- Ich nehme meinen Lebenssinn in Demut an und erlaube ihm, mich zu führen.
- Ich lebe meinen Lebenssinn zu … Prozent.

Bevor wir in die Details gehen, müssen wir erst die Sinnfrage stellen. Warum leben wir überhaupt? Was ist der höhere Sinn dessen? Warum hat Gott den Menschen geschaffen? Aus Langeweile, zum Spaß oder zu einem Zweck?

Gott, das Eine, die Quelle an sich – ist vollkommen, es ist alles, was ist. Jedoch hat das Eine ein Problem:

So wie ein einzelner Mensch nicht von sich schwanger werden kann, benötigt es die Dualität, um sich in neuer Form erfahren zu können, sich auszuprobieren, eine neue Qualität zu erreichen.

Und da kommt der Mensch ins Spiel: Als duales, sterbliches Wesen kann er Erfahrungen machen. Er kann es in leichter oder schwerer Art tun, mit oder gegen den Strom des Lebens. Wer es leicht haben will, nimmt die anfängliche Mühe auf sich, sucht und findet seinen Lebenssinn und lebt ihn. Als Dank für das Vertrauen beschenkt Gott diesen Menschen mit reichlich Energie und vielen Fügungen. Wer es letztendlich schwer haben will und glaubt, mit einer Abkürzung ans Ziel zu kommen, indem er einen bereits ausgetretenen Lebensweg geht, anstatt seinen eigenen zu finden, bekommt nicht die Gnade der reichlichen Energie und Fügungen. Er wird Leben als Kampf empfinden.

Obwohl ich hier das Wort »er« benutze, sind es zu 50 Prozent auch weibliche Wesen, die den schweren Weg wählen.

Burkhard Heim war einer der größten deutschen Forscher des letzten Jahrhunderts. Als junger Mann verlor er im Krieg bei der Herstellung von neuartigem Sprengstoff beide Hände und einen Großteil des Augenlichts. Zwei Jahre später studierte er bereits Chemie, und wieder zwei Jahre später wechselte er zum Physikstudium, da ihn die Chemie nicht mehr herausforderte. Er ließ sich 36-mal im Leben operieren, um mit dem noch vorhandenen Körper immer besser lebensfähig zu sein. Seine wissenschaftlichen Leistungen sind denen Einsteins ebenbürtig. Manche Menschen sagen auch, sie seien weit überlegen, da er als Erster eine einheitliche Feldtheorie geschaffen hat. Hier seine Äußerungen zu seinem Schicksal und dem Sinn seines Lebens an seinem 40. Geburtstag:

> »Ich habe den Eindruck, dass alles, was eigentlich geschieht, von vornherein seine Richtigkeit hat. Dass ich am eigentlichen Plan, der hinter allem steht, nicht viel ändern sollte. Ich stehe auf dem Standpunkt, dass das, was auf mich zukommt, seine Richtigkeit hat und für die Gegebenheiten, die nun mal da sind, sowieso das Optimum sind.
> Ich meine, manches mag mir auch schlimm erscheinen, es ist es in Wirklichkeit überhaupt nicht, weil alles seine Richtigkeit hat. Und ich sage mir, ich habe eine bestimmte Aufgabe, zweifellos, denn es hat einen Sinn, dass ich überhaupt als Mensch existiere, ich habe also die Aufgabe, eine bestimmte Sinngebung zu erfüllen, und das ist der Sinn meines ganzen Daseins überhaupt, und dieser Sinn ist zu erfüllen, das ist mal das Wesentliche. Und das, was ich zur Erfüllung dieser Sinngebung brauche, das kriege ich sowieso, denn wenn ich das nicht bekommen würde, dann wäre es überhaupt sinnlos, dass ich da bin.
> Ich bejahe, dass ich einen Sinn habe. Wichtig ist für mich zu erfahren, wo dieser Sinn liegt. Darauf muss man hinarbeiten. Natürlich fällt einem gar nichts in den Schoß. Ich muss immer versuchen, mit Spannung und Energie dahinter zu sein, dass ich diese Sinnerfüllung besser erreichen kann. Das fällt mir nicht zu. Ich kann mich nicht einfach hinsetzen und alle viere von mir strecken und sagen: Wird schon alles werden. Das ist klar.«

Aus: Illobrand von Ludwiger,
Das neue Weltbild des Physikers Burkhard Heim,
Komplett Media Verlag

Wir begegnen Burkhard Heim später in diesem Buch wieder, da sein Modell der zwölf Weltdimensionen in *innerwise* integriert ist.

Die Wege zum Lebenssinn

Innerlich erfüllt und reich lebt der Mensch, der den Sinn seines Lebens erkannt hat und ihn lebt.
Genährt wird dieser Mensch mit allem, was er benötigt, um Fülle zu erfahren.
Inspirierend leuchtet dieser Mensch und erweckt damit in anderen den Wunsch, auch den Sinn zu finden, zu geben und zu leben.

Schritt 1: Sinnfindung

Ich kann den Sinn meines Lebens nicht suchen, aber ich kann ihn in mir selbst finden. Ich kann ihn nur zulassen, denn er ist immer da, er wartet, bis wir endlich den Widerstand gegen ihn aufgeben.
Ein Widerstand, der aus unserer Angst gewachsen ist und verhindert, dass wir den Mut aufbringen, uns auf den Sinn einzulassen.

Schritt 2: Sinngebung

Dem Sinn Raum zu geben in unserem Leben bedeutet, uns ihm hinzugeben. Es bedeutet, ehrlich zu uns selbst zu sein und alles im Leben zu beenden, das uns davon abhält, unseren Sinn zu leben.
Es bedeutet, aktiv zu werden, Prozesse zuzulassen, auszuprobieren, Erfahrungen zu machen.

Schritt 3: Sinnlebung

Wir sind in der Lage, die Schönheit in allem zu entdecken, das uns der Sinn beschert. Wir besitzen die Fähigkeit, den höheren Sinn in den Herausforderungen und Erfahrungen zu sehen, ja fast eine persönliche Unbetroffenheit dazu. Eine unbegrenzte Energie steht uns dafür zur Verfügung.

Ich habe in diesem Frühjahr mit einer Patientin gearbeitet, die Krebs im fortgeschrittenen Stadium hatte. Sie verbrachte den Großteil des Tages mit Fernsehen und wartete auf den Tod. Sie hoffte, vom Leben mehr Zeit zu bekommen, erwartete von mir Hilfe und Unterstützung und von Gott die Gnade der Heilung.
Die Frage, die sich mir stellte, war: Was gibt sie dem Leben, der Quelle, dem Göttlichen dafür? Was ist ihr Lebenssinn?
Das Leben funktioniert nicht nach dem Prinzip: Wenn ich dann einmal gesund bin, dann kann ich … tun.
Entweder wir tun dieses … sowieso, egal wie es uns geht, oder nie.
Denn das Tun von diesem … gibt uns die Kraft, gesund zu werden, unser Leben zu verändern, glücklicher zu werden.

Wir ziehen uns damit am eigenen Haarschopf aus dem Sumpf heraus.
Ich machte ihr den Vorschlag, im Internet eine Plattform aufzubauen, in der sie beschreibt, wie sie ihrem Leben damit wieder einen Sinn gegeben hat, und andere Menschen einzuladen, ihre Sinnfindung dort auch öffentlich zu machen. Wenn die Plattform weitere Menschen inspirieren würde, ihrem Beispiel zu folgen, wäre das ein schöner Nebeneffekt. Der Haupteffekt ist jedoch, dass sie diese Plattform nur für sich selbst aufbaut und damit einen Schritt geht, ihren Sinn zu finden, um ihrer Heilung einen Sinn zu geben.

Wenn wir dem Leben sagen können, was wir hier auf Erden als Mensch noch zu tun haben, wird uns das Leben all das geben, was wir dafür benötigen.

4. Alles lebt!

Die beseelte Welt

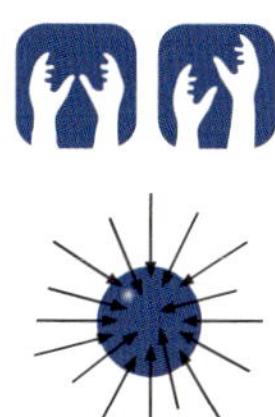

Testthemen

- Pflanzen leben und haben ein Wesen.
- Häuser leben und haben ein Wesen.
- Ideen leben und haben ein Wesen.
- Projekte leben und haben ein Wesen.

»Derjenige, der die Wahrheit der geistigen Natur des Universums begreift, ist weit auf dem Wege zur Meisterschaft fortgeschritten.«

Kybalion

Wenn alles lebendig ist, muss es den gleichen Prinzipien unterliegen und mit den gleichen Methoden veränderbar sein.

- Im Optimalzustand ist alles in Harmonie, im Fluss.
- Im ungesunden Zustand ist alles in Disharmonie und blockiert.
- Alle haben eine Seele, ein Wesen.
- Alle werden durch Felder bestimmt.
- Alle können Ladungen aufnehmen.
- Alle sind wahrnehmbar mit verschiedenen Sinnen.
- Alle beginnen und vergehen irgendwann, nur die Zeitspanne dazwischen ist verschieden.

Dadurch haben wir die Möglichkeit, Mittel und Wege zu finden, allem wieder zu helfen, in den Fluss zu kommen.
Wir können die Essenz der verschiedensten Heilweisen herausarbeiten, die auf alles anwendbar ist, und können dann auch alles behandeln.
So bin ich zu der Erkenntnis gekommen, dass ich durch die Heilung der Felder,

der Energien, der Schwingung aller Systeme, indem ich sie von der Disharmonie in die Harmonie zurückführe, alles Lebendige heilen kann, soweit es mir erlaubt ist.

Nada Brahma – die Welt ist Klang

Unsere Welt besteht aus Klang, aus Rhythmen. Das Materielle ist verdichteter Klang, doch es bleibt Klang. Er kann harmonisch sein oder disharmonisch.

> »Was wir in unserer Alltagssprache Musik nennen, ist nur ein miniaturhafter Ausschnitt aus der Musik und der Harmonie des Universums, die hinter allem wirkt und die Quelle und der Ursprung der Natur ist. Deshalb haben die Weisen aller Zeitalter Musik als heilige Kunst betrachtet. In der Musik kann der, der zu sehen versteht, das Bild des Universums erkennen … Viele Religionen der Welt haben uns gelehrt, dass der Ursprung der Schöpfung Klang ist … Wenn man den Kosmos betrachtet, die Bewegungen der Sterne und Planeten, das vollkommene und ewige Gesetz der Schwingungen und Rhythmen, dann wird uns bewusst, dass das kosmische System nach dem Gesetz der Harmonie, das heißt: nach dem der Musik, funktioniert. Wann immer die Harmonie des kosmischen Systems gefährdet wird, kommen Katastrophen über die Welt.«
>
> *Hazrat Inayat Khan*

Was war zuerst: Materie oder Geist?
Ich bin als Atheist im sozialistischen Osten Deutschlands aufgewachsen, und dort war die Materie per Staatsverordnung das Primäre.
Mittlerweile arbeite ich gleichwertig mit dem Geist, um die Materie zu verändern.
Mein Leben ist viel einfacher geworden, seit ich die einseitige Position des Materialismus aufgegeben habe und Geist und Materie betrachte. Auch als Arzt habe ich bessere und mehr Erfolge.
So öffnete sich mir auch der Zugang zum Wesen der Dinge, die Zusammenhänge wurden erfassbar und die höheren Lebensprinzipien offenbarten sich.
Es ist, wie Heisenberg es beschrieben hat:

> »Der erste Trunk aus dem Becher der Naturwissenschaft macht atheistisch, aber auf dem Grund des Bechers wartet Gott.«
>
> *Werner Heisenberg*

Auch *innerwise* lebt.
Den Namen hat es selbst gewählt und mir in einer Meditation eingeflüstert.
innerwise – Heilung durch Wiederverbindung mit der inneren Weisheit.

Die innewohnende Intelligenz zu entdecken war eines der größten Wunder, die ich erleben durfte.
Heilenergien, die sich selbst auf den Anwender abstimmen, wie zum Beispiel homöopathische Mittel, die selbständig die optimale Potenzierung wählen, um sich in der Resonanzpotenz zur Verfügung zu stellen.
Ein Testsystem, dass von selbst den optimalen Weg durch die Behandlung aufzeigt.
innerwise – ein Therapiesystem mit Autopilot.
Es ist ein weltumspannendes energetisches Netzwerk, das von allen Beteiligten wahrgenommen wird, einschließlich des Energieanstiegs im *innerwise*-System, wenn wir durch unsere gestiegene Bewusstheit in der Lage sind, höhere Energien handhaben zu können, ohne uns zu gefährden. Sobald dies geschieht, bekomme ich E-Mails und Anrufe von Anwendern aus aller Welt, die bestätigen, dass sich *innerwise* weiterentwickelt hat.
Aber auch der Schutz der Patienten wird bedacht: Ist der Therapeut/Coach selbst nicht klar, nicht in der Balance, reduziert *innerwise* die diesem Anwender zur Verfügung stehenden Energien, um Schaden zu verhindern. Ist der Therapeut komplett blockiert, will in diesem Zustand aber behandeln, so verschließt sich das System von selbst.
All das kann nur einer Intelligenz entsprechen, und es ist eine Gnade, diese erfahren zu können.

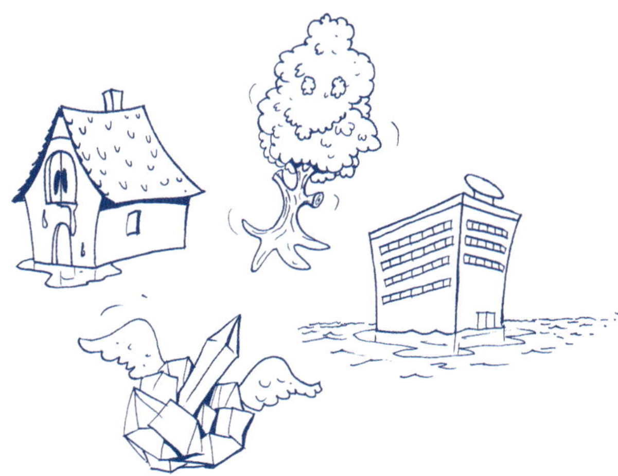

Alles lebt!

5. Das Prinzip des Feldes

Ändere das Feld, und die Realität folgt

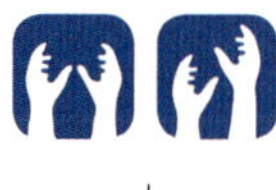

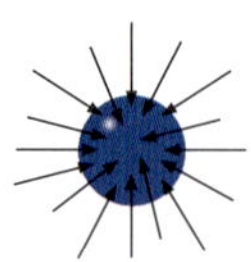

Testthemen

- Ich habe (1, 2, 3, mehr als 5) … Energiefelder.
- Mein Feld ist homogen.
- Mein Feld ist zeitlich fragmentiert.
- Mein Feld ist in der Identität fragmentiert.

»In dieser neuen Physik gibt es keinen Platz für Feld und Materie. Das Feld ist die einzige Realität.«

Albert Einstein

Felder

Felder sind Klangräume, Energiewolken, energetische Zustände, die eine Ladung enthalten und damit eine Gerichtetheit.

Das Feld gewinnt immer

Die grundsätzliche und alles durchdringende Kraft sind die Felder. Materie ist Verdichtungen von Feldern, durchmischt mit winzigen Partikeln.
Feste Strukturen bestehen aus kleinsten Partikeln, die dadurch fest erscheinen, weil sich die Partikel fast unendlich schnell bewegen. Vergleichbar mit einem rotierenden Ventilator, der ein undurchdringliches Hindernis ist. Aber auch dieser ist vom Strom abhängig. Erhöht man den Strom, dreht er sich schneller, stellt man den Strom ab, steht er.

Felder bringen die Materie zum Schwingen, so wie der menschliche Körper auf der Tanzfläche dem Rhythmus der Musik folgt.
Wenn wir die Realität verändern wollen, ist es der einfachste und effektivste Weg, die Felder zu verändern, die die Realität erschaffen.
Ändere die Musik, und der Körper tanzt anders.
Felder des Jetzt, der Vergangenheit sowie der Zukunft sind mit geschärften Sinnen wahrnehmbar, und sie sind energetisch veränderbar. Das ist der direkte Weg, die Realität zu verändern.
In den Feldstrukturen sind die Interaktionen verschiedener Felder sichtbar. Wir können damit Ursachen erkennen und die größeren Zusammenhänge verstehen.

Realität folgt dem Feld

Die Welt ist Klang, ist Schwingung und in diesen Klangraum hinein entwickelt sich die Realität. Die Struktur und die Erlebnisse unsere Lebens benötigen einen Bauplan, und dieser ist im Klang der Felder enthalten.
Unsere DNA ist auch nur eine Antenne für den göttlichen Klang der Schöpfung. Wie frustriert waren die Wissenschaftler, als sie das menschliche Genom entschlüsselt hatten und feststellen mussten, dass der Mensch mit circa 25 000 Genen nur ein wenig mehr Gene hat als einfache Würmer und Fruchtfliegen. Somit lassen sich über die Gene die Besonderheiten des Menschen nicht erklären. Die Anzahl der Gene reicht nicht einmal aus, um die Entstehung der verschiedenen biologischen Stoffe zu erklären, aus denen wir bestehen.
Man stelle sich vor, man schreddere eine DVD und versucht dann mit den besten Mikroskopen, die Bilder und Musik zu finden.
Wer Quanten sucht, die kleinsten möglichen Bestandteile, wird das große Bild übersehen.
Wenn man Wasser bestimmten Frequenzen aussetzt, entstehen typische Klangbilder, die Muster, im Wasser. Liebe ist eines der stärksten Felder, und jeder, der einmal in seinem Leben richtig geliebt hat, weiß, dass die Kraft der Liebe ohne jede Anstrengung alles, absolut alles verändern kann. Kein Wort, keine Anweisung, keine Regel hätten das je vermocht.
Das Feld ist als permant formgebender Faktor vorhanden, so wie die Sonne mit ihrer Energie als Leben spendende Energiequelle alles Leben ermöglicht und prägt.
Wenn ich die Realität ändern will, so ist der einfachste und schnellste Weg dahin, das Feld zu verändern: das Feld von Fremdenergien zu befreien, so dass ohne Widerstand das geschehen kann, was im Lebensplan eines Menschen vorgesehen ist.

Zustandsformen der Energiefelder

Wie schön sind Felder, wenn sie offen, frei, leuchtend, harmonisch und unbegrenzt sind. Wir können im Leben viel Spaß und Freude erfahren, wenn wir in einer derartigen Umgebung leben. Man kann es auch eine schöne Atmosphäre nennen.

Noch mehr Freude können wir erfahren, wenn unser eigenes Feld diese Freiheit und Schönheit besitzt. Das zeigt sich auch im Atmen, Laufen, Denken, Fühlen und Sprechen.

Das Leben der meisten Menschen sieht anders aus. Und deren Felder auch: Sie sind blockiert, geladen, in der Vergangenheit gefangen, mit Mustern und Prägungen belastet, deformiert, beladen mit Schuld, Angst und weiterem Schrott, verknüpft und verflochten mit den Feldern anderer Menschen. Hinzu kommen als Einfluss die übergeordneten Felder der Heimat, des Kontinents, des globalen morphogenetischen Feldes.

Alles zusammen erscheint oft wie ein einziger großer Lärm, eine unendliche Disharmonie.

Fragmentierte Felder

Unsere Felder sind oft fragmentiert in verschiedene Zeiten, Identitäten und Realitäten.

Das Knie wurde vor 20 Jahren verletzt und tut noch immer weh, das Herz vor fünf Jahren gebrochen und ist es immer noch, in der Leber sitzt noch die Wut von vor 22, 18, 15, 7, 3 Jahren und auch vom letzten Jahr.

Mit dem rechten Bein laufen wir wie unser Vater, in der linken Hand tragen wir den Schmerz der Mutter mit, das Glied hat die Scham von vor 13 Jahren gespeichert, im Unterleib sitzt noch die Seele des Kindes, das vor neun Jahren nicht kommen konnte, und in unserem Kopf schwirren noch die Gedanken unseres bisherigen Lebens herum.

Lauter Fragmente aus verschiedenen Zeiten, mit verschiedenen Identitäten. All das, was da noch in uns sitzt, ist nicht geklärt, trägt noch eine Ladung. Und diese Ladung erschafft Realität: Schmerzen, Verspannungen, Fehlfunktionen, Krankheiten.

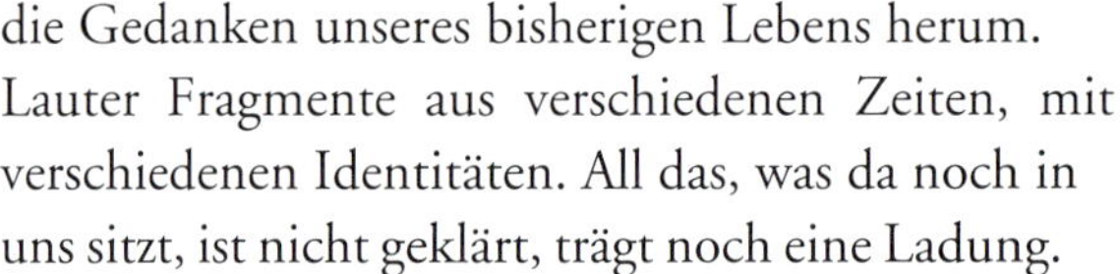

Wer bin ich und wie viele davon?

Fragmentation als Messparameter

Ein wichtiger Schritt, um zu mehr Integrität zu kommen, ist es, die Fragmentation des Körpers und der Felder zu beseitigen.
Wir können den Durchschnittswert der Fragmentation in Prozent austesten. Dadurch erhalten wir einen Überblick, aber mehr auch nicht.
Und schon dabei müssen wir bedenken, dass Fragmentationen und Abspaltungen nicht nur im Körper, sondern in allen unseren Feldern und Strukturen auftreten können. Also auch in unserem Energiefeld.
Sinnvoller ist es somit auszutesten, wo und wie der höchste lokale Wert der Fragmentation liegt, und den Bereich dann zu behandeln.
Zum Beispiel trägt man in einer Hand das Feld der Partnerin. Dann hat die Hand im schlimmsten Fall eine lokale Fragmentation von 100 Prozent. Denn dieses Feld ist zu 100 Prozent nicht mehr in unser Feld eingebunden. Der Wert kann aber auch bei 76, 34, 15 oder 4 oder … Prozent liegen.
Der Wert an sich ist nicht so wichtig, sondern dass wir alle Bereiche unseres Seins, in denen Abspaltungen vorliegen, behandeln und die Abspaltungen/Fragmentationen beenden. Denn nur die Bereiche unseres Seins, die integriert sind, sind Teil von uns und verhalten sich auch so.

Homogene Felder

Der große Traum, manche nennen es auch Erleuchtung: ein homogenes Feld zu haben, zu sein; ganz im Jetzt zu sein, frei zu sein; Schöpfer seines Lebens zu sein.
Ein homogenes Feld ist frei von Einschränkungen, ist offen für alle Entwicklungen, ist einfach nur ein Raum, der alles erlaubt, denn er ist befreit von den Beschränkungen.
Genau das ist es, was jede Art von Heilung unterstützen möchte.
Der Weg dahin geht über die Klärung der alten Ladungen: Frieden schließen mit der Vergangenheit, die Ehrlichkeit zu sich selbst, die Rückgabe der für andere Menschen getragenen Themen an diese, die Klärung unseres Energiefeldes und die Heilung unserer Seele.
Das klingt nach einiger Arbeit, muss aber nicht ewig dauern, wenn wir den Weg konsequent gehen.
Homogene Felder haben wir in der Integrität.

Das Feld der eigenen Seele

Das Urfeld ist unser Seelenfeld. Dieses wird jedoch modizifiziert durch die ungeklärten Themen unseres Lebens, die als Ladungen bestimmte Realitäten nochmals erschaffen, so dass wir die Chance haben, Themen zu klären und etwas zu lernen.
Doch was passiert, wenn ein Mensch nicht seine eigene Identität besitzt, beim Armlängentest »Ich bin ich« mit »Nein« geantwortet wird?
Dann trägt er die Identität einer anderen Seele, eines externen Feldes, und ist deren Einfluss ausgesetzt, deren Lebensplan. Und dann haben wir den großen Konflikt: Egal, was er tut, er wird nicht glücklich damit. Deshalb ist die eigene Identität die wichtigste Prämisse für ein glückliches und sinnerfülltes Leben.

Mehrere Energiefelder

Normal ist es, nur ein Feld zu haben, das der eigenen Seele. Das lässt sich mit dem Armlängentest einfach austesten.

- »Ich habe ein Feld« *Ja/Nein*
- »Ich habe zwei Felder« *Ja/Nein*
- …
- »Ich habe mehr als fünf Felder« *Ja/Nein*
- …

Ich habe als Therapeut bei Patienten alles von einem bis zu 25 000 Feldern erlebt.

- 1 bis 5 ist üblich.
- 20 bis 100 kommen bei offenen Menschen häufig vor.
- 100 bis 500 kommen bei Therapeuten vor, die sich die Themen und Energien ihrer Patienten aufladen, bis sie nicht mehr können.
- Über 1000 findet man bei spirituell sehr offenen Menschen, die sich jede umherschwirrende Seele und Energie aufladen, diese teilweise auch sehen können und sich dafür verantwortlich fühlen, sie ins Licht zu bringen, was sie oft nicht schaffen.

Es gibt zwei grundsätzliche Möglichkeiten, mehrere Felder zu bekommen, ausgenommen die Zeugung eines Kindes:

1. Durch freiwillige Übernahme. Wenn ein Mensch nie bedingungslos geliebt wurde und hofft, durch Gutsein, Liebsein, Hilfe für andere, Mittragen für andere eine Ersatzliebe zu erhalten.

2. Durch Manipulation. Ein fremdes Energiefeld als Zugang zur Energie eines Menschen; sozusagen eine feindliche Übernahme.

Im **ersten Fall** hilft es nur, den eigenen Wert zu erkennen und dass wir anderen Menschen nicht helfen, indem wir ihnen ihre Last abnehmen.
Denn dadurch lindern wir den nötigen und selbstgeschaffenen Druck, um etwas zu verändern.
Wir können nur als Inspiration für andere Menschen leben und ihnen damit helfen, selbst in sich die Kraft zu finden, ihre Themen zu klären, ihre Kompromisse zu beenden, ihren Sinn zu finden und zu leben.
Um diesen Selbstwert aufzubauen, ist es nötig, die frühesten Ablehnungen und Traumen unseres Lebens aufzulösen: das Nichtgewolltworden-Sein bei der Zeugung; die Zweifel der Eltern in der Schwangerschaft; von den Eltern als Ersatz für die zwischen ihnen verlorengegangene Liebe geliebt zu werden.

Im **zweiten Fall** heißt es, die Manipulationsspielchen zu durchschauen und zu verhindern, dass sie in Zukunft weiter genutzt werden können.

Der Einfluss übergeordneter Felder

Gehe einmal abends durch eine Straße mit Einfamilienhäusern und bleibe vor einem Haus stehen. Dann schließe die Augen und nimm dich wahr: deinen Stand, deinen Atem, deine Stimmung, dein Energiefeld, deine Körperstruktur. Wenn du dich gespürt hast, stelle dir vor, in dem Haus, vor dem du stehst, drei Jahre zu wohnen, und spüre dich wieder. Du wirst die Unterschiede nicht übersehen können.
Dann gehst du zum nächsten Haus und wiederholst die Übung. Nach einigen Häusern wirst du feststellen, dass du dich in jedem von ihnen anders angefühlt hast.
Deine Zukunft ist sehr variabel, je nachdem, welches Feld du wählst: Freunde, Partner, Haus, Job …

Wenn ich aus Amerika, Asien oder Afrika mit dem Flugzeug in Frankfurt lande, spüre ich jedes Mal den schweren Rucksack, den wir hier in Europa aufgrund der unbewältigten Vergangenheit, speziell in Deutschland, tragen. Plötzlich spüre ich zehn Kilo mehr im Nacken.
Wie an jeden Rucksack gewöhnt sich der Europäer auch an diesen und spürt ihn bald nicht mehr. Und doch ist das ein uns ständig hier beeinflussendes Feld.
Noch umfassender ist der globale Angstfaktor. Ich habe ihn von 20 Personen unabhängig voneinander austesten lassen. Alle kamen zum gleichen Ergebnis: In den letzten 2000 Jahren ist er von 10 Prozent auf mittlerweile fast 90 Prozent angestiegen. 1900 lag er noch bei 30 Prozent. Mit den Katastrophen im letzten Jahrhundert, den beiden Weltkriegen, Tschernobyl, dem 11. September 2011, Fukushima und nun mit der Finanzkrise ist er auf den jetzigen Wert von circa 90 Prozent angestiegen.

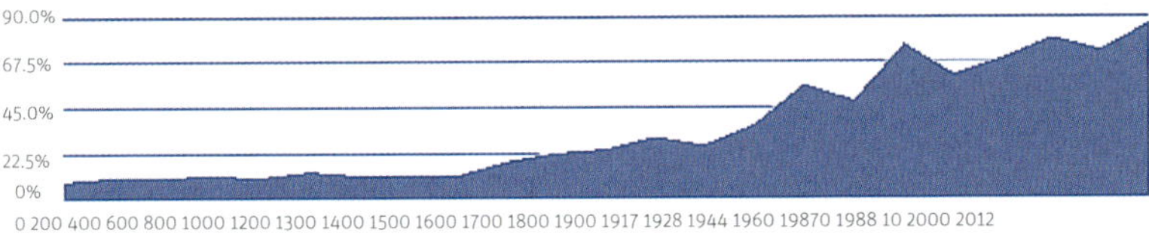

Die Entwicklung des globalen Angstfaktors in den letzten 2000 Jahren in Prozent

Bei einem Feld, das zu 90 Prozent von Angst bestimmt wird, kann nicht viel Positives manifestiert werden. Die Angst bestimmt das Leben der Menschen, Freude und Glück sinken ab.
Wenn wir etwas hier auf der Erde verändern wollen, müssen wir zuerst den Angstfaktor senken, denn sonst manifestiert dieser selbst noch mehr Chaos und Zerstörung.

Als einzelner Mensch aus diesen wirkenden Feldern auszusteigen, immun zu werden, ist eine schwere Aufgabe und doch der einzige Weg, wieder klar zu sehen und die richtigen Entscheidungen treffen zu können.

- **So wähle den Weg, bei dem du dich am freiesten entwickeln kannst, du am glücklichsten bist.**

- **Spüre vorher in dich hinein, wie sich dein Leben entwickeln würde, wenn du einen Weg, ein Feld wählst, und entscheide erst dann. Denn das Feld gewinnt immer.**

6. Das Prinzip der Angst

Die Angst ruft herbei, fear is calling

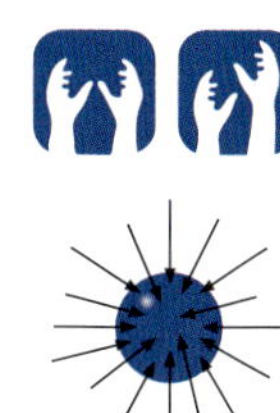

Testthemen

- Mein Angstfaktor beträgt … Prozent.
- Ich werde zu … Prozent von meinen Grundängsten wie der Angst vor Schmerz, dem Sterben, dem Verhungern und dem Nichtgeliebtwerden bestimmt.

Angst ist das Gegenteil von Vertrauen.

Angst ist der Verhinderer von Flow, von Fügungen.

Angst manifestiert sich wie sonst keine andere Kraft im Leben.

Du musst nur lange und stark genug Angst vor etwas haben, und du bekommst es.

Angst tötet Liebe.

Angst verbindet sich gerne mit Besitzenwollen und nennt sich dann Eifersucht.

Angst raubt Freiheit, die eigene und die anderer Menschen.

Angst will Sicherheit.

Angst bekommt nie genug Sicherheit und nennt sich dann Gier.

Angst versucht, die nicht heilenden Wunden der Seele zuzudecken, doch sie kann diese nie heilen.

Die meisten Menschen leben mit einem Angstfaktor von über 70 Prozent. Das heißt, ihr Leben wird zu über 70 Prozent von Ängsten bestimmt. Dabei sind die Ängste nicht immer an der Oberfläche präsent, sondern es sind die tiefen Ängste:
Nicht geliebt zu werden.
Schmerzen zu erleiden.
Zu hungern.
Sinnlos zu sein.

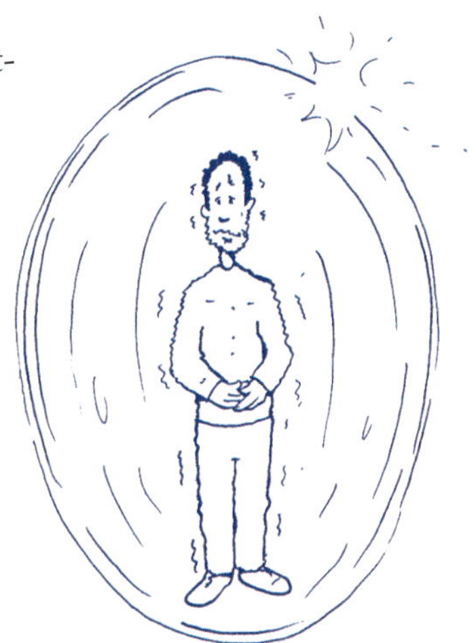

Das Prinzip der Angst

Ein Angstfaktor von über 90 Prozent erzeugt fast ausschließlich Negativerfahrungen. Alle sind schlecht, die Welt ist böse, ich muss gegen jeden und alles kämpfen. Im Businessbereich sind dies Menschen, die eine Firma nach der anderen in den Bankrott treiben und dann gleichzeitig versuchen, in drei Gerichtsverfahren anderen die Schuld in die Schuhe zu schieben.
Bei einem Angstfaktor von 70 bis 90 Prozent sind viele gute Ideen und Ansätze vorhanden, doch die endgültige Umsetzung scheitert an innerer Sabotage.
Zwischen 50 und 70 Prozent beginnt das Leben, Spaß zu machen, und Erfolg und Fülle stellen sich ein. Glück und Fügungen können den Menschen beschenken.
Mit Werten unter 50 leben die wenigsten Menschen. Zwar werden sie kurzzeitig in Meditationen, beim Orgasmus, manchmal durch Drogen oder beim Tanzen erreicht, doch ist dies nicht dauerhaft, und die kleinste Irritation zerstört die Idylle wieder.

Mit dem Kugelblick und der Bewusstheit, dass beim Testen alle Ängste erfasst werden, kann man im Selbsttest auch brauchbare und reale Testergebnisse erzielen.

7. Vom Homo sapiens zum Homo integer

Nomen est omen, er benimmt sich, wie er benannt wurde

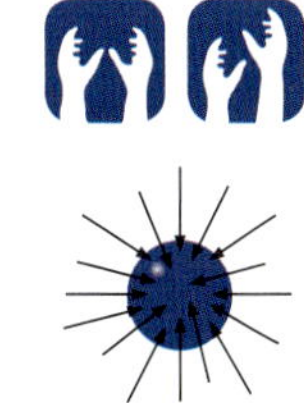

Testthemen

- Ich bin integer.
- Ich bin ehrlich.
- Ich bin heil.
- Ich bin unbestechlich.
- Ich bin vollständig.

Wenn das Feld immer gewinnt und die Realität formt, ist es besonders wichtig, darauf zu achten, welche Wörter und Namen wir verwenden, denn auch sie sind ein Feld. Oder anders gesagt: Wir wählen bestimmte Wörter als Ausdruck des Feldes.
So haben wir bei *innerwise* den Begriff »Trainer« durch »Mentor« ersetzt. Bei der Übersetzung unserer Webseite ins Englische wurde klar, dass man im Englischen das Wort »Trainer« nur im Leistungssportbereich verwenden kann, für Workshops ist er ungeeignet.
Das etymologische Wörterbuch erklärt: Trainer – ziehen, aufziehen, abrichten. Da wurde mir einiges klar, und ich begriff: Durch die Verwendung des Begriffs »Trainer« hatte ich mir so einige Lernaufgaben in den letzten Jahren selbst geschaffen, indem ich auch Menschen angezogen habe, die dem Energiefeld des Wortes »Trainer« entsprachen.
Mentor … bedeutet der »erfahrene Begleiter«, und das entspricht meiner Intention.
Man findet auch immer wieder beim Firmen- und Produktcoaching heraus, dass Namen geändert werden müssen, da sie nicht der Zeitqualität entsprechen. Wenn der Sohn zum Beispiel die Firma des Vaters übernimmt, benötigt sie oft auch einen neuen Namen, denn der Sohn will sich ausleben und nicht das Museum des Vaters verwalten.

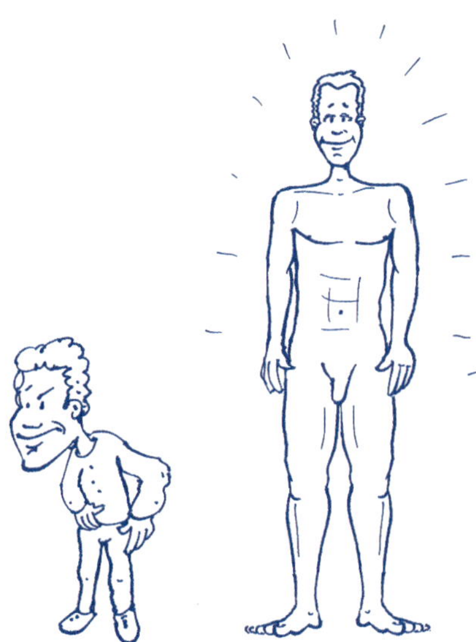

Vom Homo sapiens zum Homo integer

Genauso ist es beim Homo sapiens: Er ist der weise, verständige, kluge, einsichtige, diplomatische Mensch. Aber: Diplomatie ist Lüge, Einsicht nicht so umfassend wie Umsicht, Verständnis ist nicht Ehrlichkeit.

Der Mensch benimmt sich somit so, wie er benannt wurde.

Wenn wir global etwas verändern wollen, ist es primär notwendig, das Feld zu verändern. Bei der Bezeichnung des Menschen ist es nötig, den Namen zu finden, der alle Werte beinhaltet, die für eine neue lebenswerte Erde nötig sind.

Homo integer ist genau die Bezeichnung. *Homo integer:* Er ist der reine, anständige, unversehrte, heile, ehrliche, unbescholtene, unberührte, unverdorbene, ursprüngliche, ungebrochene, vollständig erhaltene, unbestechliche Mensch. Was wäre das für eine Welt?!

Es ist Zeit für den Homo integer und Zeit für eine ehrliche, heile, ganze, lebens- und liebenswerte Erde.

Nomen est omen.

8. Das Prinzip des Jetzt

Das Jetzt ist nicht krank

Testthemen

- Ich lebe im Jetzt.
- Meine Probleme sind in der Vergangenheit entstanden.
- Meine Probleme sind in der Zukunft entstanden.
- Mein Jetzt ist frei und frei gestaltbar.

Krankheiten gibt es nicht im Jetzt

Im Jetzt gibt es keine Krankheit, auch keine Träne, keinen Schmerz, kein Versagen. All das kann es nur geben, weil noch Vergangenheit in uns ist, wenn wir nicht mit all unseren Aspekten im Jetzt leben.

Wenn Patienten mit Krebsdiagnose zu mir kommen und sagen, sie hätten seit fünf Wochen Krebs, denn zu diesem Zeitpunkt haben sie die Diagnose bekommen, teste ich mit dem Armlängentest nach, wie lange der Krebs schon in ihnen ist: fünf Jahre – ja, zehn Jahre – ja, 15 Jahre – ja, 20 Jahre – nein.

Oft ist der Krebs bereits seit 15 bis 20 Jahren in ihren Körpern. Wenn ich ihnen das genaue Jahr sage, fällt ihnen spontan ein Ereignis ein: »Da ist meine geliebte Mutter gestorben, ich vermisse sie noch immer so«, »Da war unsere Scheidung, ich hasse sie noch immer«, »Da ist unser Kind gestorben«.

Krebs beginnt normalerweise mit einem unverdauten, energetischen oder emotionalen Ereignis. So manifestiert sich der Krebs über die Jahre durch die Schichten: energetisch, emotional, mental, biochemisch, um dann irgendwann auch als Krebszelle existent zu sein. Und wenn zwei bis vier Millionen Krebszellen existieren, ist das Gewebe groß genug, auch bei der Ultraschall- oder Röntgenuntersuchung erkannt zu werden. Und das ist dann für die meisten Menschen der Tag, seit dem sie Krebs haben.

So ist das mit allen Krankheiten und Störungen.
Wenn wir nur im Jetzt wären, gäbe es sie nicht. Doch da wir wie ein Museum die alten Ladungen konservieren und oft auch zur Schau stellen, geben wir ihnen die Macht, über uns zu bestimmen.

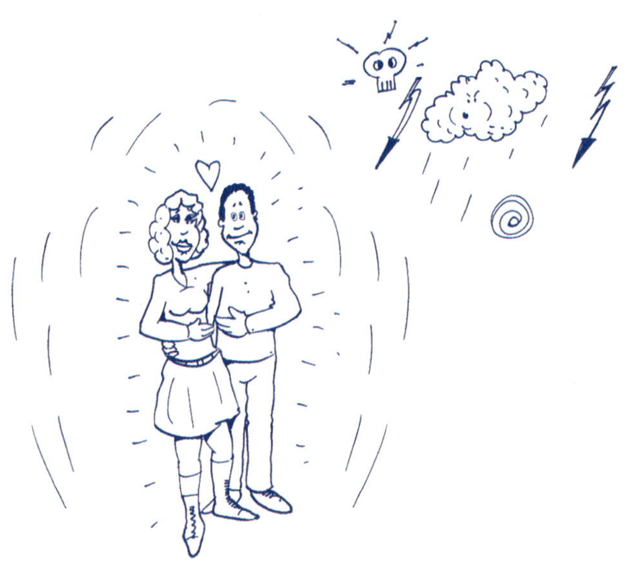

Das Jetzt hat kein Problem.

Heilung in Raum und Zeit

Heilung kann am effektivsten am Entstehungspunkt der Krankheit/Störung geschehen. Im Jetzt ist keine Heilung möglich und nötig.
Kranke Bereiche unseres Körpers sind nicht im Jetzt, sondern in der Zeit stehen geblieben. Das lässt sich mit dem Armlängentest herausfinden, indem man fragt, in welcher Zeit sich der Teil des Körpers befindet.
Wir können den Zeitpunkt der primären Störung mit Hilfe des Armlängentestes ermitteln und die Heilenergien mit unserer Bewusstheit dort, im Damals, wirken lassen.
Das kann im eigenen Leben Tage, Wochen, Jahre zurückliegen, im Mutterleib gewesen sein oder das Leben der Eltern betreffen.
Das kann sogar mehrere Generationen zurückgehen, wenn die Ursache dort liegt. Wir müssen nur die richtige Adresse für die Heilenergien finden, dann reichen geringste Anstöße aus, um große Wirkungen zu erzielen.

Räume der Realität – Was ist schon Zeit?

Gibt es Parallelwelten, und ist Zeit wirklich so linear, wie sie uns erscheint, und wie weit beeinflusst das Schicksal anderer Menschen unser Leben?

Ich habe einen vierzig Jahre alten Mann gebeten, sich vorzustellen, drei Jahre alt zu sein, und den Lebensraum mit allen Menschen damals zu beschreiben. Dann arbeitete ich mit Heilkarten, und der Mann beschrieb, wie sich der Raum veränderte. Wir haben in dieser Art so lange gearbeitet, bis sich der Raum, in dem er sich sah, gut anfühlte und damit plötzlich ein Symptom im Jetzt verschwand. Am nächsten Tag rief die Mutter des Mannes an und beschrieb, dass es gestern eine Spontanheilung bei ihr gegeben habe.
Wenn du etwas in der Vergangenheit veränderst und heilst, ändert sich damit die Gegenwart und damit auch die Zukunft. Existieren die Zeiten eventuell alle parallel?
Wenn du einem Patienten Heilkarten gibst und ihn bittest, diese der Seele eines schon lange toten Ahnen als Geschenk zu übergeben, geschieht es regelmäßig, dass der Patient vor seinem inneren Auge die dankbare Reaktion des Ahnen sieht … und plötzlich ist der Patient einen lange bestehenden Schmerz im Fuß los ist. Drei Wochen später ruft er an, dass er zum ersten Mal im Leben einen wirklich guten Orgasmus hatte. Vorher hatte er immer Schuldgefühle gegenüber den Frauen, die er sich nicht erklären konnte.

Ein kleines Mädchen bekam plötzlich Fieber. Die Eltern lebten getrennt, und es war gerade für einige Zeit bei seinem Vater. Da rief die Mutter an und sagte, es wundere sie nicht, dass das Kind krank werde, denn sie sei schwanger und habe sich gerade zu einer Abtreibung entschlossen. Und die kleine Dreijährige spürte dies trotz der Entfernung, war geschockt und in eine totale Starre geraten. Mit dem Fieber hat sie sich daraus wieder freigebrannt, befreit.
So genial kann unser Körper sich selbst helfen. Ganzheitliche Kinderärzte sind mittlerweile glücklich, wenn ein Kind noch mit Fieber reagieren kann.

Die Vernetzungen, die Störungen bedingen, müssen von uns in Raum und Zeit systemisch erfasst werden, um sie an der Wurzel zu lösen.
Vergangenheit und Zukunft beeinflussen das Jetzt.
Wir glauben, dass nur Ereignisse der Vergangenheit unser Jetzt beeinflussen. »Weil ich damals dies und jenes erlebt habe, ist mein Leben jetzt so.«
Doch auch die Zukunft hat einen Einfluss auf das Jetzt. »Die Ereignisse werfen ihre Schatten voraus.«

In der »Theorie U« beschreibt Otto Scharner, wie wir von der Zukunft her das Jetzt führen können: durch vorauschauendes Wahrnehmen.
Die Zukunft wird nur dann die Realiät energetisch negativ beeinflussen, wenn wir nicht auf unserem Weg sind. Wir gehen damit gegen die Strömung. Mit einem anderen Bild ausgedrückt: Wir bewegen uns wie ein Schneeschieber, dessen Schneeberg davor immer größer wird und damit auch immer mehr Kraft erfordert, um ihn zu bewegen.

Wir können auch die Zukunft therapieren, indem wir das Jetzt ändern.
Wenn du in einer inneren Reise in die Zeit der nächsten Jahre nach vorne gehst und dabei spürst und mit dem Armlängentest überprüfst, ob und wann Stress entsteht, so bist du in der Lage, diese Störung bereits im Jetzt wahrzunehmen.
Da alles, was Stress erzeugt, eine erschaffende Ladung enthält, ist das auch bei der Zukunft so.
So kann sich die zukünftige Ladung bereits jetzt negativ auf dich auswirken.

Nun kannst du testen, was im Jetzt verändert werden muss, um die Zukunft frei zu gestalten und den Stress zu beseitigen.
Folgendes ist wichtig beim Testen zukünftiger Ereignisse: Wenn wir etwas in der Zukunft testen, so können wir nur das wahrnehmen, was stattfinden wird, wenn der Mensch den eingeschlagenen Weg weiterverfolgt. Mit jeder Entscheidung im Jetzt, den Weg zu korrigieren, verändert sich die Zukunft.
Deshalb sind alle Zukunftsvorhersagen sehr relativ, denn ehrlicherweise müsste es immer heißen: »Wenn du nichts änderst, könnte dies oder jenes eintreten.«
Komme zurück auf deinen Seelenweg, zurück in den Fluss und erschaffe damit deine Zukunft neu.
Also ist Zeit wirklich? Das ist eine Illusion!

9. Das Prinzip der Grundenergien

Die Lebensenergien entschlüsselt

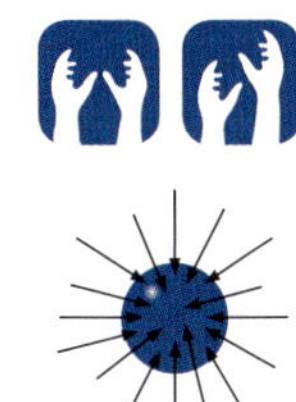

Testthemen

- Meine Seelenenergie ist in Prozent … (zwischen 0 und 100).
- Meine Struktivenergie ist in Prozent … (zwischen 0 und 100).
- Meine Lebensenergie ist in Prozent … (zwischen 0 und 100).
- Meine Kreativenergie ist in Prozent … (zwischen 0 und 100).
- Meine Liebesenergie ist in Prozent … (zwischen 0 und 100).

Welche Energien sind wirklich essenziell in unserem Leben? Wie kann man sie messen und die Auswirkungen ihrer Veränderungen einschätzen? Wie können wir Defizite bei den Energien beheben?

Spiritus Mundi – der Weltenäther

Das dem menschlichen Sein übergeordnete Prinzip ist der Weltenäther, der Spiritus mundi.
Es ist die Energie, die den Raum erfüllt und nicht individualisiert ist.
Aus diesem Weltenäther wird die Seelenenergie geschaffen, der Anteil, der das Individuum erschafft und damit zur Seelenenergie wird.

Die fünf Grundenergien

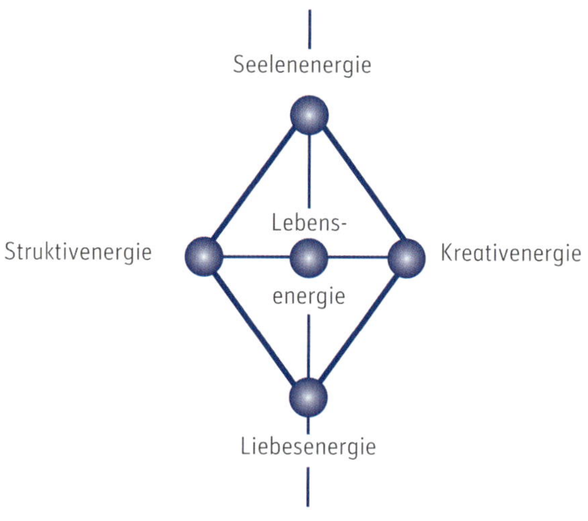

Die fünf Grundenergien

Allen Lebewesen eigen ist eine Seelenenergie. Sie ist der individuelle Klang, der die Grundinformationen über das Wesen enthält.
Bei der Entstehung von Leben teilt sich diese Energie in drei Arten auf: die Struktivenergie, die Lebensenergie und die Kreativenergie.
Das sehen wir auch schon im Yin/Yang-Symbol dargestellt: die Form, der Energiefluss und, in der Zeitachse betrachtet, die Entwicklung.

Die **Struktivenergie** bildet den Raum, den Körper, den Tempel der Seele. Durch sie kann es zur Differenzierung der Stammzellen kommen. Ist die Energie stark genug, bilden sich die Organe aus. Sie spiegelt das Prinzip der Struktur wider.

Die **Lebensenergie** versorgt das menschliche System mit der notwendigen Energie und hält diese in Bewegung. Sie spiegelt das Prinzip des Flusses wider. Qi, Orgon, Prana sind nur einige ihrer Namen. Sie ist wie die energetische Ladung einer Batterie: Ist sie voll, bewegt sich alles, wenn sie jedoch fast leer ist, setzt die Funktion aus.

Die **Kreativenergie** ermöglicht dem Wesen, schöpferisch tätig zu sein und etwas zu erschaffen in dem Sinne, dass sich die kreative Energie durch das Wesen manifestiert. Das Wesen stellt sich als formgebender Kanal im Schöpfungsprozess zur Verfügung. Beethoven hat zum Beispiel die Noten der neunten Sinfonie erst vor seinem inneren Auge gesehen und sie dann gespielt. Diese Energie repräsentiert das kreative Prinzip.

Aus all diesen drei Energiearten wird in ihrer Vereinigung die **Liebesenergie**. Damit transformiert der Mensch die Seelenenergie durch die Sinnlebung in Liebes- oder Herzensenergie, und diese fließt zuück in den Spiritus Mundi – den Weltenklang.

Die fünf Energien in den einzelnen Lebensphasen

1. Der Optimalfall (kaum anzutreffen)

Bei der Zeugung, der Vereinigung von Eizelle und Samen, liegen die Struktiv- und die Lebensenergie normalerweise jeweils bei 100 Prozent. Die Kreativenergie ruht noch und beginnt sich erst zu entfalten, wenn das Kind geboren wird, so dass wir diese im Mutterleib noch nicht beachten.
Während der Schwangerschaft liegt die Struktivenergie noch bei circa 80 Prozent und die Lebensenergie bei 100 Prozent.
Mit der Geburt fällt die Struktivenergie auf unter 50 Prozent, die Lebensenergie bleibt bei 100 Prozent, und die Kreativenergie wird mit 100 Prozent präsent.
Die Seelen- und auch die Liebes-/Herzensenergie bleiben während der Schwangerschaft und des ganzen Lebens bei 100 Prozent.
So könnte es ein gesundes, glückliches und schöpferisches Leben lang bleiben. Bleibt es aber nicht.

2. Der Normalfall

Schon während der Schwangerschaft fallen Lebensenergie, Seelenenergie, Liebes-/Herzenensergie und Struktivenergie ab, manchmal auch nur vorübergehend, um sich ganz oder teilweise wieder zu erholen.
Nach der Geburt sinkt die Struktivenergie auf 10 bis 20 Prozent, und damit sind die Form- und die Kraftgebung des Körpers gestört. Er verliert die Form, wird teigig, kraftlos. Es sind die typischen Kinder, deren Bewegungsfähigkeit eingeschränkt und deren Körper zu dick ist. Aus einem organisierten Körper wird ein Zellhaufen.
Die Lebensenergie fällt bereits bei Kindern auf 70 bis 50 Prozent herab, nach Impfungen auch mal bis auf 30 Prozent. Die Vitalität der Kinder geht verloren, aber für fünf Stunden Fernsehen oder Computerspiele und später Facebook-Realitäten reicht es noch. Und immer wieder kommt es zu Krankheiten, Schnupfen, Husten, Mittelohrentzündung …

Diese Kinder werden niemals vor Freude strahlend auf Bäume klettern oder nackt im Schnee toben.
Die Kreativenergie erreicht oft gar nicht erst ihr Maximum und sinkt dann schnell auf Tiefststände herab. Das gelebte schöpferische Potenzial wird nicht zu bedeutenden Leistungen führen.
Die Liebesenergie zeigt sich in einer inneren Schönheit, die jedoch durch den schnellen Abfall der Liebesenergie vor der Lebensmitte den hängenden Mundwinkeln weichen muss.
Eine abfallende Seelenenergie zeigt sich im Nachlassen des Leuchtens der Augen und einer Abschwächung des Energiefeldes.
Dann haben wir ihn, wie wir ihn kennen: den typischen Homo sapiens.

Die einzelnen Energien

Seelenenergie

Sie lässt sich austesten als: »**Seelenenergie in Prozent**«

Im normalen Behandlungsfall reicht es aus, die Seelenenergie bei der Inkarnation mit 100 anzusetzen und dann auszutesten, was sich im Vergleich dazu verändert hat. So kann es sein, dass wir sogar bei einem Ungeborenen nur noch Werte von 20 Prozent finden, da es nach der Inkarnation bereits zu Verlusten und Abspaltungen von Seelenanteilen gekommen ist. Es ist eine der großen Aufgaben für die Eltern, die Seele des Ungeborenen ganz zu erhalten und das Kind mit seinem vollen Leuchten zur Welt zu bringen.
Da durch tiefe Verletzungen und verschiedenste Arten der Manipulation Seelenanteile verlorengehen können, ist es nicht ungewöhnlich, erwachsene Exemplare der Rasse Mensch zu finden, die nur noch ein bis zwei Prozent ihrer Seelenpräsenz übrig haben. Deren Augen sind erloschen. Die Aura ist oft grau, dunkelbraun bis schwarz.
Leben ist ein reines Überleben geworden.
Wir können therapeutisch Ursachen herausfinden, wann und warum es zu diesem Abfall gekommen ist, und direkte Wege suchen, die Seelenenergie zu erhöhen. Oft können wir die Seelenenergie oder Seelenpräsenz nicht direkt behandeln, sondern nur als Kontrollparameter verwenden, wo wir gerade mit der Behandlung stehen. Wenn wir uns mit den Testsystemen durch die Behandlung führen lassen, erhöht sich der Wert der Seelenpräsenz durch die Arbeit an den

Grundthemen. Der Wert nach einer Behandlung sollte 15 Prozent nicht unterschreiten. 100 Prozent sind das Optimum.

Nun ist aber Folgendes zu bedenken: Wir Menschen werden nicht mit einer vollkommenen Seele geboren, sondern nur mit einem Bruchteil davon. Das erzeugt eine Unvollkommenheit und ein Ladungsmuster, das dann auch gerne als Karma bezeichnet wird. Die restlichen Bestandteile zu finden und wieder zu integrieren macht die große Suche eines jeden Menschen aus.
Eine vollkommene Seele haben nur Menschen, die die Erkenntnis oder Erleuchtung wiedererlangt haben. Das ist viel Arbeit und oft eine lebenslange Suche, und nur wenige Menschen erreichen diesen Zustand.
Das bedeutet, dass wir zwei verschiedene Werte der Seelenenergie austesten können, je nachdem, worauf wir uns beziehen: auf den Seelenzustand bei der Inkarnation, bei dem nur ein Bruchstück der vollkommenen Seele vorhanden war, oder auf die vollkommene Seele bei ihrer Entstehung, ihrer Schöpfung aus dem Einen, dem Göttlichen.
Dies ist wichtig zu bedenken, der Vergleichswert muss klar definiert sein, wenn wir testen.

Struktivenergie

Um diese Energie zu identifizieren, habe ich die meiste Zeit benötigt.
In den letzten Jahren gab es immer wieder zwei- bis vierwöchige Phasen, in denen ich kaum noch etwas gegessen habe. Da lag keine Absicht und keine frische Verliebtheit dahinter, sondern der Hunger war großteils verschwunden. Dann gab es jedoch große Herausforderungen im Leben, so dass ich diesen Zustand nicht halten konnte – ich musste wieder mehr essen. Diese Phasen fühlten sich immer nach einem besonderen Energieniveau an, auf dem ich mich befand.
So habe ich eine Skala entwickelt für die mir noch unbekannte Energie und über zwei Jahre mein Essverhalten damit korreliert.
War der Wert der Energie gering, hatte ich immer das Gefühl, mit Essen einen Energiemangel ausgleichen zu müssen, und nahm an Gewicht zu. Lagen die Werte höher, habe ich noch brav die Teller leer gegessen, bin jedoch nachts nicht mehr an den Kühlschrank gegangen und konnte mein Gewicht halten.
Stiegen die Energiewerte noch weiter an, war es wie im Zustand der frischen Verliebtheit. Ich war nach der halben Portion Essen bereits satt.
Mittlerweile kann ich diese Energieform benennen: Es ist die strukturierende Energie. Die Energie, die unserem Körper Form, unseren Muskeln Kraft, unserem Gewebe Geschmeidigkeit, unserer inneren Ausstrahlung Würde und Stolz, unserer Wirbelsäule Aufrichtung gibt.

Ab einer bestimmten Höhe wird diese Energie zum Jungbrunnen, und die Erneuerung von Geweben und Organen wird möglich.
Krankheit und Chaos entstehen dort, wo die innere Struktur und Ordnung zerstört sind. Die Struktivenergie erschafft diese Struktur und Ordnung. Sie sogt dafür, dass sich das genetische Programm manifestiert.
Da sich unser Körper ständig erneuert, jede Zelle nach Stunden, Tagen, Wochen und spätestens Monaten ausgetauscht wird, besteht immer wieder die Möglichkeit, das Originalprogramm neu zu erschaffen und nicht nur die Defizite immer wieder zu erneuern. Jede Narbe, jeder Altersfleck, jedes gestörte Organ werden normalerweise in ihrer Störung immer wieder neu erschaffen, da die Struktivenergie generell oder lokal so schwach ist, dass sie das Original, den vollständig gesunden Körper, nicht mehr erschaffen kann. Diese Energie ist eines der Geheimnisse der russischen Methode nach Grigori Grabovoi, mit der das Wiedererschaffen von Organen möglich ist. Ein anderes Geheimnis dabei ist der tief im russischen Volk verwurzelte Glaube an die göttliche Kraft. Messen wir sie in Prozent aus, so liegt die Struktivenergie der meisten Menschen unter 25 Prozent. Zum Neuerschaffen der Organe sind dauerhafte Werte über 67 Prozent nötig. Ein kurzzeitiges Eintauchen in sehr hohe Werte genügt nicht, sondern nur das Erreichen eines Dauerzustandes auf hohem Niveau.

Skala der Struktivenergie

0–10 Prozent:
Der Körper ist hier nur noch eine hungrige Zellmasse. Kraftlosigkeit, Schmerzen, Doping mit Essen, Unlust auf Bewegung sind typisch. Das Chaos und die Zerstörung können fast ungehindert den Körper über Jahre zugrunde richten. Der Körper stellt seine Funktion relativ früh endgültig ein. Renteneinzahlungen sind hinausgeworfenes Geld, denn die Auszahlung wird nicht mehr erreicht.

10–20 Prozent:
Mit Selbstdisziplin beim Essen, regelmäßigen sportlichen Aktivitäten und einer manchmal aufgesetzten Maske sieht man ganz gut aus und empfindet sich als »normal« leistungsfähig. Es ist der aktive Durchschnittsmensch, der die Rente einigermaßen gesund erreichen kann und nur dann Probleme bekommt, wenn die Selbstdisziplin nachlässt.

20–40 Prozent:
Ein Leben wie dauerhaft frisch verliebt sein. Kleine Tiefpunkte können schnell kompensiert werden.

40–67 Prozent:
Dieses Energieniveau als Dauerzustand lebt kaum ein Mensch, viele versuchen jedoch durch Botox, so auszusehen. Es ist ein sehr gesunder, aktiver und strahlender Mensch, der im Alter wesentlich jünger aussieht, als er ist.

68–100 Prozent:
Dies ist eine Vision. Mit der Fokussierung ist eine gezielte Heilung möglich. Durch die Aufmerksamkeit lassen sich vibrierende Energiefelder in bestimmten Körperbereichen erschaffen, die die Heilung ermöglichen. Dieser glückliche Mensch hat den Jungbrunnen gefunden. Wichtig ist es zu bedenken, dass Menschen oft keine konstanten Werte haben, sondern diese auch extrem schwanken können.

Man kann 70 Prozent Struktivenergie in einer Therapiestunde oder beim Qi-Gong erreichen und zwei Stunden später nach einem Streit wieder bei sieben Prozent liegen.

Natürlicher Verlauf der Struktivenergie

Bei der Befruchtung einer Eizelle mit Samen ist die Struktivenergie bei 100 Prozent, und damit ist die Erschaffung von Leben möglich. Im Verlauf der Schwangerschaft sinkt dieser Wert auf 80 Prozent und ist damit immer noch hoch genug, um Organe und Strukturen zu schaffen. Während der Geburt fällt dieser Wert auf 50 Prozent oder darunter ab. Dieser Abfall leitet die Entbindung ein. Bis zum 20. Lebensjahr erreicht die Struktivenergie einen Wert von nur noch 30 Prozent und fällt dann bis ins hohe Alter auf zehn Prozent ab. Damit ist auch der Alterungsprozess zu erklären, denn Regeneration von Organen und natürliche Heilung können bei einer so geringen Struktivenergie nicht mehr erfolgen.

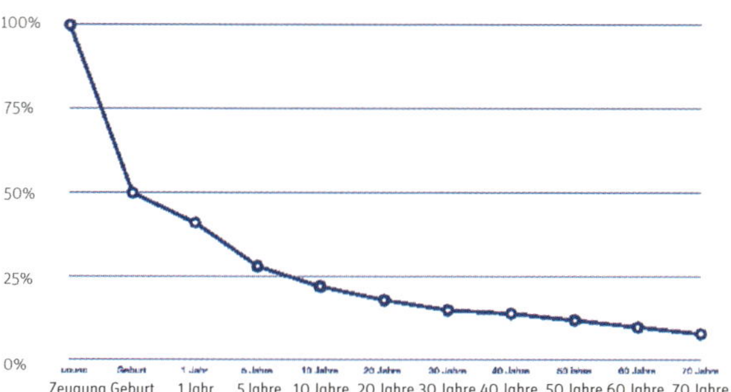

Der normale Abfall der Struktivenergie (in Prozent) im Leben

Mit der *innerwise*-Arbeit haben wir die Möglichkeit, diese Kurve zu verändern.

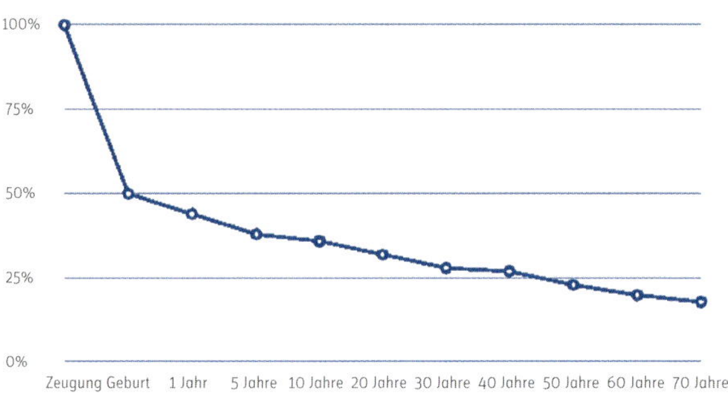

Der mögliche Verlauf mit *innerwise* im Leben

Lebensenergie

Sie hat viele Namen: Orgon, Chi, Prana … und sie hat zwei Eigenschaften:

1. Energetisches Potenzial wie bei einer Batterie.

2. Das Fließen, Durchströmen des Körpers, die Verteilung der Energie. Diese findet oft in den Meridianen, wie in der chinesischen Medizin beschrieben, statt oder wird durch Verwirbelungen, wie in den Chakren, geleitet.

Ich habe einige Jahre bei Tausenden Patienten jeden einzelnen der 20 Meridiane energetisch ausgemessen (Qi in Prozent) und habe den Mittelwert daraus ermittelt.
Dieser Mittelwert entsprach genau dem Wert, den ich als Lebensenergie ausgemessen hatte.
Die Meridianmessungen waren auch als Verlaufskontrolle von Behandlungen hervorragend geeignet. Wenn die Behandlung gut war, stiegen auch die Werte bei der Kontrolluntersuchung an. Aber auch negative Einflüsse durch Chemotherapie waren deutlich sichtbar.
Bei den Lebensenergiemessungen kam ich zu dem überraschenden Ergebnis, dass die Höhe der Lebensenergie immer mit bestimmten Befindenszuständen korrelierte.

In den Diagrammen wird Qi in Prozent von 0 bis 100 dargestellt. Optimal ist ein maximal runder Kreis, also 100 Prozent Qi in allen Meridianen. Die Daten der Untersuchungen sind hier zu sehen:

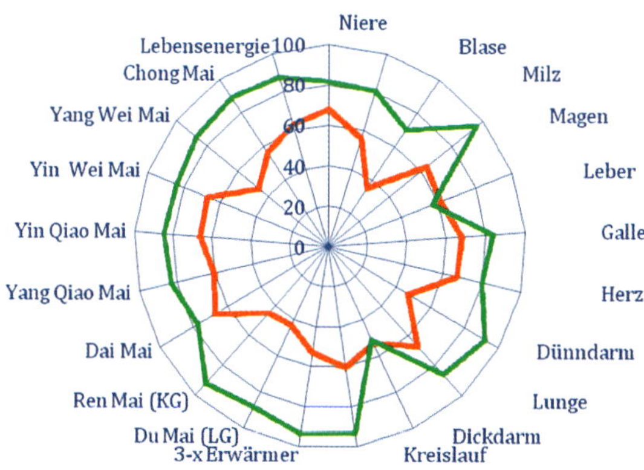

Patient mit Tumor, Allergien, Asthma
Meridianwerte Erstbehandlung 6.10.2002 (rote Linie)
Zweitbehandlung 20.11.2002 (grüne Linie)

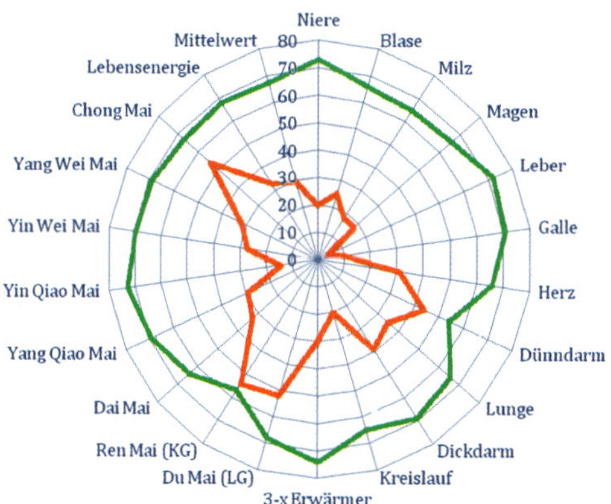

Patient mit Tumor, Immunschwäche, Erschöpfung
Meridianwerte Erstbehandlung 3.6.2003 (rote Linie)
Zweitbehandlung 19.06.2003 (grüne Linie)

Daraus hat sich folgende Skala ergeben:
Man kann sich auch vorstellen, vor einer Wand zu stehen.
Bei 50 Prozent sind wir so groß wie die Wand. Unter 50 Prozent müssen wir immer hochschauen und fühlen uns unfähig, sie zu überwinden. Ab 80 Prozent ist die Wand so klein, dass wir mit einem kleinen Schritt darübersteigen können.

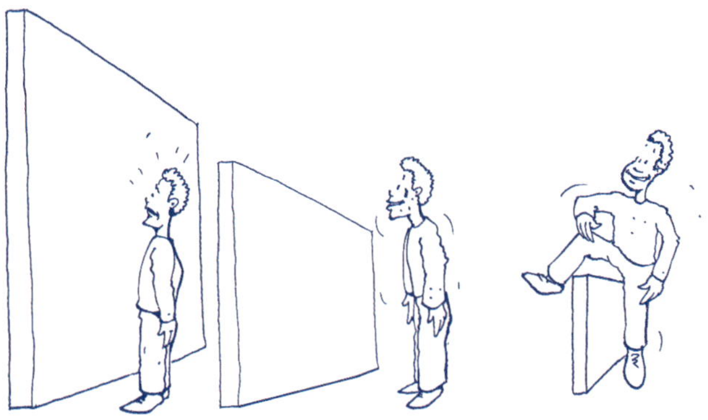

20 Prozent Lebensenergie, 50 Prozent Lebensenergie, 80 Prozent Lebensenergie

Lebensenergieskala

100 Prozent: Ist wie fliegen, frisch verliebt.
80 Prozent: Voll leistungsfähig, man erreicht seine Ziele.
70 Prozent: Normal leistungsfähig, es war schon besser.
50 Prozent: Man hält durch, aber Spaß macht es nicht mehr.
40 Prozent: Vier bis sechs Stunden leistungsfähig.
30 Prozent: Erschöpft nach zwei Stunden Arbeit, weinen.
25 Prozent: Schwere Erschöpfung, alles wird egal.
20 Prozent: Die Batterie ist leer.

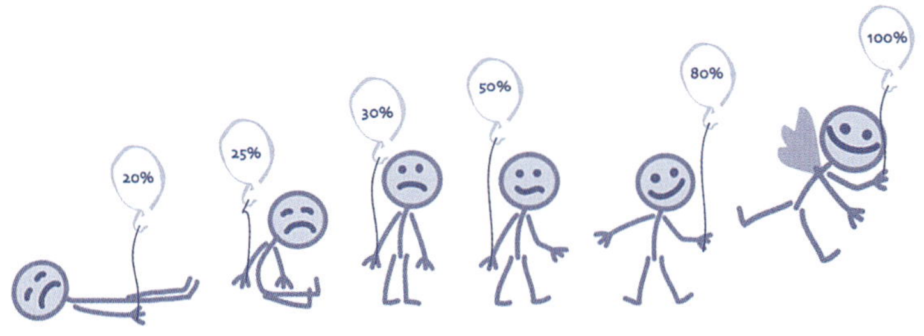

Die Lebensenergieengel

Was bedeutet es, wenn die Lebensenergie nur bei 30 Prozent liegt? Sind 70 Prozent dann verlorengegangen? Verschwunden im Nichts? Ich habe das jahrelang so betrachtet und damit das Opferverhalten meiner Patienten ganz hervorragend unterstützt: »Ach, du Arme hast nur 30 Prozent Lebensenergie! Taschentuch gefällig, Gnädigste?«

Doch irgendwann wurde mir klar, dass von den 100 Prozent Lebensenergie nichts verlorengehen kann, sondern die Lebensenergie kann in zwei Zustandsformen existieren, deren Summe immer 100 ergibt: als nährende Energie und als zerstörende Energie. Wenn ich Kompromisse im Leben zulasse, erlaube ich automatisch, dass sich ein Teil meiner nährenden Lebensenergie in zerstörende Energie umwandelt.

Damit lautet der Satz für den Patienten jetzt: »Du lebst dich mit 30 Prozent und zerstörst dich mit 70 Prozent!«

Nun ist es an der Zeit herauszufinden, was im Leben ein Kompromiss ist und wie er geändert werden kann.

100 Prozent Lebensenergie =

x Prozent nährende, fließende
+
y Prozent zerstörende, stagnierende Energie

Damit bleibt auch die Selbstverantwortung eines jeden Menschen für sein eigenes Schicksal geachtet.

Wenn wir beginnen, gegen uns zu leben, zum Beispiel durch das Leben von Kompromissen, das Zulassen von Schädigungen, zum Beispiel durch unpassende Medikamente, Umwelteinflüsse, gestörte Schlafplätze und Unehrlichkeit uns selbst gegenüber, nutzen wir die Lebensenergie gegen uns: Sie wird zu Destruktivenergie.

Kreativenergie

Wir sind nicht kreativ, sondern Kreativität fließt durch uns.

Sie drückt sich durch uns aus, wir geben ihr Form.

Alle Menschen, die von ihr leben, wie Künstler, Musiker, Schriftsteller, kennen

Phasen der Blockade, in denen die Muse sie nicht mehr küsst. Das kann für Menschen in diesen Berufen existenziell gefährdend werden. Dann wird oft versucht, mit Drogen und Alkohol die Blockade zu kompensieren.

Die Muse küsst erst richtig, wenn die Kreativenergie über 50 Prozent liegt. Insofern gibt es nicht das Optimum, sondern je nach Beruf und Interessen kann man einen Mindestwert austesten, der notwendig ist, oder den Optimalwert ermitteln.
100 Prozent zu erreichen ist schon schwer, sie zu halten, noch schwerer. Wenn man die Messlatte so hoch legt, erschafft man sich selbst die permanente Frustration, wenn der Wert mal wieder in den Keller geht.

Somit würde ich einen individuellen Wohlfühlwert austesten.

Liebesenergie/Herzensenergie

Neben der Seelenenergie ist es die wertvollste Energie, die wir besitzen.
Es ist das Feuer unserer Liebe, die Fähigkeit des unschuldigen Staunens, unsere Herzenswärme, das Vertrauen, das wir in anderen erzeugen.
Es ist die durch unser Leben und unsere Erfahrung transformierte Seelenenergie.

Unser Herz wird normalerweise einige Male im Leben durch Enttäuschungen gebrochen, wobei am Ende das Wort »Enttäuschung« wörtlich zu verstehen ist: die Befreiung von einer Täuschung. Die kann jedoch nur dann geschehen, wenn wir unsere Selbstliebe aufgeben und sie auf einen anderen Menschen projizieren, einem anderen Menschen mit Erwartungen und Eigentumsansprüchen die Verantwortung für unser Leben übergeben.
»Zusammen sind wir eins. Wenn ich mit dir zusammen bin, geht es mir immer gut. Ich kann ohne dich nicht mehr leben.«
So wird aus Verbitterung und enttäuschten Erwartungen Hass, aus der Herzensenergie eine Energie des Hasses und damit der Mensch hässlich.
Die Herzensenergie ist auch der Angriffsort vieler Manipulationen, sie ist ein heißbegehrtes Gut, auf das die vielen Energieräuber aus sind.
Der Versuch, sie abzuziehen, wird oft als Schmerz oder Stiche im Herzen empfunden.

Skala der Liebes-/Herzensenergie

0–3 Prozent: Herzinfarktgefahr
4–30 Prozent: geringe Leistungsfähigkeit, ein Mensch
mit einem »kleinen Herzen«
30–60 Prozent: der Normalzustand
60–100 Prozent: ein gesundes, kräftiges und liebendes,
ein goldenes Herz.

Die Fülle erfahren

Wenn alle fünf Grundenergien stark sind, so beginnt der Spiritus Mundi, der Weltenäther, den ganzen Menschen zu durchströmen. Dies ist ein Zustand der Lebensekstase.

Aber Achtung: Er macht süchtig. Wer ihn kennt, will ihn immer wieder erleben, und das verlangt viel.

10. Das Prinzip der Identität

Wer bin ich und wie viele davon?

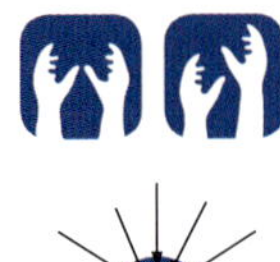

Testthemen

- Ich bin ich.
- Ich bin (Vorname).
- Anzahl meiner Energiefelder.
- Wen behandeln wir, wenn mehr als eine Identität vorhanden ist?
- Wessen Leben lebe ich, wenn ich nicht meine Identität lebe?

»Ich bin ich«

Das klingt nach einer völlig normalen Aussage.
»Ja, wer denn sonst?«, antwortet unser Verstand, ohne nachzudenken.
Fragen wir jedoch unser Herz und das Unbewusste, so fällt die Antwort bei mindestens 60 Prozent allen Menschen anders aus: »Nein, bin ich nicht.«
Wenn wir nicht unsere eigene Identität haben und »Ich bin ich« beim Armlängentest mit »Nein« beantworten, so lautet die entscheidende Frage: »Wer bin ich dann, und wessen Leben lebe ich gerade?«
Umgangssprachlich sagen wir dann: »Ich stehe neben mir.«
Es passiert immer mal wieder, dass wir im Leben unsere Identität verlieren, versuchen, jemand anderes zu sein, oder starke externe Energiefelder schaffen es, unser eigenes Feld zu verdrängen.
Es passieren dann aber auch Dinge, die nicht zu unserem Seelenplan gehören: Wir stehen neben uns, uns passieren kleine und größere Unfälle, wir verpassen Chancen, vieles geht schief im Leben.
Es ist eine der schwersten Aufgaben im Leben, stabil unsere eigene Identität zu leben. Denn dies verlangt, dass wir nicht für andere Menschen leben, weder aus

dem Helfersyndrom heraus oder aus Angst vor ihrer Macht. »Für dich würde ich alles tun …« ist dann ein nicht mehr akzeptabler Geisteszustand.
Im Optimalfall haben wir dann auch nur ein Energiefeld, das unserer Seele.
Die Identität ist die Kernbedingung für Gesundheit, Glück und Lebensfreude, denn die Identität ist die Straße unseres Lebens. Wenn wir auf einer anderen fahren, werden wir unsere Ziele nicht erreichen.

Anzahl der Energiefelder

Normalerweise haben wir nur ein Energiefeld, das unserer Seele.
90 Prozent aller Menschen haben jedoch mehr als ein Energiefeld.
Mit Ausnahme der Schwangeren ist das nicht normal, und es gibt zwei wesentliche Gründe dafür:
Wir haben jemandem etwas abgenommen, der Kümmerer in uns hat uns das eingebrockt.
Aus manipulativer Absicht heraus haben wir uns selbst eins oder weitere Felder verpasst, oder sie sind uns verpasst worden. Ziel sind die Kontrolle und der Energieentzug.

Wenn wir nicht unsere eigene Identität haben und mehrere Energiefelder in uns vorhanden sind, ist völlig unklar, welchen Lebensplan von welchem Energiefeld wir leben.
Haben wir mehrere Energiefelder und ist unser eigenes Energiefeld das stärkste Feld, so kann es sein, dass wir beim »Ich bin ich« immer noch eine Ja-Antwort erhalten. Ab vier Feldern ist die eigene Identität jedoch normalerweise verschwunden.
In den meisten Fällen ist bereits bei zwei Energiefeldern (außer bei Schwangeren) die eigene Identität weg.

Anzahl der Energiefelder: »1«, »2«, »Mehr als 5«, »Mehr als 10« …
Um ein homogenes Feld zu haben, fokussiert und innerlich stabil zu sein, müssen wir therapeutisch unser Gesamtfeld homogenisieren, d. h. alle anderen Felder beseitigen außer unserem eigenen Seelenfeld (außer bei Schwangeren).

Das therapeutische Hütchenspiel

Therapeutisch sind mehrere Energiefelder bei Patienten hoch brisant. Denn dann liegt zwar nur ein Körper vor dem Therapeuten, aber er hat trotzdem mehrere Patienten.
Und er weiß nie, mit welchen er gerade arbeitet.

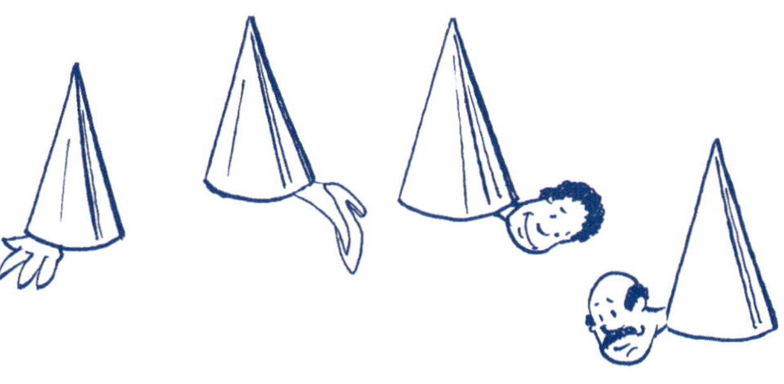

Das therapeutische Hütchenspiel

Meine große Tochter hatte seit Tagen das Gefühl, dass irgendetwas mit ihr nicht stimme. Wenn sie testete, ob sie sich behandeln sollte, war die Antwort immer »Nein!«.
Ich habe sie daraufhin gefragt, wie viele Energien sie habe. Sie testete fünf aus, und dann fragte ich sie, welche der Energien ihr immer die Antwort gebe, sich nicht zu behandeln?
Es war nicht das Energiefeld ihrer eigenen Seele, sondern eines der zusätzlichen Energiefelder, das verhindern wollte, erkannt und gelöst zu werden.
Deshalb, und das gilt für alle Therapien: Wenn mehr als ein Energiefeld vorhanden ist, wissen wir nicht, mit welchem wir über den Armlängentest kommunizieren und welches wir therapieren.
Als Therapeuten rettet uns dann der Kugelblick, denn damit und mit der Fähigkeit, die Seele des Menschen zu erkennen, können wir uns im energetischen Chaos orientieren.
Das bedeutet nicht, dass wir immer zuerst die Energien und die Identität klären müssen, aber mit der Antwort auf die Frage nach der Anzahl der Energien wissen wir, was uns erwartet.
Wenn wir den *innerwise*-Testern vertrauen und uns von ihnen führen lassen, klärt sich auf dem schnellsten Weg die Identität.

Oft kommen Patienten mit wichtigen Fragen zu uns: ob sie das Kind behalten sollen, sich trennen sollen, den Job wechseln. All diese Fragen kann man erst am

Ende der Behandlung testen und klären, wenn nur noch das eigene Seelenfeld vorhanden ist, denn vorher sind die Antworten oft nutzlos.
Hat der Patient fünf Energiefelder, so kann jedes der fünf beim Armlängentest antworten, nur weiß der Therapeut nicht, welches gerade antwortet.
Daraus ergibt sich, dass die Wiederherstellung der eigenen Identität in der Behandlung absoluten Vorrang besitzt.

Die Manipulation kann von zwei Seiten ausgehen:

1. Der Mensch manipuliert selbst andere Menschen, klaut sich Energieanteile von ihnen und erhält damit mehrere Felder, Jagdtrophäen sozusagen.

2. Der Mensch wird manipuliert, und ihm werden andere Anteile als Anker, Energiestaubsauger oder Müllkippe eingepflanzt.

Wenn der Identitätswechsel durch eine energetische Manipulation entstanden ist, ergibt sich die Möglichkeit, den Zustand der fremden Identität therapeutisch zu nutzen, denn wir haben einen freien Zugang zu dem Manipulierer. Wer einem anderen Menschen seine Identität mit der Absicht des Energiediebstahls überstülpt, erlaubt damit automatisch den Zugriff auf sich selbst. Und genau das können wir nutzen, um die Manipulation zu beenden. So können sich Fälle ergeben, in denen der Patient durch die falsche Identität den Verursacher spüren kann und wir ihn bitten können, die Beweggründe zu erspüren und sich beim Verursacher mal umzuschauen, damit dies in Zukunft nicht mehr geschehen kann.
In diesem Zustand können wir auch Heilkarten für den Manipulierer ziehen und der fremden Identität direkt übergeben, um die Manipulation zu beenden.
Wer spielt, muss damit rechnen, dass er auch verliert. So ist das Leben.

Das Ich

Was ist das Ich?
Paracelsus hat den Äther des Menschen als Archäus bezeichnet. Damit meinte er den Anteil des Weltenäthers, des Spiritus Mundi, der durch einen Menschen fließt.
Dieser persönliche Äther ist gebunden an die Seele des Menschen, die diesem Äther seine Besonderheit gibt.
Das Ich ist somit eine Energie, es ist aber auch ein Lebensinhalt, ein Lebenssinn, es ist eine Übereinstimmung mit dem, was für diese Seele bestimmt ist.

Das Ich ist nicht der Charakter oder die Persönlichkeit. Denn weder Verhaltensweisen noch die Masken des Lebens beschreiben das Ich.
Auch »Mein Auto, mein Haus, meine Frau!« beschreibt das Ich nicht.

Es ist am Gesicht, in den Augen zu sehen, wenn ein Mensch seine Identität hat, denn dann sind sie klar, und die Seele leuchtet daraus.
Es ist an der Stimme zu hören, denn sie hat eine Authentizität, und die Seele ist zu hören.
Es ist am Körper und am Gang zu sehen, denn sie sind von der Besonderheit der eigenen Seele durchdrungen.
Ist die Identität gestört, ist eine Disharmonie wahrnehmbar.

Die eigene Identität ist die Voraussetzung, dass Fügungen im Leben eintreten, dass Leben kein Kampf ist.

Das Ego

Viele Jahre habe ich getreu den esoterischen Moderichtungen mit Yoga und Emotionaltherapien versucht, mein Ego zu beseitigen, denn es stand mir auf dem Weg der Erkenntnis im Wege. Ich habe zum Beispiel in der Yogaübung »Der Egobeseitiger« so lange die Arme über dem Kopf gehalten, bis der Schmerz nicht mehr zu fühlen war. Den Schmerz besiegen und damit das Ego besiegen. So glaubte ich es und habe mein Selbst mit allen Mitteln bekämpft.

Bis ich erkannte, dass ich auf einem Irrweg bin und dass mein Ego das Heiligste und Schönste ist, das ich besitze.
Das Ego aufzugeben bringt uns der Erkenntnis kein Stück näher, sondern macht uns maximal tauglich, um Soldat zu werden, in Armeen als Gotteskrieger zu kämpfen, für Sekten oder um in Aschrams oder anderen Einrichtungen des geschützten Wohnens zu leben.

Das ICH ist der Ausdruck des Göttlichen in mir, und nur dadurch kann sich Kreativität entfalten. Nicht das Ego ist das Problem, sondern die Menschen, die glauben, keines zu haben.
Ego (lateinisch) heißt nichts weiter als ICH.
Ein Mensch ohne ICH ist ein willenloses Geschöpf, das nicht mehr in der Lage ist, sein ICH, seinen Seelenplan hier zu leben.
Das Wort »Persönlichkeit« entstand aus der alten lateinischen Bezeichnung für Schauspieler: Persona – durch die Maske gesprochen.

Persönlichkeitsentwicklung ist somit Maskenbildung. Also im Grunde, das Lächeln zu lernen, auch wenn einem nach Kotzen zumute ist.
Es gibt zwei große Richtungen, die den Menschen den Weg zur Erleuchtung, zur Erkenntnis versprechen:

1. Der Weg durch die Beseitigung des Ego.

2. Der Weg durch das Ausleben des Ego.

Die Menschen, die sich selbst aufgeben, tun dies, um jemand anderem zu folgen, der das nicht getan hat. Sie sind oft energielos.
Die Führer religiöser Gemeinschaften sind charismatische Menschen, die ihr Ego lieben und ihren Weg gefunden haben. Manchmal sind es auch Gurus, die sogar Jahrhunderte später noch Menschen anziehen, die glauben, durch Selbstaufgabe dem Weg des Gurus als Trittbrettfahrer folgen zu können. Nur werden sie so ihren eigenen Weg niemals finden.

Wenn wir uns entscheiden, unseren eigenen Weg zu gehen, unser Selbst zu achten und zu lieben, und uns hüten, es zu verraten, so werden wir energetisch reichlich genährt. Wir können Leben als Flow erfahren und das Potenzial der fünf Grundenergien (Seelen-, Struktiv-, Lebens-, Kreativ- und Liebesenergie) ausleben.
Jedoch bedeutet dies auf der Lebenslichtung, umgeben vom Dschungel, keinem vorhandenen Weg zu folgen, sondern die Machete in die Hand zu nehmen und einen eigenen Lebensweg zu erschaffen.

Identität eines fremden Seelenfeldes

In seltenen Fällen kommt man an den Punkt, an dem nur noch ein Energiefeld vorhanden ist und die Aussage »Ich bin ich« mit »Ja« beantwortet wird, aber ein ungutes Gefühl verbleibt.
Nun kann man den Test mit dem Vornamen wiederholen:
»Ich bin (Vorname).«
Da kann es schon passieren, dass diese Aussage dann mit »Nein« beantwortet wird. Was ist los?
Dann testet man die Aussage:
»Die Seele in mir ist die ursprüngliche, mit der ich inkarniert bin.«
Wenn nun auch ein »Nein« als Antwort kommt, gibt es meiner Erfahrung nach zwei Gründe dafür.

1. Deine Seele hatte irgendwann im Leben (oft bereits im Mutterleib) keine Lust mehr, sich das hier länger anzutun, ist zurück ins Licht, und eine andere, freie Seele hat den Körper *secondhand* erworben. Da stellt sich die Frage, war das eine frische Seele oder die eines Gestorbenen, die in der Zwischenwelt gefangen war (zum Beispiel die eines gestorbenen Geschwisterkindes)? Und welche Seele ist besser für dich, denn es besteht therapeutisch oft die Möglichkeit, die ursprüngliche Seele zurückzuholen. Dazu muss der Mensch allerdings bereit sein. Und das bedeutet auch, dass man sich wieder die eigenen Themen anschauen und klären muss.
   Oft geben Menschen ihre Seelenidentität nach schweren seelischen Verletzungen auch freiwillig ab. Dann erfolgt zum Beispiel die Wahl einer spirituellen Identität.

2. Durch Methoden der schwarzen Magie und der erweiterten Gehirnwäsche (teste doch mal die Identität der großen Politiker durch, nachdem sie an die Macht gekommen sind) wurde die Identität gewechselt.
   Ich selbst musste oder durfte diesen Zustand zweimal erleben. Einmal verpasste ich einen Anschlussflug und saß in einer fremden Stadt über Nacht fest, ohne zu wissen, wo überhaupt noch mein Zuhause ist. Mein Leben fühlte sich plötzlich sinnlos an. Ich wusste, wenn ich in dem Zustand verbleibe, dass ich meine Lebensaufgabe nicht mehr erfüllen kann und selbst zur Gefahr für *innerwise* werde. Ein Ausweg war immer als Ultima Ratio möglich: der Freitod. Denn so hätte ich nicht weiterleben wollen. In dieser Situation hat mich ein Gebet mit Papa gerettet. Ich hatte gerade *Die Hütte* von William Paul Young gelesen und endlich eine Verbindung mit Gott – der dicken schwarzen Frau namens »Papa« im Buch – gefunden. Damit endete auch ein fast unerträgliches inneres Zittern. Ein anderes Mal hatte ich die Hilfe von zwei Therapeuten, die mich aus der Ferne per Telefon wieder zurechtrückten.
   Die Erfahrung des Seelentausches, besonders wenn du mit deiner Seele glücklich warst und deinen Lebenssinn gefunden hast, ist, wie die Haut am lebendigen Leibe abgezogen zu bekommen.

»Ich bin ich« ist die Kernaussage im Leben.
Und wenn dann auch nur das eigene Seelenfeld vorhanden ist und es noch die Originalseele ist, kann nicht mehr viel schiefgehen im Leben.

11. Das Prinzip der Heilung

Heilen, doch wann, wen und wo?

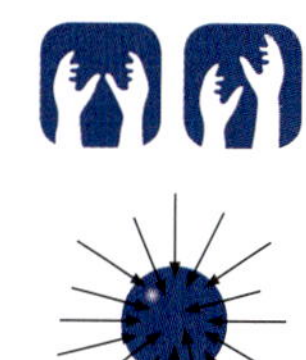

Testthemen

- Wenn ich Symptome heile, bin ich geheilt.
- Meinen Symptomen liegen Themen und Ladungen aus meinem Leben zugrunde.
- Die Ladungen sind Hausaufgaben und Herausforderungen für mich.
- Ich stelle mir vor, als Baby im Bauch meiner Mama zu sein.

»Danke, Krankheit, dass du gekommen bist.
Du gibst mir die Kraft, etwas zu verändern,
wozu ich vorher nicht den Mut hatte.«

Wie schön und einfach wäre es doch, wenn wir Symptome heilen könnten. Doch so einfach macht es uns die Natur nicht.
Wirkliche Heilung können wir nur bei den Ladungen und Energien erreichen, die die Symptome erschaffen.
Symptome kommen nicht aus dem Nichts, so wie ein Schnupfen nicht von einer Ansteckung allein kommt.
Sie sind das Überdruckventil, wenn der Druck im System Mensch zu groß wird. Das Ventil nur zu verschließen wäre logisch betrachtet so ziemlich das Dümmste, was man tun kann, und doch versucht dies unsere moderne Medizin beharrlich.

Ladungen

Ladungen sind Energien mit einer Gerichtetheit, einer Aufgabe.

Entstehung von Ladungen

Sie entstehen im Leben immer dann, wenn Energien und Ereignisse nicht geklärt werden. Wenn etwas unverarbeitet, unvergeben und ungelöst bleibt. Wenn wir eine Wut hinunterschlucken, Tränen nicht weinen, Trauer nicht zulassen, nicht Frieden und Vergebung finden oder kurz gesagt: nicht in der Lage sind, »Danke zu allem« zu sagen, was wir erlebt haben, entstehen Ladungen, die wie Zeitbomben in uns schlummern.
Eine andere Art von Ladungen bringt unsere Seele bei der Inkarnation bereits mit. Manche bezeichnen sie als Karma, andere als Seelenaufgabe.
Bei einer weiteren Art übernehmen wir die Ladungen anderer Menschen.

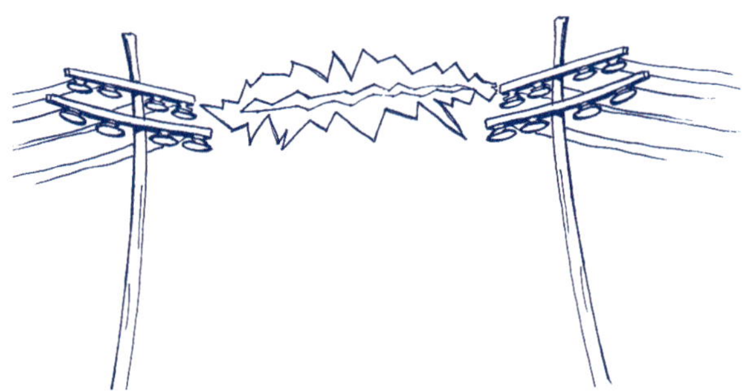

Das Prinzip der Ladungen

Sinn der Ladungen

Ladungen sind keine Strafe! Sondern sie erschaffen Erfahrungen, und damit sind sie lebensnotwendig, denn der Sinn des menschlichen Seins ist das Leben von Erfahrungen und das sich daraus ergebende Wachsen der Bewusstheit.
Wachstum braucht Herausforderung, wir brauchen Aufgaben, um unsere Trägheit zu überwinden und tätig zu werden, zu verändern.
Krankheiten sind keine Bestrafung, sondern Chancen. Die Verantwortung und Wahl liegt bei uns, uns als Opfer zu ergeben oder die Chance zu nutzen, um Ungeklärtes zu klären, Altes loszulassen, Neues zu erlauben. Mit Krankheiten sagt der Körper: »Wenn du nicht in der Lage bist, die feinen Zeichen wahrzunehmen, geb ich dir deutlichere Zeichen.« Das klingt nach: »Wer nicht hinhören kann, muss fühlen.«

Grundladungen der Seele

Wir werden nicht vollkommen geboren, sondern schon unsere Unvollkommenheit, unsere Abgetrenntheit von der Quelle ist eine Ladung, denn sie erzeugt die Sehnsucht, wieder Teil der Quelle zu werden.
Ich persönlich glaube nicht an die Wiedergeburt. Nicht daran, dass unsere Seele als ein anderer Mensch schon einmal so gelebt hat.
Ich sehe, dass wir Ladungen und Aufgaben in dieses Leben mitbringen, und habe deshalb das Modell des göttlichen Suppentopfes entwickelt.
Dabei kommt Unerledigtes am Ende des Lebens jedes Menschen in einen göttlichen Suppentopf, und dann löst sich die individuelle Seele im großen Einen auf. Jede neu erschaffene Seele erhält aus diesem Topf eine Kelle in den eigenen Gral und darf das Leben nutzen, um seinen Gral auszulöffeln und damit etwas Sinnvolles für das große Ganze zu tun.

Es ist egal, woran jeder glaubt – wichtig ist nur anzuerkennen, dass wir eine Seele haben. Diese inkarniert nicht rein und unschuldig, sondern bringt ihre großen Aufgaben bereits mit. Sie sucht sich dieses Leben, diese Zeit, diese Eltern aus, um ihre Aufgaben optimal erfüllen zu können.

Ladungen aus Zeugung, Schwangerschaft, Geburt

Die ersten und schwerwiegenden Verletzungen dieses Lebens erlangen wir bereits vor der Geburt. Bei der Zeugung nicht bedingungslos von beiden Eltern gewollt worden zu sein betrifft circa 90 Prozent aller Menschen; Traumen in der Schwangerschaft, wie Beziehungsprobleme der Eltern, Angst vor dem Unbekannten oder medizinische Eingriffe erleben fast alle Menschen.
Ein Geburtstrauma haben dann nochmals etwa 60 Prozent aller Menschen. Allein um das alles abzuarbeiten, benötigen die meisten Menschen ihr gesamtes Leben, und viele schaffen es nie, die daraus entstandenen Ladungen aufzulösen. Ihr Leben wird von ihnen bestimmt.
Mit dem Armlängentest werden all diese Ladungen sichtbar und damit identifizierbar und behandelbar.

Testsätze dazu sind:

- »Stelle dir deine eigene Zeugung vor.«
- »Stelle dir vor, im Bauch deiner Mutter zu sein.«

Ruft dies Stress hervor, kann man durch Testen die einzelnen Schwangerschaftsmonate und den genauen Zeitpunkt des Stresses ermitteln.

Ladungen aus Lebenstraumen

Wenn man an sein Leben zurückdenkt, gibt es stets Momente und Ereignisse, die immer noch schmerzen, auch wenn sie lange zurückliegen.
Wenn man mit dem Armlängentest ermittelt, wann eine Krankheit wirklich begonnen hat, so findet man die Ursache oft Monate und Jahre früher.
Krebs beginnt nicht mit der Diagnosestellung, sondern normalerweise, ausgelöst durch ein schweres emotionales Trauma, zehn bis 20 Jahre eher. Auch Schnupfen holt man sich nicht durch ein Angeniestwerden in der Straßenbahn, sondern die Ursache ist eine Erstarrung, die bereits einige Tage besteht und die der Körper durch den Schnupfen aufzulösen versucht.

Damit wird aber auch klar, dass wir die Heilung dort beginnen müssen, wo das ursprüngliche Trauma liegt.
Und wenn wir nun die Ebenen des Seins bedenken: organisch – biochemisch – rhythmisch – mental – emotional – energetisch – seelisch, so wird klar, dass die Ursache auf allen diesen Ebenen liegen kann und wir Werkzeuge für alle Ebenen benötigen, um Heilung zu ermöglichen.

Übernommene Ladungen

Meine Oma ist am Krebs meines Opas gestorben.
Aus Liebe zu ihm hat sie ihm den Krebs abgenommen und ihm damit noch einige Jahre geschenkt, damit er sein Lebenswerk vollenden konnte. Mit fast 100 ist er ihr dann gefolgt.
Das ist die Variante der Übernahme aus Liebe, die außer Menschen nur noch einige Haustiere praktizieren, wie zum Beispiel Katzen und Hunde, die auch von den Menschen Krankheiten und Energien übernehmen.

In allen anderen Fällen übernehmen Menschen freiwillig Ladungen von anderen, um dafür geliebt zu werden. »Wenn ich alles für dich tue, hast du mich dann lieb?«
Oder Ladungen werden anderen Menschen durch Manipulation übergeben, um sie zu kontrollieren oder Zugang zu deren Energie zu bekommen, beziehungweise man manipuliert selbst und nimmt damit Ladungen anderer Menschen auf.

Heilung

Heilung ist nicht das Auftragen von Cortisoncreme auf die wunde Haut und damit die Verlagerung des Themas auf die nächsttiefere Schicht, die Lunge. So werden nur Asthma und chronische Bronchitis aus einer Fehlbehandlung von Neurodermitis erzeugt.
Heilung bedeutet, die Ursachen von Ladungen auf allen Ebenen zu klären.

Die Kunst des Heilers besteht darin, die heilenden Energien der eigenen Bewusstheit dorthin zu lenken, wo sie maximal wirken.
Die Heilenergien entfalten ihre Wirkung nicht immer gleichmäßig stark. Dies ist abhängig von der Fragestellung und Bewusstheit, mit der sie gewählt werden.
Das macht die Qualität eines erfahrenen Heilers aus.

12. Das Prinzip von Krankheit

Krankheit als Disharmonie und Starre

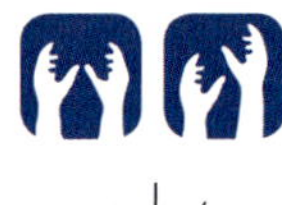

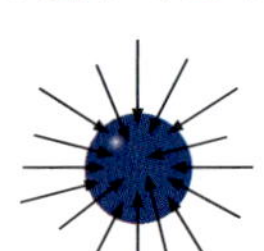

Testthemen

- Viren und Bakterien sind böse und machen krank.

- Warum bekommen immer die gleichen fünf von hundert Menschen nach einem Schwimmbadbesuch Fußpilz?
  a) Weil sie Pechvögel sind.
  b) Weil sie ihre Füße anschließend nicht desinfiziert haben.
  c) Weil sie übersäuert sind und ihr Milieu die Pilze anzieht.

Gesundheit ist Harmonie

Wie und wann Krankheiten entstehen

Machen uns die bösen Keime krank?

Davon geht die derzeitige Schulmedizin aus und haut mit allem, was sie zur Verfügung hat, auf die Keime ein.

Ganzheitliche Medizin sieht das etwas anders.

Ein gesundes System ist wie eine Sinuskurve – harmonisch und balanciert.

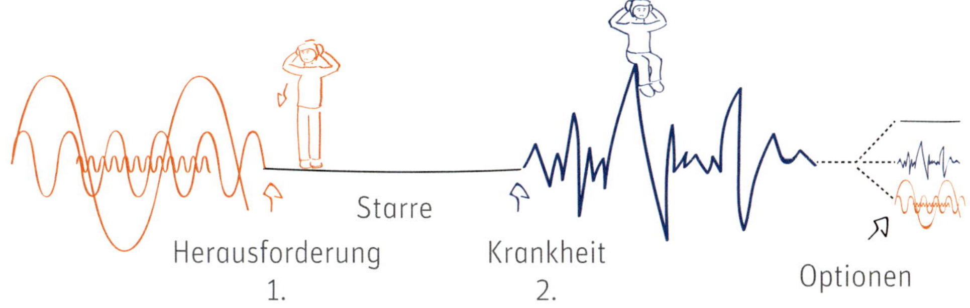

Das Krankheitsschema

Durch ein irritierendes Ereignis, einen Stress, wird aus dieser Sinuskurve eine Nulllinie oder eine deutlich deformierte und blockierte Kurve bis hin zur Nulllinie – eine teilweise oder vollständige Totenstarre.
Diese Irritation findet häufig auf der energetischen oder emotionalen Ebene statt.

Sie ist mit dem Leben und seinen Grundprinzipien nicht vereinbar.
Also versucht der Mensch, sich daraus zu befreien und die Erstarrung zu durchbrechen.
Bei kleinen Kindern geschieht dies mit plötzlichem Fieber am Abend, und morgens sind die Kinder wieder wohlauf.
Erwachsene sind oft so multipel blockiert, dass sie zu einem heilenden Fieber nicht mehr fähig sind.
Der Körper versucht dann, sich selbst zu deblockieren mit Durchfall, Schnupfen, Husten oder anderen Erkrankungen, die sich an den jeweiligen Schwachstellen des Menschen manifestieren.
Dabei helfen die immer im Körper vorhandenen Keime so gut, wie sie können: Streptokokken zum Beispiel machen eine Mandelentzündung, Candida (die sonst Vitamine für den Menschen produzieren) irritieren den Darm.
Aus guten Freunden sollen so scheinbar Gegner werden?
Aus einer friedlichen Symbiose sollen plötzlich Todfeinde werden?
Und wir haben mehr Keime im Darm als Zellen im Körper, sogar eine ganze Zehnerpotenz mehr. Aus dieser Betrachtungsweise ist das eine permanente tödliche Gefahr in uns. Dauerterrorwarnung.

Doch auch eine Sterilisation, eine Abtötung aller Keime in unserem Körper, hilft nicht, denn das tötet uns – all die Helfer, die so viele Aufgaben für uns erledigen, wären weg.
Der Versuch des Auflösens der Starre kann aber auch ein Unfall sein oder jedes andere Ereignis, das dazu führt, aufgerüttelt zu werden. Hauptsache, Chaos schaffen, den Rest kann man später wieder in Ordnung bringen. Nur so hat unser Körper die Chance, sich aus der Blockierung zu befreien.
Wir finden vor jedem Unfall eine Regulationsstarre, ebenso vor jedem Schnupfen, Durchfall …
Oft schafft es der Körper, sich durch diese Chaosmaßnahme wieder zu befreien und in Harmonie zu bringen.
Oft jedoch auch nicht, und dann wird eine Krankheit chronisch.
So wird klar, dass Krankheiten wirklich eher beginnen, als wir bisher oft glauben. So haben wir erst die Nase voll von etwas, dann kommt der Schnupfen. Fressen alles in uns hinein, und später kommt das Magengeschwür, schlucken die Tränen runter, und dann kommt der Husten, können etwas nicht aussprechen und verlieren dann die Stimme, geben unsere Stimme in eine Urne ab und bekommen dann Steuererhöhungen.

Die »bösen« Keime helfen uns, eine Blockierung und Erstarrung zu überwinden.

Damit ist klar, dass ganzheitliche Medizin an einer anderen Stelle mit den Heilmaßnahmen ansetzt und andere Methoden verwendet als die Schulmedizin.
Ziel ist es, die Blockade zu beseitigen, die Folgeschäden der Starre auszuräumen, Harmonie zu erzielen und den Menschen zu ermächtigen, dass es nicht wieder zu dem auslösenden Ereignis kommen kann.
Dazu sind oft Veränderungen im Leben nötig, denn die initiale Blockierung war ein Zeichen, wurde erlaubt, weil die netteren Zeichen vorher ignoriert wurden. Wenn man gegen seine Intuition weiter einen Job macht, der weder erfüllt noch Liebe dabei aufkommen lässt, wenn man etwas isst oder trinkt, auf das der Körper allergisch ist oder dessen Gifte er nicht abbauen kann, man in einer Beziehung bleibt, nur weil man nicht den Mut hat, den Kindern und sich selbst gegenüber ehrlich zu sein, dann kommen die deutlicheren Zeichen.

Wer den Flowzustand kennt, merkt sehr schnell, wenn dieser nicht mehr vorliegt. Wenn man gewohnt ist, von Kreativität zu leben, Lebensenergie als Wert zu pflegen, dann ist jede Irritation und damit Disharmonie deutlich spürbar.

Mit Hilfe des Armlängentestes ist es einfach auszutesten:

- »Ja« und »Nein« sollten eine deutlich unterschiedliche Antwort ergeben. Tun sie das nicht, ist eine Starre vorhanden, und es ist Zeit, etwas zu tun, um sie aufzulösen, bevor der Körper zur Selbsthilfe greift.

- Je größer die Differenz beim »Nein« mit dem Armlängentest ist, desto freier ist die Regulation.

- Aber auch der Zustand der Atmung, die Stärke des Energiefeldes, die innere Klarheit, die Kraft der Stimme sind Hinweise auf den Gesamtzustand.

13. Die Ebenen des Seins, Stadien der Krankheiten

Auch ein gebrochenes Herz tut weh

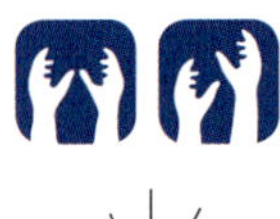

Testthemen

- Beginnt Krankheit normalerweise
  – auf der körperlichen oder
  – der energetisch-emotionalen Ebene?
- Liegen fast allen körperlichen Krankheiten Ursachen im Bereich der Seele, des Energiefeldes oder der Emotionen zugrunde?

Ein gebrochenes Herz tut auch weh

Wir bestehen aus acht großen Ebenen:

der körperlichen, der biochemischen, der rhythmischen, der mentalen, der emotionalen, der energetischen, der seelischen und der unbekannten Ebene.

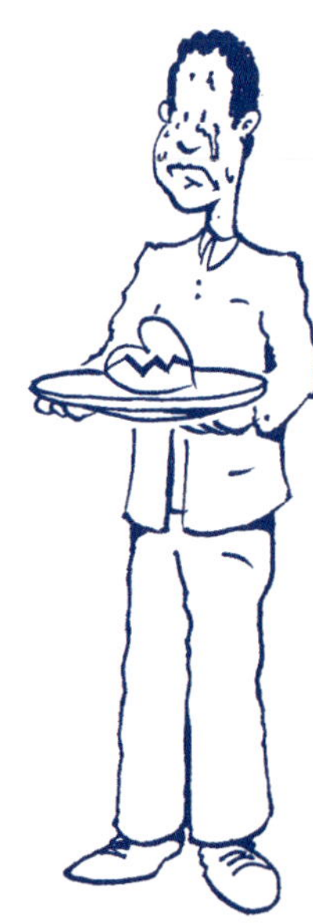

Die körperliche Ebene

Sie umfasst unsere Struktur, die Organe, Zellen, Gewebe. Im Krankheitsverlauf ist sie, außer bei Unfällen, die zuletzt betroffene Ebene. Oft zeigt sie erst Jahre nach den anderen Ebenen die Veränderungen.

Die biochemische Ebene

Sie umfasst alle biochemischen Prozesse im Körper. Dazu gehören die Organfunktionen und die hormonellen Prozesse und biochemischen Steuerungen im Körper.

Die rhythmische Ebene

Die Rhythmen unseres Körpers sind: Herz-, Atem-, Schädel-, Craniosacralrhythmus sowie die Klänge und Schwingungen der steuernden Nervengeflechte und Schwingungen aller Organe und Strukturen.
Jedes Organ hat einen spezifischen Rhythmus, der seine Funktion bestimmt.

Die mentale Ebene

Sie umfasst unsere Gedankenwelt ebenso wie unseren »Mindfuck«.
Die Schleifen, in denen wir gefangen sind, die Stimme, die innerlich alles kommentiert, und auch unser angelerntes Wissen mit allen begrenzenden Falschinformationen.

Die emotionale Ebene

Unsere Gefühle mit all ihrem Reichtum und den Verletzungen, die wir dort erleben.

Die energetische Ebene

Unser Energiefeld – das Vibrieren, Kribbeln, Fließen in uns. Diese Ebene ist der große Kriegsschauplatz des Energieraubs und der energetischen Manipulation und die Ebene der größten Ekstase im Leben. In dieser Ebene finden die meisten Störungen primär statt (gefolgt von der emotionalen Ebene), und von hier »fressen« sich die Krankheiten durch die anderen Ebenen.

Die seelische Ebene

Unsere Seele, das Feld unserer Seele, unser Seelenraum und die Seelenaufgabe. Die Ebene der grundsätzlichen Aufgaben und Programme.

Die unbekannte Ebene

Diese ist die Tür zu all dem, was wir noch nicht wissen, noch nicht erkannt haben, und gleichzeitig die Einladung, dies kennenzulernen.

Auf welcher Ebene liegt das Problem wirklich?

Bei der Testung des Körpers betrachten wir alle Ebenen zusammen. Der Mensch lässt sich nicht in einzelne Ebenen zerlegen.

Störungen beginnen oft in den energetischen oder emotionalen Ebenen und manifestieren sich mit der Zeit auch auf den anderen.
Für den Therapeuten besteht die Herausforderung darin, alle Ebenen als Ge-

samtheit zu betrachten, was mit dem Kugelblick möglich ist. Mit dem Armlängentest können dann die betroffenen Ebenen identifiziert werden und auch der Zeitpunkt, wann diese Störung entstanden ist.
Dabei ist es wichtig zu differenzieren, welche die ursprüngliche und welche sekundär entstandene Ebenen sind.

Wenn zum Beispiel das Herz bei der Gesamtbetrachtung aller Ebenen Stress anzeigt, testet der Therapeut die einzelnen Ebenen durch und findet damit die derzeit betroffenen. Das sind die Ebenen der Manifestation.
Nun fragt er, auf welcher Ebene das Herzproblem begonnen hat und wann.
Das Herz ist meistens gebrochen, die Leber voller runtergeschluckter Wut, die Lunge voller ungeweinter Tränen. Das ist die Ebene der Ursache.

Wenn ein Patient mit Magenbeschwerden kommt, ist es oft so, dass der Magen gar keinen Stress anzeigt. Er sagt: »Ich bin es nicht, ich selbst habe kein Problem, aber die Leber drückt mit ihrer Wut meine Gefäße zu. Schau mal bei ihr nach!«
In der chinesischen Medizin gibt es die Diagnose: Die übermächtige Leber stranguliert die Mitte. Genau das wäre hier der Fall.

Der Ebenenfilter als Testhilfe

Die folgenden Grafiken habe ich entwickelt, um intuitiv oder mit dem Armlängentest die Ebene der Ursache und die Ebenen der Manifestation zu ermitteln.

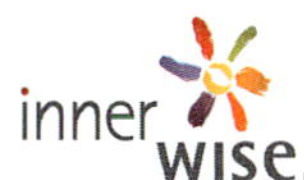

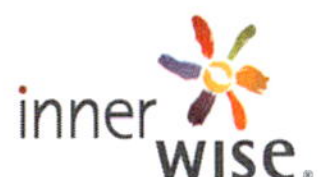

EBENENFILTER

URSACHEN UND MANIFESTATIONEN

- Strukturelle Ebene
- Biochemische Ebene
- Rhythmische Ebene
- Mentale Ebene
- Emotionale Ebene
- Energetische Ebene
- Seelische Ebene
- Unbekannte Ebene

CHECK-UP

REGULATION

Ja/Nein ·

IDENTITÄT

Ich bin Ich ·
Ich bin überall in mir Ich ·

GRUNDENERGIEN

Lebensenergie ·
Struktivenergie ·
Kreativenergie ·

ERKENNTNIS

Sinnlebung ·
Soziale Reife ·

ENERGIEFELD

Homogenität ·
Zentrierung ·
Farbe des Feldes ·
Anzahl der Energien ·

STRUKTUR

Beinlänge ·
Beckenstand ·
Atemfreiheit ·
Schädelbeweglichkeit ·

RHYTHMEN

· Beckenplexus
· Solarplexus
· Halsplexi
· Craniosacralrhythmus
· Schädelatem

ORGANE

· Leber, Galle, Magen
· Bauchspeicheldrüse, Milz
· Nieren, Nebennieren, Blase
· Hoden, Prostata
· Uterus, Tuben, Ovarien
· Dünndarm, Dickdarm
· Zwerchfell, Lunge, Herz
· Schilddrüse, Zähne
· Nebenhöhlen, Mandeln
· Augen, Ohren, Gehirn
· Haut, Blut, Lymphe

14. Das Prinzip der Schwingung

Leben ist harmonische Schwingung und Regulationsfähigkeit

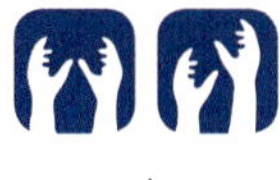

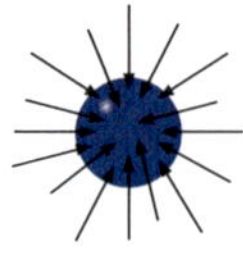

Testthemen

- … Prozent meiner Lebenszeit hatte ich eine komplett freie Regulation und war im Fluss.
- … Prozent meiner Lebenszeit habe ich in einer Komplettstarre verharrt.
- … Prozent meiner Lebenszeit habe ich durch eine Teilstarre das Leben meines vollen Potenzials verhindert.

»Alles fließt aus und ein, alles hat seine Gezeiten, alle Dinge steigen und fallen, das Schwingen des Pendels zeigt sich in allem; das Maß des Schwunges nach rechts ist das Maß des Schwunges nach links; Rhythmus kompensiert.«

Kybalion

Die Regulation

Der Armlängentest ist der beste Anzeiger für den Zustand der Regulation:

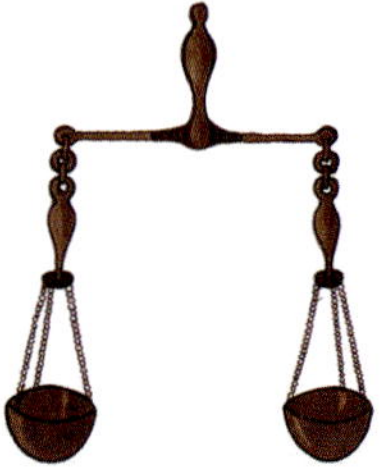

Freie Regulation JA

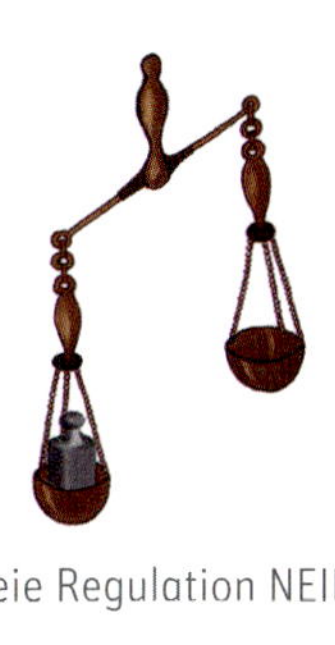
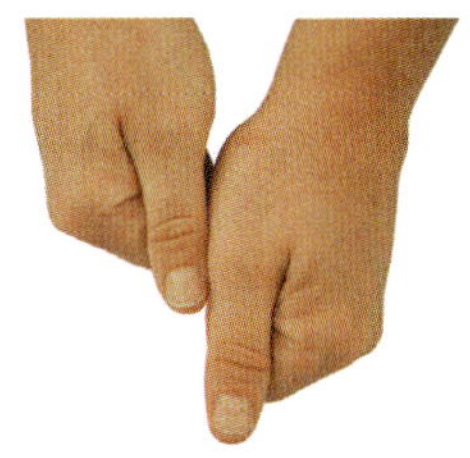

Freie Regulation NEIN

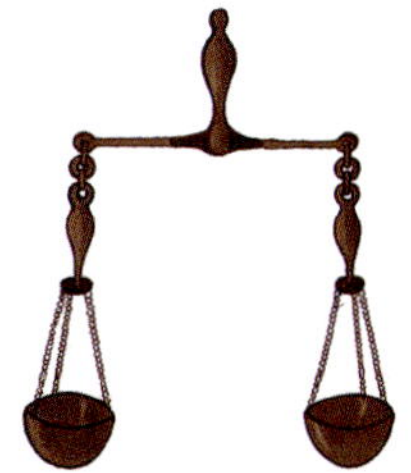
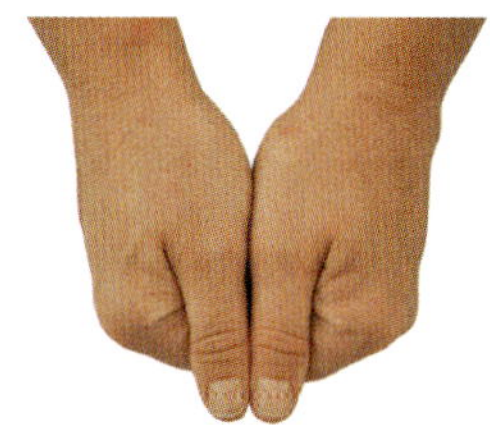

Teilblockierte Regulation JA

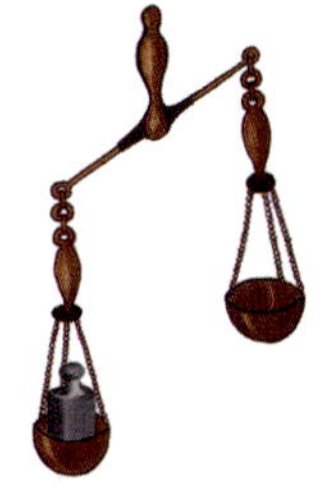

Teilblockierte Regulation NEIN

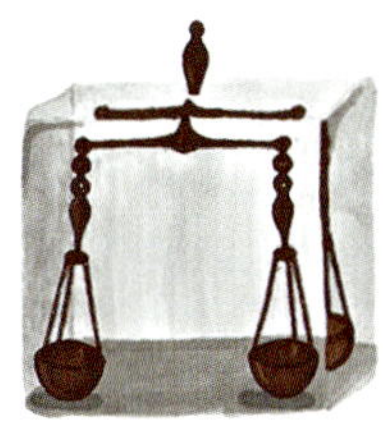
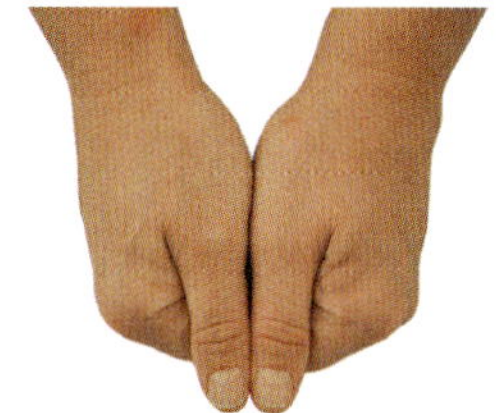

Regulationsstarre JA – Nein

Alles fließt – oder auch nicht.

Im Optimalfall ist jedes System im Fluss.
Jedoch sind viele Systeme teilweise oder auch ganz blockiert.
Die Blockade ist ein Zustand, bei dem man wie eingefroren ist.
Damit geht der Körper in einen Überlebensmodus, die verfügbare Lebensenergie halbiert sich, zeitlich bleiben die Menschen stehen im Moment, als die Starre entstanden ist. Die Zeitwahrnehmung ist verändert: »Ach, der Sommer ist schon vorbei. Habe ich gar nicht mitbekommen.« Die Reaktionszeiten verlängern sich um das Dreifache, und dadurch kommt es häufiger zu Unfällen.

Die Wiener Professoren Alfred Pischinger und Felix Perger haben in der zweiten Hälfte des letzten Jahrhunderts das System der Grundregulation entdeckt: ein medizinisches System, dass die Offenheit der Regulation zum Grundprinzip von Heilung und Gesundheit macht. Darauf basiert die biologische Medizin. Das widersprach aber den Interessen der Pharmaindustrie, die gerade ihre Wunderwaffen Antibiotika und Cortison eingeführt hatte. Deshalb und bedingt durch die Bequemlichkeit vieler Ärzte, die tiefen Ursachen von Störungen verstehen zu wollen, geriet das System der Grundregulation in Vergessenheit.
Kaum jemand interessiert sich heute noch für die Fähigkeit des Bindegewebes, Informationen und Stoffe zu transportieren, die Auswirkungen von Herden auf den Gesamtorganismus zu betrachten, die Fähigkeit des Bindegewebes, auf Reize zu antworten.
So ging das Wissen verloren, und es war nicht das erste Mal in der Geschichte.
Auch das Wissen von Paracelsus, Aschner, Hufeland und vielen anderen ist fast vergessen.
Dabei hatten diese Ärzte und Wissenschaftler Heilung umfassender verstanden, als sie heute an Universitäten gelehrt wird. Sie kannten nicht den Gencode, aber sie hatten das Leben erkannt und verstanden.

Die Regulation ist die Fähigkeit eines Systems, auf einen Reiz in angemessener Weise zu reagieren.

Im Optimalfall ist sie völlig frei.

Stelle dir vor, ein Auto zu fahren, und es regnet:

Freie Regulation

Wenn dein Scheibenwischer die ganze Frontscheibe reinigt, kannst du entspannt immer noch mit hoher Geschwindigkeit fahren.

Teilblockierte Regulation

Hat der Scheibenwischer jedoch eine Blockade und reinigt nur noch einen Teil, so wirst du angstvoller und wirst dich näher zur Scheibe bewegen, um mehr zu sehen, damit du keinem Menschen über die Füße fährst.

Regulationsstarre

Wenn der Scheibenwischer seine Funktion ganz einstellt, kannst du dich wieder entspannt hinsetzen und auf das bevorstehende Ende warten, oder anhalten und ebenfalls warten.

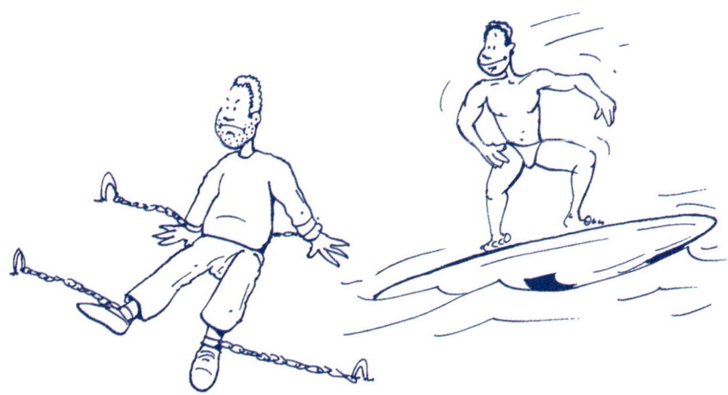

Gefangen oder frei – du hast immer die Wahl

Je offener die Regulation ist, desto einfacher und schneller können wir reagieren, uns anpassen, Lösungen finden. Je blockierter wir sind, desto geringer ist unsere Fähigkeit dazu.

Wir sind wie ein Baum im Wind, der sich der Umwelt anpassen, hin und her schwingen kann und nicht durch innere Starre entwurzelt wird.

An die offene Regulation sind auch die Rhythmen in uns gekoppelt. Diese Rhythmen sind der Rhythmus des Herzens, der Lunge, des Schädels, des Craniosacralsystems, der vegetativen Nervengeflechte und aller Organe. Unsere gesamte Feinsteuerung im Körper ist wiederum an die Rhythmen gebunden. Werden diese schwächer oder setzen gar aus, sind wir kein abgestimmt einheitlich funktionierender Organismus, sondern eine Ansammlung von einzelnen Überlebenskämpfern, die nicht miteinander kommunizieren können.

Ein jedes Organ macht, was es für richtig hält, aber keiner koordiniert es mehr im Zusammenspiel mit den anderen Organen. Mit der Zeit entgleisen so alle Organe, und es kommt zu Funktionsstörungen und Schädigungen. Problematisch

wird es, wenn die Totalblockade länger als zwei bis drei Wochen anhält. Dann sind Organstörungen mit dem Armlängentest bereits nachweisbar.
Mit schulmedizinischer Diagnostik gelingt das jedoch nicht, denn diese erkennt oft nur Spätschäden. Um etwas im Ultraschall zu sehen, muss es die Größe von circa einem halben Zentimeter haben, das entspricht zwei bis vier Millionen Zellen. Leber- und Nierenwerte steigen erst dann an, wenn die Hälfte der Funktion des Organs eingestellt ist. Entzündungen unter Zähnen sind erst dann im Röntgenbild sichtbar, wenn mehr als die Hälfte des Knochens zerfressen ist. Da kann man bei bestem Willen nicht von Frühdiagnostik sprechen.
Und es kommt hinzu, dass schulmedizinisch nur die biochemischen und strukturellen Ebenen untersucht werden. Ein gebrochenes Herz und eine mit Wut gestaute Leber bleiben bei dieser Art von Diagnostik verborgen.

Wenn der Körper in der Lage ist, auf Reize zu reagieren, können wir mit dem Armlängentest jede Form von Stress sichtbar machen, egal, ob seelische, energetische, emotionale, mentale, rhythmische, biochemische oder strukturelle Probleme vorliegen.

Ich habe als kinesiologisches Verfahren die Physioenergetik nach Raphael van Assche erlernt.
Wie in jedem dieser kinesiologischen Verfahren führt man zu Beginn der Diagnostik beim Patienten einige Vortests durch, um eine Testfähigkeit herzustellen. Der wichtigste der Vortests ist die Kontrolle, ob der Patient bei »Ja« und »Nein« reagieren und mit den Armen verschiedene Längen beim Armlängentest zeigen kann.
Je größer die Differenz der Armlänge bei den beiden Aussagen ist, desto offener ist die Regulation.
Je offener die Regulation, desto mehr und deutlicher kann der Patient auf die Fragen mit Hilfe der Arme antworten.
Das ist wie bei einem Arbeitsspeicher eines Computers. Wenn dieser klein ist und viele oder große Programme aktiv sind, geht der Rechner in die Knie, stürzt ab. Bei einem unendlich großen Arbeitsspeicher wird das nicht passieren. Eine komplett offene Regulation ist ein unendlich großer Arbeitsspeicher.

Wir können mit *innerwise* die Regulation wieder völlig öffnen und damit eine unbegrenzte Testfähigkeit ermöglichen.

15. Das Prinzip der Resonanz

Was sich liebt, das neckt sich

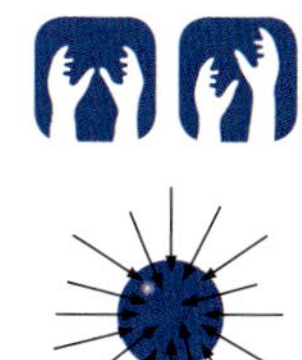

Testthemen

- Ich habe durch Resonanz alle Erfahrungen meines Lebens angezogen.
- Ich bin völlig unschuldig und habe mit meinen Erfahrungen nichts zu tun.
- Alles in meinem Leben war nur Zufall.
- Alles in meinem Leben ist ein Spiegel für mich.

Warum ist Homöopathie gut, aber nicht perfekt?
Wenn eine Frau ihren Traumpartner beschreibt mit Alter, Hautfarbe, Vorname, Beruf, Musikvorlieben, Größe und Gewicht, warum sagt das nichts darüber aus, ob sich die beiden lieben werden?
Warum können die meisten Männer ihren geliebten Frauen nicht die Kleidung kaufen, die den Frauen auch gefällt?

Weil es die Resonanz gibt.

Alles im Leben basiert auf Resonanz:

- die Musik, die uns gefällt,
- die Partner, die wir lieben,
- die Gemälde, die wir schön finden,
- die Heilmittel, die uns wirklich helfen,
- die Auswahl unseres Lieblingscafés,
- Themen, die wir anziehen und zulassen,
- die Leiden, die wir an uns ziehen.

Wenn man ein homöopathisches Mittel in der Potenz D100 einnimmt, jedoch die D153 benötigt hätte, weil genau die in Resonanz mit dem Thema ist, kann das Mittel nicht optimal wirken.

Resonanz bedeutet, dass man durch das perfekte Zusammenpassen von zwei Informationen die größtmögliche Wirkung mit dem geringstmöglichen Aufwand erzielen kann.

Das ist genau das, was wir wollen. Eine exakt passende Information für ein Thema anbieten und damit schnell und effektiv etwas verändern.
Doch wie lassen sich die Mittel finden, die so exakt in Resonanz gehen können?
Das geht nur mit Hilfe der Intuition.
Und dazu müssen wir wieder lernen, ihr zu vertrauen.
Und genau dafür ist der Armlängentest da: Er ist eine Kontrollmöglichkeit, ob unser Gefühl sich für das Richtige entschieden hat.

Wenn wir merken, dass uns Themen eines anderen Menschen berühren und beeinflussen, geschieht dies auf der Basis unserer Resonanz und ist ein gutes Zeichen, dass genau dieses Thema bei uns auch noch nicht geklärt ist.

16. Das Prinzip von Ursache und Wirkung

Karma oder Suppentopf, Zufall oder Schicksal und die selbsterfüllende Ladung

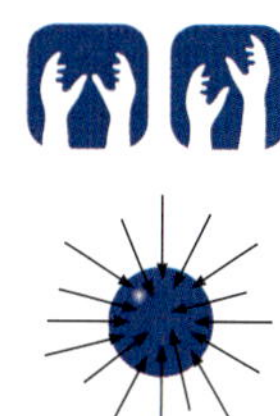

Testthemen

- Ich habe noch nie vorher gelebt.
- Meine Seele hat bereits als anderer Mensch in der Vergangenheit existiert.
- Ich enthalte in mir Erinnerungen und Ladungen anderer, früher existierender Menschen, auch wenn unklar ist, wie sie dahin gelangten.
- Alles, was ich erlebe, hat seinen Sinn und ist ein Geschenk.

»Jede Ursache hat ihre Wirkung; jede Wirkung ihre Ursache; alles geschieht gesetzmäßig, Zufall ist nur der Name für ein unbekanntes Gesetz. Es gibt viele Ebenen der Ursächlichkeit, aber nichts entgeht dem Gesetz.«

Kybalion

Gibt es Vorleben?

Eines der am häufigsten im Esoterischen benutzte Prinzip ist das der Vorleben und des Karmas. Ich habe aufgehört, daran zu glauben, je mehr Missbrauch ich damit erlebt habe. Fast immer wird das Karma als Ausrede für Verantwortungslosigkeit und mangelnde Bereitschaft zur Veränderung benutzt.
»Weil ich im Vorleben dies und jenes erlebt habe, kann ich jetzt nicht anders.« »Ich war im Vorleben eine Prinzessin und möchte deshalb jetzt immer noch so behandelt werden, und Zickigkeit steht mir damit zu.« »Kann mich nicht verändern, ist mein Karma.«

Durch die Theorie der Vorleben entsteht in vielen Menschen ein Schuldgefühl für das, was sie glauben, in den Vorleben getan zu haben, und dieses Schuldgefühl blockiert sie in ihrem Leben.

Ich glaube und habe erfahren, dass wir mit Ladungen geboren werden. Diese Ladungen enthalten Erfahrungen von gelebten Leben.
Das bedeutet aber nicht automatisch, dass meine Seele die Leben selbst gelebt hat. Es bedeutet nur, dass wir an Unvollendetem anderer Leben weiterarbeiten, es weiter klären.
Hier ein Text, den ich bereits in *Ein Kurs im Heilen* verwendet habe und der es gut beschreibt:

Der göttliche Suppentopf

Wie wäre es, wenn es keine Vorleben gäbe und auch
kein Fortbestehen der Seele nach dem Tod?
Der eine glaubt an die Hölle nach dem Tod, der andere
an den Himmel, der Atheist nur an Staub, die Hindus
an Karma und der moderne Esoteriker an die Wiedergeburt.
Ich habe keine Ahnung, was davon stimmt, aber wir alle werden
es ja irgendwann erleben.

Mein Vater war Philosoph, Denken war erwünscht, und so
möchte ich im Sinne von These und Antithese dich heute zum
Nachdenken einladen.

Karma, Vorleben und Co. – sind sie wirklich so, wie wir glauben,
es zu wissen? In Rückführungen bekommen wir Zugänge zu
unseren Vorleben:

- wann wir gelebt haben,
- wer wir waren,
- wo und wie wir Schuld aufgeladen haben,
- was wir aus Feigheit nicht gelebt haben und
- mit wem wir welche Erlebnisse hatten.

Dann können wir versuchen, einige karmische Ladungen zu
lösen, oder haben zumindest gute Entschuldigungen für
schlechtes Benehmen in diesem Leben.

Wenn du weiterliest, kann es sein, dass diese Entschuldigungen nicht mehr zu benutzen sind. Dass das Wissen, wie heilig und königlich du in den letzten Leben warst, dein Verhalten in diesem Leben auch nicht edler macht. Auch die Aussage »Wir kennen uns aus den letzten Leben« ist dann nur eine esoterische Form der Anmache.

Also: Wie wäre es, wenn es gar kein individuelles Karma gibt? Wenn wir nach dem Tod alle individuell gemachten Erfahrungen dem Ganzen zur Verfügung stellen und sie vollständig loslassen? Der Sinn unseres menschlichen Seins würde dann nur im Machen von Erfahrungen auf allen Ebenen – körperlich, mental, energetisch, rhythmisch, emotional und seelisch – bestehen.
Diese Erfahrungen und Reifungen sind unser wirklicher Reichtum und nicht die irdisch angehäuften Reichtümer.
Und wer hat gesagt, dass es immer nur leicht und schön sein soll hier auf Erden? Schmerz, Angst und Verlust gehören genauso zum Leben und Lernen wie Glück und Fülle.

Wenn du nun über alle Verluste, Erlebnisse, Schuldgefühle und negativen Erfahrungen nachdenkst, kannst du die Opferrolle verlassen und dir sagen: »Ich bin reich geworden. Reich an Erfahrungen.«
Und da wir nichts festhalten können, ist es wahrscheinlich, dass wir auch diesen Reichtum mit dem Tod verlieren.

Wenn wir wieder zurück im Licht sind, sind wir frei von all den menschlichen Lasten. Wir sind zurück im Licht, ein vollkommener Teil des Lichts und keine Energiesparlampe.
Menschlich empfundenes Leid ist dort kein Leid, es tut nicht weh. Wir können uns im Licht erholen und uns auf die nächste Reise vorbereiten.
Alle sind dort gleich, die Prostituierte, der Papst, der Atheist, der Satanist, der Obdachlose, der Millionär, der Mörder – alle, ausnahmslos.
Wer an die Hölle glaubt, wird bis zum nächsten Erdendasein warten müssen, um sie sich selbst wieder zu erschaffen.
Im Licht sind wir vollkommen, eins und frei.

Wir sind wie ein Tropfen Wasser, der nach dem Tod wieder ins große Wasser fällt und sich mit ihm vermischt. Dann hat es den Tropfen in dieser Zusammensetzung noch nie vorher gegeben und wird ihn auch nie wieder so geben in der Zukunft.
Wie werden wieder eins mit ALLEM-WAS-IST, und alles Individuelle löst sich auf. Dazu gehören die Vergangenheit, die Zukunft und auch die Seele selbst.
Du kannst natürlich ALLES-WAS-IST auch anders benennen: das große Wasser, das Licht, Gott, Allah. Jeder so, wie er es möchte.
Wenn das große Wasser wieder einen neuen Tropfen absondert, bekommt er durch die Absonderung, die Getrenntheit von ALLEM-WAS-IST, wieder etwas Individuelles. Eine neue Seele ist geboren.
Das ist so, als ob das ALLES-WAS-IST Urlaub von sich selbst macht, einen Abenteuerurlaub, um mal wieder richtig etwas zu erleben.
Als frisch geschaffenes Individuum, noch ganz unschuldig und rein, gehen wir dann zum göttlichen Suppentopf.
Dieser beinhaltet die Erfahrungen, die Lernaufgaben aller Menschen. Daraus nehmen wir dann eine große Kelle in die persönliche Suppenschüssel. Manche lebensgierige Menschen scheinbar auch eine besonders große oder zwei.
Der Suppentopf ist wic ein Gebrauchtwarenladen, in dem sich jede Seele einkleiden muss.
Die Suppenschüssel beinhaltet damit die Aufgaben und Verträge für dieses Leben, die groben Umstände, einen neuen Namen, ein neues Gesicht und eine neue Vergangenheit.
Klingt wie ein Zeugenschutzprogramm.
Es ist somit die Grundladung, die wir in dieses Leben mitbringen.
Da sie sich aus den Erfahrungen vieler Menschen zusammensetzt, können wir uns an verschiedene Aspekte und Zeiten auch erinnern, tragen die Ladungen vieler in uns.
Das bedeutet, dass nicht unsere Seele ewig ein Karma mit sich herumschleppt.
Unsere Seele hat nicht selbst die Vergangenheit erlebt, die zur neuen Identität gehört, sondern wir haben sie mit der Suppe aufgenommen.
Wir sind gar keine besondere Seele, nicht besonders alt, weise

oder gar jung und unerfahren, keine Inkarnation eines besonderen
Menschen, sondern wir sind nur ein Teil des Lichts, das
die Suppe auslöffeln muss, die es sich aufgetan hat.
Auch wenn es eine Kleopatra gab, kannst du getrost aufhören
zu glauben, dass du persönlich eine Reinkarnation von Kleopatra
bist, auch wenn du dies in einer Rückführung erfahren
hast und dein Ego sich darin badet.
Die Falten und Speckringe werden dadurch auch nicht sexy.

Ich sage hiermit Goodbye! zu allen Entschuldigungen, Ausreden,
zur seelisch-spirituellen Eitelkeit, zum Leben in der Vergangenheit,
zu allen Seelenklassifikationssystemen.

Willkommen in der Eigenverantwortung für alles, was wir hier erleben.
Du bist der Schöpfer deiner eigenen Wirklichkeit.

Alles Zufall – oder was?

Bei einem Freund hat der Blitz in den Baum vor dem Haus eingeschlagen. Er hatte mit seiner Frau zwei Tage zuvor darüber nachgedacht, das gemietete Haus zu kaufen, obwohl es in der Einflugschneise eines zukünftigen Großflughafens liegt und allen Bewohnern im Ort kostenfrei Fünffach-Verglasungen gestellt werden. Er wollte seine Computertechnik, die er als Grafiker benötigt, in einem halben Jahr ersetzen, die ihm nun die Versicherung bezahlt.
Alles Zufälle?
Wenn im *innerwise*-System, bei mir und im Team der Mentoren alles gut und im Fluss ist, steigen sofort die Zugriffszahlen auf unsere Webseite an. Auch der Amazon-Verkaufsrang der *innerwise*-Bücher ist direkt mit dem energetischen Gefüge des Systems verbunden. Ist es optimal, so ist die Resonanz hoch, und viele Menschen fühlen sich angesprochen.
Alles Zufälle?
Eine 17-jährige Frau hat immer wieder Unterleibsprobleme mit Entzündungen und Schmerzen. Sie wurde im Alter von fünf bis zwölf Jahren regelmäßig vergewaltigt. Ihr erster Freund war gewalttätig und hat sie das spüren lassen. Ihre Mutter, Tante und Oma hatten auch Vergewaltigungserfahrungen.
Alles Zufälle, oder was?

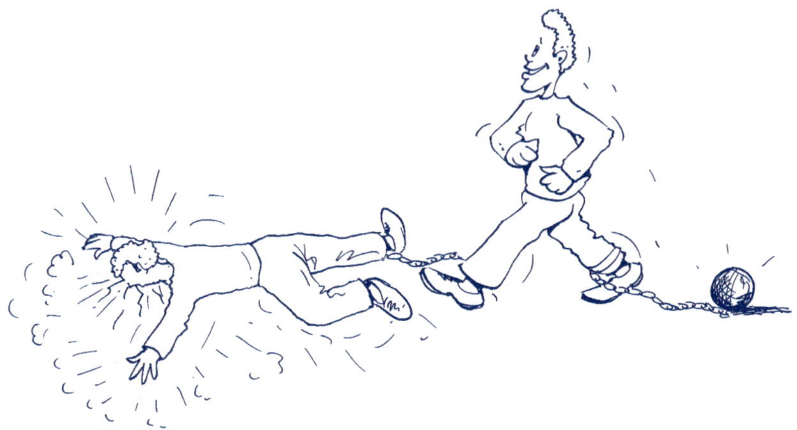

Aua, das wird weh tun.

Nein, das sind alles keine Zufälle.
Und für den Therapeuten ist es eines der größten Geschenke, die Zusammenhänge des Lebens zu erkennen und dadurch an der richtigen Stelle therapeutisch eingreifen zu können.

Themen können nur dort geklärt werden, wo sie entstanden sind.

Wollen wir ein Thema lösen, müssen wir die Ursache dessen ermitteln und es an der Stelle, bei der Person und in der Zeit auflösen, wo es entstanden ist.
Im Jetzt lässt es sich nicht lösen.

17. Das Prinzip der Polarität

Es ist alles in uns, nicht nur Licht

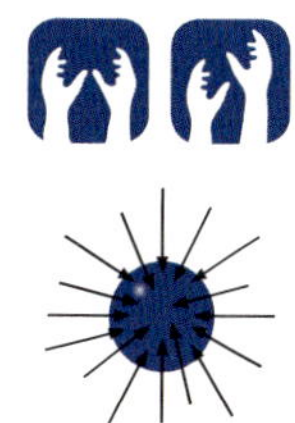

Testthemen

- Ich bin authentisch.
- Ich lächle, wenn mir nach Weinen zumute ist.
- Ich erlaube Prozesse.
- Ich bin dankbar für alle Herausforderungen.

»Alles ist zwiefach, alles hat zwei Pole, alles hat sein Paar von Gegensätzlichkeiten; gleich und ungleich ist dasselbe; Gegensätze sind identisch in der Natur, nur verschieden im Grad; Extreme berühren sich; alle Wahrheiten sind nur halbe Wahrheiten; alle Widersprüche können miteinander in Einklang gebracht werden.«

Kybalion

Nondualität und Dualität

Wer seinen Kopf aus der grauen Masse heraushebt und nach mehr Licht sucht, der wird sich ebenso der Dunkelheit stellen müssen. Der Dunkelheit in sich selbst und der von außen.

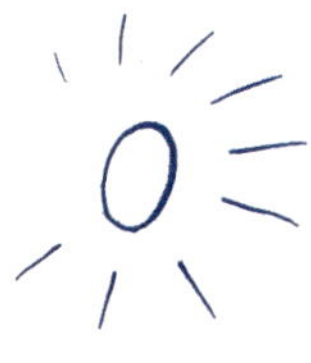

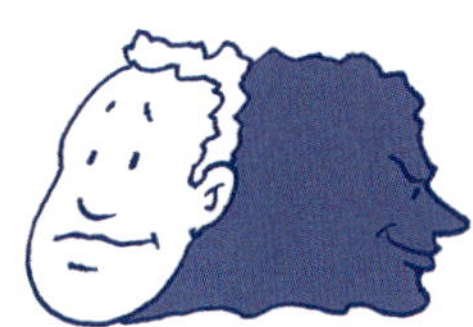

»Ich bin ein reiner Kanal des Lichts, aber frag mich ja nicht nach meiner Mutter.«

Die Polarität von Licht und Dunkelheit wird damit zum Motor der Entwicklung. Die häufig praktizierte Selbstheiligsprechung »Ich bin nur noch Licht!« wird nur von denen verwendet, die sich der eigenen Dunkelheit nicht stellen wollen. Weder das dauerhafte Tragen von weißen Kleidern noch das permanente Brabbeln von Mantren oder das scheinheilige Channeln von Engelsbotschaften verkürzt den Weg.
Der Weg zur Erkenntnis führt über das Leben von Authentizität und das Zulassen und Klären der Prozesse.
Wer Erfahrungen mit bioenergetischer Arbeit zum Beispiel nach Wilhelm Reich und Alexander Lowen und das Potenzial von Bewegung in Kombination mit Hyperventilation erfahren hat, weiß, dass in jedem Menschen unter der Oberfläche die Dunkelheit schlummert. In lieben und bescheidenen Menschen schlummern die Themen der Vergangenheit, und bei der bioenergetischen Arbeit entladen sie sich dann als Schreien und Schlagen mit einer unglaublichen Kraft. Mit all der hinuntergeschluckten Wut versucht man dann, einen 1×1 Meter großen Schaumstoffklotz zu zerschlagen.
Die sich dort entladenden Energien sind nichts Fremdes, sondern Eigenes. Nach ihrer Entladung kann man dann Wunder der Heilung erleben. Ich habe auf diese Weise 1,5 Dioptrien Fehlsichtigkeit auf beiden Augen verloren, die durch ein Geburtstrauma hervorgerufen waren.

Der zweite Aspekt der Dualität sind die Lernhilfen und Unterstützungen von außen.
Um die Stabilität deines Energiefeldes zu prüfen, ist es nötig, dich extremen Energien auszusetzen. Natürlich wirst du dabei auch mal auf die Nase fallen und deinen Flow verlieren. Aber genau das zeigt dir, wo du weitersuchen kannst, wo das nächste Wachstumspotenzial liegt.
Wenn du im Flow bist, werden genau diese Herausforderungen dir von selbst präsentiert. Du brauchst nichts weiter tun, als sie dankbar anzunehmen und daran zu wachsen.
Die mir liebsten und besten Therapeuten, die ich kenne, haben die Höhen und Tiefen des Lebens erfahren und sind dadurch in der Lage, Menschen zu verstehen und zu begleiten.
»Wo das hellste Licht ist, ist auch die größte Dunkelheit.« Ohne diese Dualität wäre das Leben langweilig und das Wachstum beendet.

18. Das Prinzip der Liebe und Partnerschaft

Von Lieben bis Besitzenwollen. Was Menschen alles miteinander spielen

Testthemen

- Ich brauche meinen Partner.
- Mein Partner braucht mich.
- Ich bekomme von meinem Partner … Prozent meiner (benötigten) Energie.
- Ich gebe meinem Partner … Prozent meiner Energie ab.

Was lieben wir beim anderen?

Liebe ist nur auf der Seelenebene möglich. Das bedeutet, dass wir einander nur lieben können, wenn wir die Seele des anderen wahrnehmen können. Ist die Identität gestört oder hat gar eine andere Seele einen Menschen beeinflusst oder übernommen, kann es ein interessantes Erwachen nach Behandlungen geben. Ich habe einige Paare erlebt, bei denen der eine Partner während der ganzen Beziehung nicht in seiner Identität war beziehungsweise die eigene Seele nicht präsent war. Trotz vieler Jahre des Miteinanderlebens kannten sich die beiden noch nicht wirklich.
Die Liebe beziehungsweise die Resonanz zueinander kann aber auch plötzlich verschwinden, wenn einer der Partner seine Identität verliert. Ich habe es selbst mit einer Partnerin erlebt, bei der von einem Tag zum anderen das Gefühl für sie erloschen war. Ich wusste innerlich, dass wir plötzlich kein Paar mehr waren.
Die Antworten des Armlängentests bei ihr ergaben:

- Ich bin ich. – Nein.
- Ist deine eigene Seele präsent? – Nein.

- Seit wann ist sie nicht mehr da? – Seit vier Wochen.
- Hast du sie freiwillig abgegeben? – Ja.
- Möchtest du sie zurückhaben? – Nein.
- Ist für dich das Leben mit einem anderen Seelenfeld einfacher? – Ja.
- Ist deine Seele einmal schwer verletzt worden? – Ja.
- Hast du die Kraft und den Willen, die Verletzung heilen zu wollen? – Nein.

Sie hatte viele Jahre einen spirituellen Namen getragen, damit auch diese Identität gelebt und war jetzt in dieses Muster zurückgekehrt.
Damit konnte ich keine Liebe mehr für sie empfinden, denn die galt ihrer Seele, die sie nun selbst wieder ablehnte.
Da bleibt nichts weiter zu sagen.
Jeder Mensch ist für sich selbst verantwortlich. Ich konnte sie nicht retten und hatte auch kein Recht dazu. Erst in dem Moment, wenn sie die nötigen Erfahrungen gemacht hat und ihre eigene Seele wieder zurückhaben möchte, kann ich sie unterstützen.

Liebe und Beziehung

Als ich meine erste Partnerin nach vielen Jahren wiedertraf, sagte sie zu mir: »Ich liebe dich. Aber ich will nichts von dir.«
Der erste Gedanke war: Sie will mich nicht, ich bin nicht gut genug. Doch dann kam die Erleichterung, denn sie meinte, dass sie mich wirklich immer noch liebt, aber mich nicht besitzen oder benutzen will.
Die meisten Menschen wollen etwas anderes. Sie wollen besitzen, Sicherheiten, benutzen. Das ist in der Phase der Verliebtheit noch nicht sichtbar. Wenn jedoch der Rausch des Einheitsgefühls schwindet, kommt es zum Vorschein.
Liebe stirbt mit den entstehenden Abhängigkeiten und wird vom Sich-Einander-anziehen über das Sich-Aufeinanderbeziehen und Nicht-mehr-Aufsichselbst-beziehen zur Beziehung.

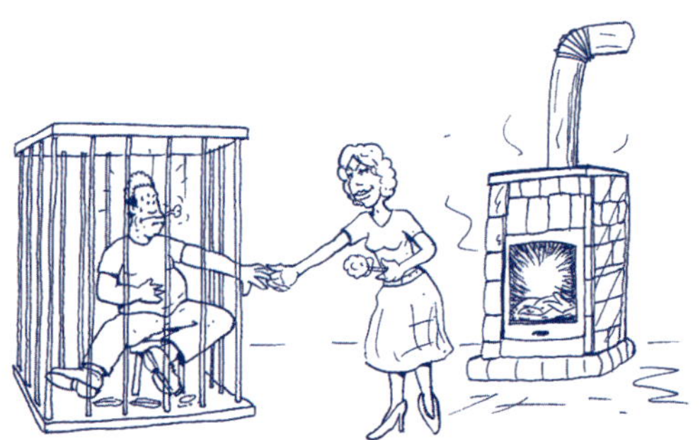

Wenn Hänsel nicht aufpasst, kommt er bald in den Ofen.

Die Seelentorte

Menschen sind oft wie Torten, die schon teilweise aufgegessen sind und hoffen, wenn sie sich mit anderen Resttorten vereinen, wieder vollständiger zu sein. Zusammen sind wir EINS, sagt der Rest Schwarzwälder Kirschtorte zum Rest Linzer Torte. Aber so wenig wie Deutschland und Österreich eins sind, so wenig sind es Paare. Es ist nur die Illusion der Verliebheit.
Mit EINS ist natürlich mehr gemeint als eine ganze oder ganze vervollständigte Torte. Je vollkommener eine Torte ist, desto mehr ist sie wieder verbunden mit dem großen Einen, der göttlichen Quelle, ist sie eine vollkommene Seele.
Dieses Eins-Sein mit der Quelle ist das, was alle Menschen wieder erreichen wollen. Manche nennen es das Paradies.

Wenn Menschen ihre Seelentorten malen und die Anteile ihrer Seele intuitiv einzeichnen, ergeben sich erschreckende Bilder: Großteils gibt es leere Plätze auf dem Tortenteller. Oft werden Anteile auf der Torte mit einer anderen Farbe gezeichnet oder anders schraffiert. Das sind die Anteile von Partnern und Ex-Partnern, die man noch immer benutzt.

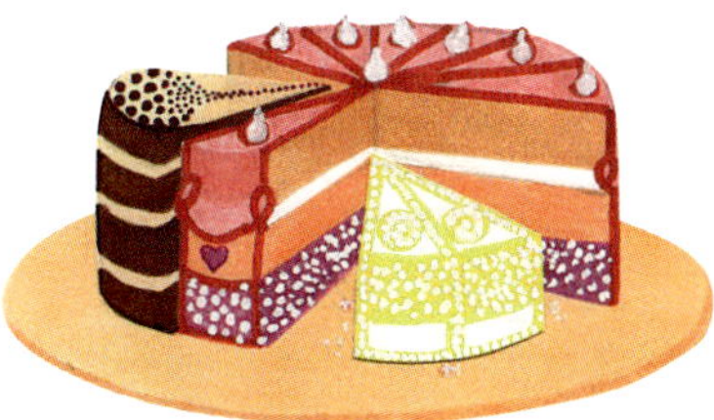

Zusammen sind wir eins, sind wir ganz.

Alle Anteile der Torte, die nicht mehr auf der Platte sind, haben sich in den Schmerzkörper transformiert.
Alles, was sich nicht mehr auf der Tortenplatte befindet, wird energetisch nicht mehr genährt. Alle Anteile des Schmerzkörpers sind somit dauerhaft hungrig und nehmen sich Energien, wo sie nur können. Das sind die typischen Opfer.

Zwei halbe oder zwei ganze Kugeln

»Zusammen sind wir eins« funktioniert also nicht, so bleibt nur die Möglichkeit, selbst wieder vollkommen zu werden, um den Partner nicht mehr brauchen zu müssen.
Und wenn man an dem Punkt angekommen ist, kann es sein, dass der Partner dann sagt: »Du willst gar nichts mehr von mir. Liebst du mich nicht mehr?«

Schaffung des Hyperraumes

Liebende Seelen erschaffen mit ihrer Liebe ein Liebesfeld, das sie umgibt. Liebe ist wie ein Hyperraum, geschaffen aus einer vollkommenen Seele, einer Seele, die Dualität nicht erfahren hat. Es ist eine Gnade der Schöpfung, vielleicht das

Trostpflaster für die Endlichkeit. Solange die Liebe frisch und klar ist, ist alles schön und gut. Doch wenn sich das Paar trennt, bleibt der verletzte und geladene Hyperraum erhalten. Energetisch bleiben die beiden auch über Jahrzehnte miteinander verbunden, es sei denn, sie lösen das Feld, diesen Raum auf.
Das ist zum Beispiel mit dem von mir entwickelten Heilatem einfach möglich.

Stelle dir deinen Ex-Partner vor und konzentriere dich auf das euch noch verbindende Liebesfeld.

1. Atemzug

Einatmung: Atme euer altes Liebesfeld vollständig ein.
Ausatmung: Atme es vollständig in die Quelle aus.

2. Atemzug

Einatmung: Atme aus der Quelle nur noch deine Energie ein.
Ausatmung: Fülle mit der Ausatmung nur noch deinen Seelenraum damit.

Wende den Heilatem so lange an, bis du den Partner nicht mehr vor dir sehen kannst und das euch ehemals umgebende Feld aufgelöst ist. So lange, bis ihr beide frei seid. So kann aus einer Liebe auch Freundschaft werden.

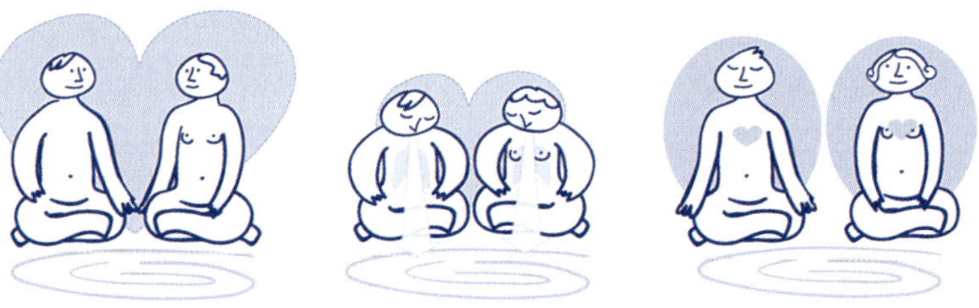

Partner mit dem Heilatem loslassen

Gemeinsame Themen

Durch die gemeinsame Seelentorte, die verbindenden Felder kommt es fast immer zur Übertragung von Themen aufeinander. Es kommt zum Verantwortlichfühlen füreinander, und bewusst oder unbewusst beginnt man, die Themen des Partners mitzutragen. Bei Paarbehandlungen sehe ich immer wieder, dass der eine für den anderen mitträgt. Löst man das Thema beim einen, verschwinden Symptome beim anderen. Deshalb ist es immer nötig nachzutesten, wessen Thema es eigentlich ist.

Abhängigkeit

So wie es die Anonymen Alkoholiker gibt, existieren auch die Anonymen Coabhängigen. Ihre Anzahl wird noch größer sein als die der Alkoholiker. Es sind die Abhängigkeitskonstrukte in Beziehungen, mit denen der Partner gebunden, die eigene Kompetenz auf den Partner übertragen und die Eigenständigkeit aufgegeben wird. Hier folgen einige Testfragen, um den Grad der Coabhängigkeit selbst feststellen zu können:

Du bist mein Partner, du gehörst mir:	A Trifft vollkommen zu. B Trifft teilweise zu. C Trifft gar nicht zu.
Ich übernehme immer die Verantwortung für uns, immer ich:	A Trifft vollkommen zu. B Trifft teilweise zu. C Trifft gar nicht zu.
Ich mache lieber etwas mit dir zusammen als allein oder mit anderen:	A Trifft vollkommen zu. B Trifft teilweise zu. C Trifft gar nicht zu.
Seit ich mit dir zusammen bin, werden meine Freunde immer weniger:	A Trifft vollkommen zu. B Trifft teilweise zu. C Trifft gar nicht zu.
Ich bin nicht immer ehrlich zu dir, denn ich möchte dich nicht verletzen:	A Trifft vollkommen zu. B Trifft teilweise zu. C Trifft gar nicht zu.
Ich bin eifersüchtig:	A Trifft vollkommen zu. B Trifft teilweise zu. C Trifft gar nicht zu.
Dein Körper und dein Sex gehören mir, und mein Körper und mein Sex gehören dir:	A Trifft vollkommen zu. B Trifft teilweise zu. C Trifft gar nicht zu.
Dir zuliebe verzichte ich gerne auf etwas, was mir wichtig ist:	A Trifft vollkommen zu. B Trifft teilweise zu. C Trifft gar nicht zu.

19. Das Prinzip des Kümmerns

Ich würde ALLES tun, damit es dir wieder bessergeht

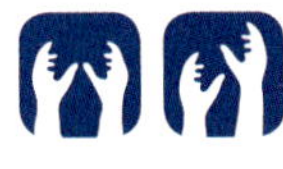

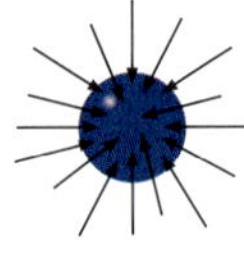

Testthemen

- Ich möchte, dass sich jemand um mich kümmert.
- Ich kümmere mich gerne.
- Mit Kümmern helfe ich dem anderen.
- Mit Kümmern schade ich dem anderen, denn ich nehme ihm einen Teil seiner Verantwortung für das eigene Leben ab und lade es mir auf.

»Geteiltes Leid ist halbes Leid.«
Zum Wert erhoben, ist das Kümmern füreinander hauptverantwortlich für viel unnötiges Leid.
Beim Bekümmerten wird durch das Abnehmen von Last die Notwendigkeit der Veränderung geschwächt und damit das Leiden verlängert.
Beim Kümmerer sammelt sich das Leid anderer an und bewirkt Zerstörung, ohne dass dieser Mensch sich seiner Lebensaufgabe widmen kann. So erklärt er das Kümmern zur Lebensaufgabe und erhofft im Himmel Belohnung dafür.

Meins – deins – unsers

Im Durchschnitt sind 30 Prozent aller Störungen und Probleme nicht unsere eigenen, sondern von anderen übernommene.
Im Durchschnitt bedeutet, dass es Menschen gibt, bei denen es 95 Prozent sind, und andere, bei denen es nur fünf Prozent sind.
Therapeutisch stehen wir vor dem Problem, dass wir Themen nur dort auflösen

können, wo sie entstanden sind. Also nicht beim Kümmerer, auch wenn dieser daran erkrankt.
Beim Kümmerer können wir nur daran arbeiten, dass er aufhört, sich zu kümmern. Das wirkt aber nur prophylaktisch, da die bereits übernommenen Ladungen bleiben.

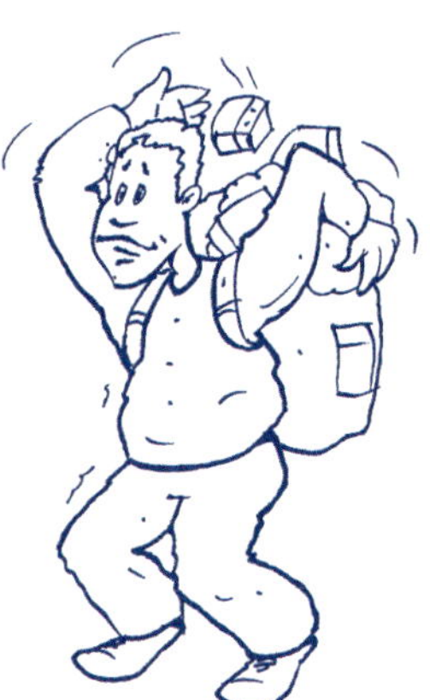

Ich trage gerne die Last für andere, ich bin ein Kümmerer.

Eigene oder übernommene Themen

In der therapeutischen Arbeit ist es essenziell herauszufinden, wessen Thema es eigentlich ist.
Wenn es nicht das eigene ist, kann es von Menschen sein, mit denen man zusammenlebt, befreundet ist oder die man therapiert. Es kann von Menschen aus anderen Zeiten dieses Lebens stammen und auch über die Generationen weitergegeben worden sein.
So kann ein Thema der Großmutter im Zweiten Weltkrieg immer noch bei Mitgliedern der Familie Störungen erzeugen.
Mit dem Armlängentest lässt sich leicht ermitteln, wessen Thema es ist. Jedoch denkt der Therapeut nicht immer daran, dies zu testen.
Doch spätestens, wenn sich die Therapie im Kreis dreht und wie in einer Schleife die scheinbar bereits aufgelösten Themen wiederkommen, ist es an der Zeit zu überlegen, ob man die richtige Person behandelt.

Warum wir Themen von anderen übernehmen

Zum einen, weil wir nie bedingungslose Liebe erlebt haben und hoffen, durch Kümmern Ersatzliebe zu erhalten, oder weil wir durch energetische Manipulationen von außen dazu genötigt werden. Hinzu kommt die gesellschaftliche Prägung, speziell die der Entartung der christlichen Religion durch die machtbesessenen Kirchen.
»Wer bin ich und wenn ja, wie viele davon?« – ist die beste Beschreibung für dieses Thema. Mit Hilfe des Manipulationstesters Nr. 8 sind die verwendeten Arten zu identifizieren und zu behandeln.

Wie wir übernommene Themen auflösen

Andere Menschen zu therapieren, auch wenn sie weit weg oder bereits lange tot sind, ist mit *innerwise* kein Problem.
Energien können sich unabhängig von Raum und Zeit bewegen und plaziert werden. Wie Zielkoordinaten lassen sich die Energien so an den Ort und die Zeit bringen, wo sie wirken sollen.
Wir können somit mit unserer Bewusstheit festlegen, wann das Mittel wirken soll. Wir können so bei einem 40-jährigen Menschen Energien ins fünfte Lebensjahr schicken und dort wirken lassen.
Ebenso können wir sie der Seele eines anderen Menschen übergeben, egal ob dieser noch lebt oder verstorben ist.
Wichtig ist, dass wir die Energien ohne Absicht und aus dem Herzen und als Geschenk geben.
Sollte eine Form der Absicht vorliegen, werden sie von den Seelen nicht angenommen.

Der Therapeut testet – geführt durch das Testsystem – Heilkarten für die Seele aus und übergibt sie dem Patienten, damit dieser sie von Herzen weitergibt.
Alle Patienten, die dies tun, sehen mit dem inneren Auge, wie die Mittel angenommen werden und wie die Seelen mit Befreiung und Erleichterung reagieren. Wenn es die Seelen von Toten sind, können diese manchmal dann auch endlich die Zwischenwelt verlassen und zurück ins Licht gehen.

20. Das Prinzip des Opfers

Ich liebe mein Drama, ich brauche mein Drama

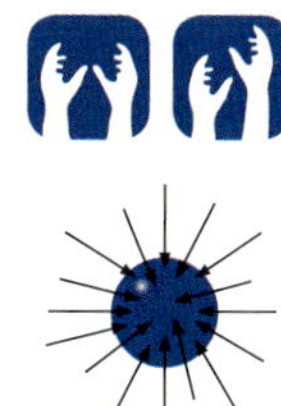

Testthemen

- Ich bin unschuldig, ich bin ein Opfer.
- Ich bin Schöpfer meines Lebens.
- Ich allein kann mein Leben verändern.
- Ich bin dankbar für alle Erfahrungen.

Fast alle Menschen sind Opfer, zumindest fühlen sie sich so.
Der Lebenssinn des Opfers ist, zu leiden und andere dafür verantwortlich zu machen.

Als ich noch in der Schmerztherapie gearbeitet habe, war eine der ersten Fragen an die Patienten, ob sie einen Rentenantrag laufen haben. Wenn jemand nämlich aufgrund der Krankheit eine Rente erhalten möchte, gefährdet jede Form der Linderung oder Heilung dieses Begehren nach finanzieller Sicherheit. Deshalb lautete die Regel: »Kommen Sie wieder, wenn das Rentenverfahren abgeschlossen ist, vorher können wir Ihnen nicht helfen.« Das erzeugte Frustration, denn der Patient wollte in der Schmerztherapie ja gar nicht geheilt werden, sondern für das Rentenverfahren nur noch eine weitere Bestätigung seiner unheilbaren Schmerzen erhalten.

Viele Menschen erzielen einen Nutzen aus ihrer Krankheit. Endlich bekommen sie Aufmerksamkeit, brauchen nicht zur gehassten Arbeit gehen, können wegen Migräne die ungeliebte sexuelle Penetration verhindern oder finden endlich einen Lebenssinn: die Krankheit. Nun hat man immer etwas zu erzählen und kann mit Mitleid rechnen.
In pharmagesponserten Selbsthilfegruppen lässt sich das Leid kultivieren und

weiter chronifizieren. Nicht zu vergessen, dass Opfer die besten und dauerhaftesten Kunden für grüne und gelbe Pillen sind.

Es besteht so eine Art gesellschaftlicher Konsens, dass immer die anderen schuld sind.
Über 90 Prozent aller Menschen benehmen sich zumindest ab und zu freiwillig wie Gefangene und Geknebelte.
Das macht das Leben scheinbar ganz einfach: Bin ich nicht schuld, brauche ich auch nichts verändern. Brauche ich nichts verändern, muss ich nicht erwachsen werden.
Es ist therapeutisch sinnlos, ein Opfer zu trösten und Taschentücher zu reichen. Das löst nichts und ändert nichts. Natürlich fühlen sich die Menschen erst einmal besser, wenn sie ihr Leid klagen und die Schuld dafür delegieren konnten. »Sie sind der Einzige, der mir noch helfen kann!«
Gleichzeitig saugen sie dem Therapeuten, der dies erlaubt, regelrecht den Lebenssaft ab. Der Therapeut ist anschließend erschöpft, hat eventuell auch noch ein Teil des Problems übernommen, und der Patient hat sich wie ein Vampir aufgetankt. Die Profis unter den Opfern besuchen zwei bis drei Therapeuten pro Woche und nähren sich damit recht wohl.
Und die Therapeuten erlauben dies. Selbst schuld.

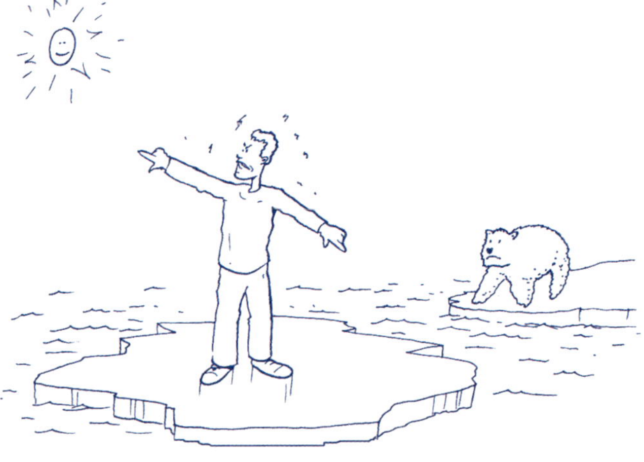

Sonne, du bist schuld!
Wenn ich hier runterkomme, wird mein Anwalt dich fertigmachen.

Ich habe mittlerweile als Arzt keine Freude mehr daran, mit Menschen zu arbeiten, die sich wie Opfer benehmen.
Ich höre mir schon lange nicht mehr an, wer alles im Leben schuld gewesen sei.

»Weil meine Großmutter … Und meine Mutter … Und mein Mann ja sowieso … Und man kann doch nicht … Und das macht man nicht …Und wenn ich dann endlich mal viel Geld verdiene … Ich musste immer für meine Kinder sorgen, sogar jetzt, wo sie schon längst erwachsen sind und eigene Familien haben, muss ich mich immer noch kümmern und komme überhaupt nicht dazu, mich zu leben …«
Menschen, die so wenig oder gar keine Eigenverantwortung für ihr Leben übernehmen wollen, bekommen in der Behandlung eine Chance, oder auch zwei. Ich sage ihnen direkt, was ich sehe und höre und was all die Entschuldigungen für schlechtes Benehmen und weiter Leidenwollen in mir auslösen – nämlich einen massiven Energieverlust. Wenn sie die Spiele dann immer noch fortsetzen, beende ich die Behandlungen, und sie dürfen nach Hause gehen.
Menschen, die sich als Opfer sehen, sind innerlich nicht bereit, die Verantwortung für sich selbst zu übernehmen und ihr Leben zu verändern.
Mit dieser Einstellung kann ihnen kein Therapeut helfen.

Die Alternative zum Opfer ist der Täter. Der Mensch, der erkennt, dass er alles im Leben selbst erschaffen hat und damit auch der Einzige ist, der es wieder ändern kann.

Menschen müssen nicht mit verbitterten Gesichtern und hängenden Mundwinkeln herumlaufen, das ist nicht der große Plan.

21. Das Prinzip der Eigenverantwortung

Ich, habe ich das alles wirklich selbst erschaffen?

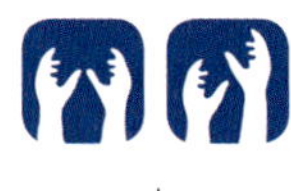

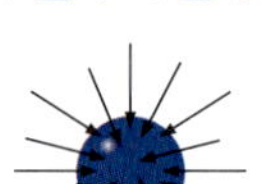

Testthemen

- Ich bin selbst verantwortlich für alles, was im Leben geschieht.
- Ich leide, aber ich kann mein Leben nicht verändern.
- Ich selbst habe alle Erlebnisse als Lernaufgaben angezogen.
- Ich bin bereit, ALLES zu verändern, um wieder gesund und glücklich zu sein.

Ich selbst habe mein Leben erschaffen.
Nur ich selbst kann es verändern.

Ich bin gerne Täter und habe auch fast nur noch Freunde, die auch Täter sind. Auch meine Kinder sind Täter geworden.

Und ich kann jede Form der Entmündigung nicht mehr ausstehen.
»Du musst mehr auf dich achten. Arbeite nicht so viel. Einer muss sich ja um dich kümmern.« Nach diesen Worten habe ich den Kontakt zu den Eltern meiner Partnerin abgebrochen.

»Ziehe dich warm an, mir ist kalt!«
Wer kennt diese Art von Gefasel nicht.
Ein Täter übernimmt die Verantwortung für sein eigenes Leben und tut dies auch noch gerne.
Er erkennt die Kompromisse, klärt sie, auch wenn es anderen nicht passt, aber für sie ist er nicht verantwortlich.

Ein Täter versucht, so authentisch wie möglich zu leben und seine Kinder durch Liebe und Beispiel zu inspirieren.

Ein Täter erschafft – und das nicht anderen zuliebe, sondern weil er oder sie Freude dabei empfindet. Eine Freude, der ein Opfer nur im Orgasmus nahekommt.
Eine Freude, die alle Zellen tanzen lässt, ein Energiefeld erschafft, das sich mit dem Unendlichen vereinigt und mit einem Freiheitsgefühl verbunden ist, so dass ein einziger Moment dieser Freude schon ein ganzes Menschenleben sinnvoll macht.

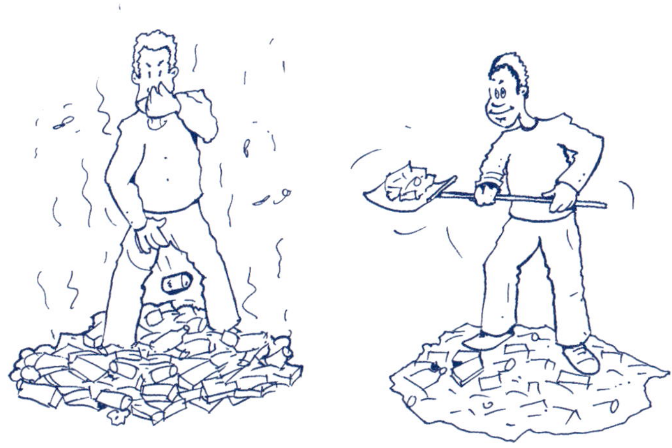

»Mutti! Ich will nicht erwachsen werden.«

22. Das Prinzip des Lebens

Eine kleine Spielanleitung

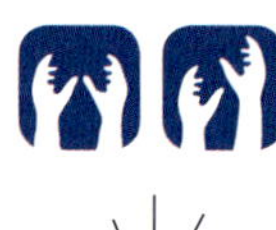

Testthemen

- Ich möchte schon vorher wissen, welche Geschenke auf mich warten.
- Ich genieße Wachstum und erlaube gerne Prozesse.
- Ich liebe mein Drama, ich brauche mein Drama.
- Teile meiner Seele sind bei Verletzungen abgespalten worden.

Geschenke kommen nach dem Loslassen

Wir alle hätten es gerne anders, aber so ist das Leben eben.
Wenn wir aufräumen, klären, uns entscheiden, Kompromisse beenden, gibt es Geschenke.
Das benötigt Mut, der vielen Menschen fehlt.
Wenn sich Krankheiten einstellen, ist es höchste Zeit, alles im Leben zu beenden, was nicht mehr stimmt. Und das unabhängig von gesellschaftlichen Werten, Bausparverträgen, eingegangenen Verpflichtungen und Versprechen.

Wenn du krank wirst, beende alle Kompromisse, lebe deine Träume, bevor es zu spät ist.

Ich lebe meine Träume, auch wenn ich andere Menschen dafür enttäusche.

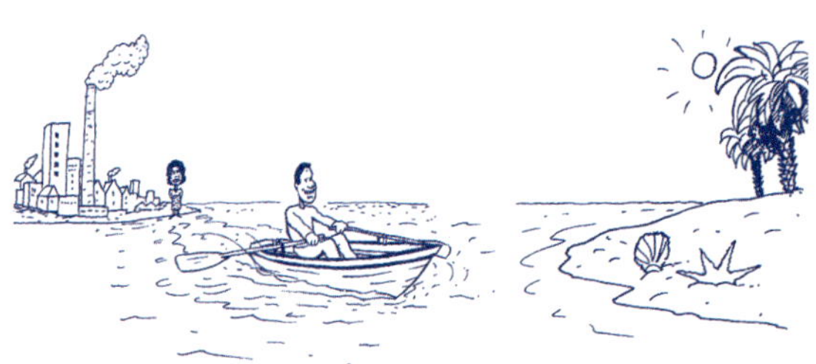

Flow macht Spaß

Seit ich dem Flowprinzip folge und dafür sorge, dass ich selbst im Flow bin, meine Identität klar ist, mein Feld stabil und ich meine Lebensaufgabe lebe, erfahre ich so viel Freude und Fügungen im Leben. Der Kampf ist vorbei. Was ich benötige, wird mir angeboten, kommt auf mich zu, und ich brauche nur noch zuzugreifen. Leben kann doch so schön sein.

Prozesse erlauben

Es darf auch weh tun. Manchmal sogar so schlimm, dass man das Leben selbst in Frage stellt.
Wenn man einen Menschen trifft, der gerade von einem Gebäude springen will, lautet die Regel, ihm Folgendes zu sagen: »Dann springe doch. Ich gehe weg, denn das brauch ich mir nicht ansehen. War nett, dich kennengelernt zu haben.«
Erst der Moment, wo der Mensch, der sich das Leben nehmen möchte, in die volle Eigenverantwortung gebracht wird und die Androhung nicht mehr als Hilferuf benutzen kann oder um andere Menschen zu erpressen, bringt ihn zum Nachdenken und gibt ihm die Chance, es sich anders zu überlegen und erwachsen zu werden.

Auch Partner und Freunde können wir nicht vor ihren Prozessen schützen oder retten. Wir können nur ehrlich zu ihnen sein und ihnen vertrauen, dass sie an den Herausforderungen wachsen werden.
Auch ich möchte nicht von irgendeinem Menschen gerettet, adoptiert oder entmündigt werden.
Ich habe ein Recht auf meine Prozesse, ich habe ein Recht auf Wachstum.

Energie ist reichlich vorhanden, doch nicht jeder bekommt sie

Es könnte jeder Mensch reichlich Energie zur Verfügung haben, doch setzt dies voraus, dass man seine Lebensaufgabe gefunden hat und sie lebt. Dann steht unbegrenzt Energie zur Verfügung und Energieklau ist nicht mehr nötig.

Wie Traumen auf die Seele wirken

Die leichten Traumen verletzen den Körper, unsere Gefühle, unser Energiefeld. Die schweren Traumen verletzen die Seele. Sie führen zu Abspaltungen von Seelenteilen, die dann verschwinden. Durch Fluchttunnel tauchen sie ab in den Dimensionen des Seins, in einem n-dimensionalen Raum.

»Ich halte das nicht länger aus, bin dann mal weg.«

Doch auch diese Wunden müssen nicht ewig klaffen und hässliche Narben hinterlassen. Die Kunst besteht darin, zu erkennen, dass Seelenanteile betroffen sind, und sie wieder zurückzuholen. Da sie irgendwo in den Dimensionen sein können, wäre die Suche nach ihnen vergleichbar mit der Suche nach einem Tennisball im Weltall.

Der einfachste Weg, um sie zu finden, ist es, ihnen durch die Fluchttunnel zu folgen, denn dies führt direkt zu ihnen.

Wenn wir mit dem Heilatem aus der Quelle reine Energie einatmen und damit die Fluchttunnel füllen, so berührt diese die abgespaltenen Anteile, und wir können sie mit Hilfe des Heilatems zurückatmen. Nun brauchen sie nur noch einen kurzen Kuraufenthalt in der Quelle, um anschließend wieder in uns integriert werden zu können.

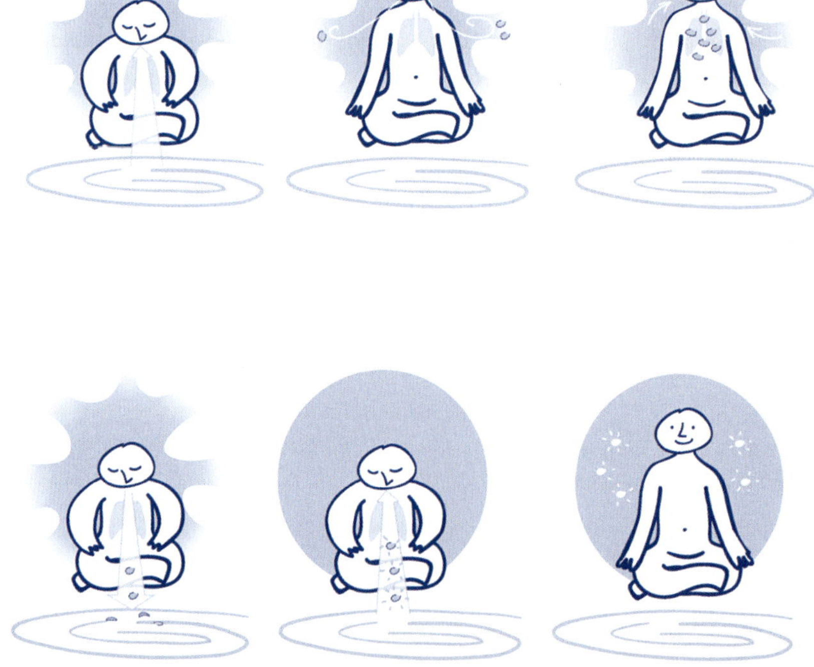

Mit dem Heilatem die Seele heilen

HEILATEM: Die Seele heilen

Visualisiere alle Kanäle, durch die jemals in diesem Leben Anteile deines Selbst, deiner Seele verlorengegangen sind.

Tauche ein in die Energie der Lichtquelle, siehe Symbol auf Seite 199. Stelle dir den unendlichen Heilraum, deinen Seelenraum und die Quelle vor.

1. Atemzug

Einatmung: Atme aus der göttlichen Quelle reine Energie ein.
Ausatmung: Fülle mit der Ausatmung alle Fluchttunnel der abgespaltenen Seelenanteile bis zu ihrem Ende mit dieser Energie – diesem Licht.

2. Atemzug

Einatmung: Atme aus den Fluchttunneln die Energie und damit alle abgespaltenen Seelenanteile ein.
Ausatmung: Atme all die wiedergefundenen Seelenanteile in die Quelle aus.

3. Atemzug

Einatmung: Atme aus der Quelle die geheilten Seelenanteile ein.
Ausatmung: Integriere alle Seelennteile mit der Ausatmung wieder in dein Leben.

Wiederhole den Heilatem so oft, bis die Seele wieder komplett ist, die Fluchttunnel leer und verschwunden sind.

Heilung der Vergangenheit durch Vergebung, Annahme und Heilung der Seele

Lange habe ich versucht, Traumen durch Vergebung und Annahme zu lösen. Das hatte nur einen befriedigenden Erfolg. Erst das Zurückholen der durch die Traumen verlorengegangenen Anteile der Seele brachte endlich den gewünschten Erfolg.

»Danke für die Erfahrung« ist nur die Hälfte der Arbeit.
Die Seelenheilung der zweite Teil.

Die Reise der Seele

Hier beschreibe ich die Reise der Seele, wie sie für mich derzeit am schlüssigsten ist:

Das Eine erschafft die Dualität, so wie ein großes Wasser, das einen Tropfen absondert.
In der Bibel entspricht das der Vertreibung aus dem Paradies.
Damit ist erstmals eine Seele erschaffen worden, etwas Individuelles, etwas, was vom Einen abgetrennt ist. An diesem Punkt hat die Seele die größtmögliche Vollkommenheit.
Doch nun kommt die Sünde ins Spiel, die Story von Kain und Abel. Übertragen entspricht dies der Aufladung mit einer karmischen Ladung. Ich glaube nicht mehr an Vorleben, aber ich kann mir den göttlichen Suppentopf vorstellen, aus dem jede Seele sich eine Kelle in den eigenen Gralskelch füllt.
Im Suppentopf schwimmen die unerledigten Lebensaufgaben der bereits Verstorbenen. Dadurch verliert die Seele auch bereits ihre Vollkommenheit, erhält spezielle Ladungen.
Im nächsten Schritt sucht sie sich die optimale Situation und die richtigen Eltern, um ihre Aufgaben erfüllen zu können.
So wird sie geboren.
Am Ende des Lebens geht sie zurück ins Licht, löst sich im großen Wasser wieder auf. Die unerledigten Aufgaben kommen in den großen Suppentopf. Es gibt auch Seelen, die in der Zwischenwelt hängenbleiben und das Licht nicht erreichen.
In Spanien zum Beispiel ist es üblich, so lange beim Toten sitzen zu bleiben, die Totenwache durchzuführen, bis die Seele wieder im Licht angekommen ist. Die Spanier wissen noch, dass auf dem Weg ins Licht einiges passieren kann. Seelen, die durch Unfall oder Traumen plötzlich und zu früh gehen, bleiben oft in der Zwischenwelt hängen. Und es gibt die Möglichkeit der Lichtkanalmanipulation, bei der die Seelen nicht zurückkommen können.
Somit kommt die Seele aus dem Licht, inkarniert und geht normalerweise am Ende wieder ins Licht zurück. Sie wird wieder eins mit dem Licht und hört damit auf zu existieren.

23. Das Prinzip der Erleuchtung

Angst vor dem Tod oder Angst vor dem Leben?

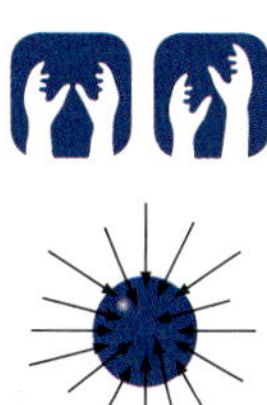

Testthemen

- Ich habe Angst vor dem Tod.
- Ich habe Angst vor dem Leben.
- Ich bin schon längst gestorben.

Der Tod ist der schnellste Weg zur Erleuchtung, aber das Leben kann die schönste Art sein, sie zu genießen.

Warum habe kranke Menschen Angst vor dem Sterben?
Sie sterben doch oft schon ihr ganzes Leben.

Wenn wir sterben, sind wir wie ein Tropfen Wasser, der wieder in den großen See fällt und eins mit ihm wird. Wir werden wieder Licht, baden in der unendlichen Liebe, sind von der Dualität erlöst. Was klingt daran so schlimm, dass die meisten Menschen davor Angst haben? Es ist doch einfach nur das Paradies.

Das wirkliche und permanente Sterben ist ein Leben, dass nicht vom Lebenssinn getragen und erfüllt wird.
Davor sollten die Menschen Angst haben und alles unternehmen, dass sie ihren Lebenssinn finden und leben.

Ihre wirkliche Angst ist die zu gehen, ohne wirklich gelebt zu haben.
Wer seinen Sinn lebt, kann auch in Frieden den menschlichen Körper und die Dualität verlassen, denn er hat das gelebt, wofür er inkarnierte, ins Fleisch kam.

Das ist keine Aufforderung zum Selbstmord, sondern eine, endlich zu leben.

»Der Gedanke, dass ich bald tot sein werde, ist die wichtigste Entscheidungshilfe für die großen Fragen des Lebens. Weil fast alles – alle äußeren Erwartungen, aller Stolz, alle Versagensangst – im Angesicht des Todes bedeutungslos wird, bleibt nur das wirklich Bedeutsame übrig. Sich vor Augen halten, dass man sterben wird, ist die beste Methode, die ich kenne, um nicht in die Falle zu tappen, sich selbst vorzumachen, man habe etwas zu verlieren. Wir alle sind bereits nackt. Es gibt keinen Grund, nicht seinem Herzen zu folgen.«

Steve Jobs,
Rede vor Absolventen der Stanford University,
Oktober 2005

24. Das Prinzip der Manifestation

Leben selbst gestalten für Anfänger und Fortgeschrittene

Testthemen

- Alles, was ich nicht kontrolliere, geht schief.
- Das Glas ist halb voll.
- Das Glas ist halb leer.
- Mein Negativfokus (negative Grunderwartung) beträgt … Prozent.

Bewusstes und Unbewusstes

In uns wirken zwei große Kräfte, die bewussten und die unbewussten. Sie beide erschaffen zusammen unsere Realität. Die entscheidende Frage ist, welchen Anteil beide daran haben!

Die Machtverteilung

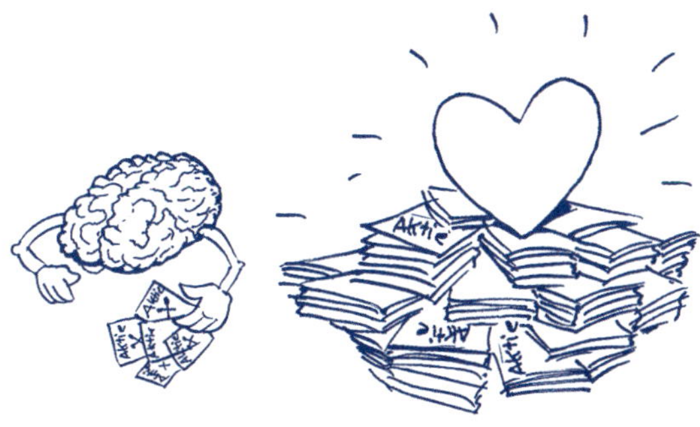

Mit einem Prozent der Aktien hat der Verstand nichts zu sagen.

Die meisten Menschen glauben, mit dem Verstand und dem Willen ihre Realität erschaffen zu können, und gehen damit im Leben jämmerlich baden. Wir können auch 1000 Mal »Ich liebe mich« an den Spiegel schreiben und lieben uns kein bisschen mehr.

Der größte Wunsch jedes kranken Menschen ist es, gesund oder wieder gesund zu sein. Mit dem Armlängentest bereitet aber genau diese Vorstellung ihnen allen großen Stress.

Unser Unbewusstes hat normalerweise einen Machtanteil von 99 bis 95 Prozent an der Erschaffung der Realität. Damit bleiben nur noch ein bis fünf Prozent für den Verstand, das Bewusste, den Willen, übrig.

Bei wenigen sehr bewussten Menschen steigt der Anteil des Bewussten auf mehr als 20 Prozent an.

Diese Machtverteilung ist fatal, denn alle Therapien und Persönlichkeitsentwicklungsstrategien, die über das Bewusste gehen, sind damit zum Scheitern verurteilt, da sie den falschen Ansprechpartner gewählt haben.

Der Negativfokus

Der Grund dieser ungleichen Machtverteilung ist der Schutz des Menschen vor sich selbst.

Wenn alle negativen Gedanken ein starkes Manifestationspotenzial hätten, wäre die Menschheit bereits ausgerottet. Der Negativfokus, der Anteil negativer Gedanken an allen Gedanken, liegt oft bei über 80 Prozent.

Erst wenn dieser deutlich abfällt, kann das Bewusste einen größeren Anteil an der Realitätserschaffung bekommen, ohne dass Gefahr für den Menschen bestehen würde.

Bei chronisch Kranken beträgt der Negativfokus sogar fast 100 Prozent. Was soll da noch Gutes geschehen?

Der Positivfokus

Er ist das Resultat der radikalen Befreiung und Vergebung. Das müsste nicht so sein, denn Kinder werden oft noch mit einem hohen Positivfokus geboren. Doch die Erwachsenen sind meistens nicht in der Lage, dieses Geschenk in den Kindern zu erhalten. So bleibt dann im Erwachsenwerden die Heilung der erlittenen Wunden, um die Leichtigkeit des Seins wiederzuerlangen.

Sei gnadenlos und ehrlich!

Arten der Manifestation

Es gibt drei Möglichkeiten, etwas im Leben zu manifestieren:

Flow, Fügung

Wir können es einfach geschehen und die Fügung wirken lassen. Das setzt jedoch voraus, dass wir im Flow, in der Identität und in der Sinngebung sind. Der einfachste und schönste Weg zu leben, der jedoch viel Vorleistung voraussetzt.

Manipulation

Wir überlassen besser nichts dem Zufall, sondern kontrollieren selbst, was geschieht. Wer sich selbst nicht vertrauen kann, vertraut auch anderen nicht. Mit allen Spielarten der Manipulation, mit Druck, Erpressung, Angst, Bestechung, Aggression, Kontrolle und Liebesentzug, wird dafür gesorgt, dass das eintritt, was man für richtig hält. Ob es gerade in den großen Zusammenhang passt oder nicht. Nichts ist schlimmer als der Zufall, denn dann könnte man zu kurz kommen.

Vertrauen ist gut, Kontrolle besser, sagte schon Stalin und schickte Millionen Menschen in Konzentrationslager.

Die häufigste Art der Manipulation ist jedoch die Selbstmanipulation. Mit unserer Angst rufen wir die Ereignisse herbei, vor denen wir die größte Angst haben.

Schicksal

Die Dinge geschehen, ob gut oder schlecht für uns, es ist halt Schicksal. »Habe mir das Bein gebrochen. War Schicksal.« Die Verantwortung für das Leben wird abgegeben. Und da das Energiefeld chaotisch ist, verläuft das Leben ebenso. Der Mensch – das Opfer.

Der Weg zur Fügung ist noch lang und setzt ein radikales Erwachsenwerden voraus.

25. Das Prinzip der Manipulation

Energetische Vampire sind überall

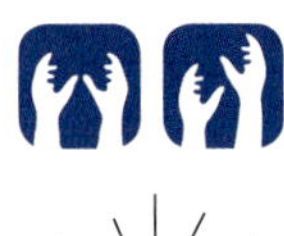

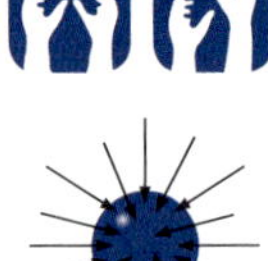

Testthemen

- Ich manipuliere mit
- oder habe Manipulation erfahren mit
  - Erpressung
  - Eifersucht
  - Drama
  - Opferspielen
  - Liebesentzug.
- … Prozent aller meiner Kontakte zu anderen Menschen sind völlig frei von Manipulation.

In all den Jahren energetischer Arbeit habe ich viele Spielarten der Manipulation zwischen Menschen kennenlernen dürfen, und ich hätte gerne darauf verzichtet. Egal, welche Methode verwendet wurde, am Ende blieben zwei Kernfragen offen: Was ist das Ziel der Manipulationen, und welche Rolle spielt der Mensch, der sie scheinbar durchführt, welche Verantwortung hat er?

Der Manipulierer ist in meinen Augen immer verantwortlich für das, was geschieht. Jedoch wird er in vielen Fällen benutzt als Spielball anderer Kräfte, die durch ihn arbeiten.
Der Manipulierer hat in jedem Fall Vorteile durch die Manipulation, und er muss eine Resonanz zu der Energie haben, der er erlaubt, durch sich wirken zu können.
Das Ziel der Manipulation ist immer das Wertvollste, das der Mensch hat: das Licht seiner Seele, seine Herzenergie, seine Liebe, seine Lebensenergie. Das ist das wirkliche Ziel aller energetischen Manipulationen.

Manipulationen können auf allen Ebene stattfinden:

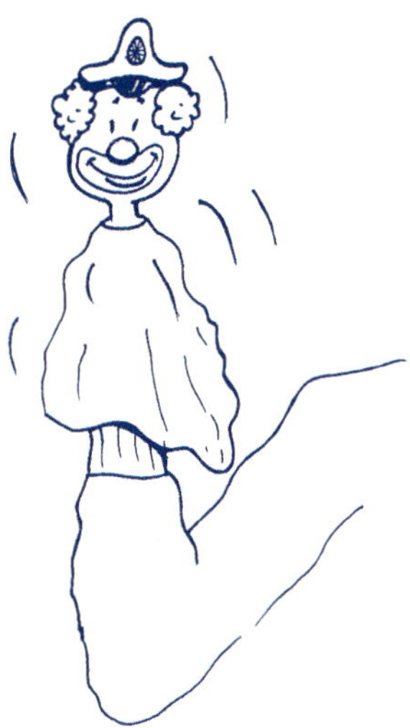

Du machst, was ich will.

- Im Körperlichen durch alle Formen von physischer Gewalt, Drogen und Gifte.
- Im Unbewussten durch Frequenzen, Traumzeitmanipulation, Trieb- und Sexcodierungen, Abhängigkeit, Sucht.
- Im Mentalen durch Gehirnwäsche, Propaganda, Gedankeninhalte, Gedankenfelder, Drogen.
- Im Rhythmischen durch Fremdrhythmen, Modulation der Eigenrhythmen.
- Im Emotionalen durch Wut, Zorn, Aggression, Eifersucht, Gier, Neid, Geiz, Lüge, List, Angst.
- Im Energetischen durch Schwüre, Pakte, Einweihung, Verwünschung.
- Im Seelischen durch Seelenabspaltungen, Risse im Seelenfeld, Seelenfeldkopien, Lochfraß, Krebs, Hydra- und Nebeltechniken, Lichtkanalmanipulationen.

Es ist ein riesiges Feld, auf dem Manipulation eingesetzt wird.
Grundlage ist immer der innere Mangel, der auf Kosten anderer kompensiert wird.
Es ist der ewige Kampf der Dunkelheit gegen das Licht.
Fünf Prozent aller Menschen sind innerlich schwarz, fünf Prozent sind weiß und 90 Prozent sind grau.
Das Problem ist, dass Grau eine abgeschwächte Form von Schwarz ist. Somit sind nur fünf Prozent wirklich klar.
95 Prozent aller Menschen nutzen somit Manipulationen. Das ist frustrierend und schränkt die Auswahl von Freunden sehr ein.
Es ist immer ein Vergnügen, Menschen zu begegnen, die nicht manipulieren, keine Spiele spielen, sauber kommunizieren können, ehrlich und authentisch sind.
Wie gesagt, es ist Zeit, uns vom Homo sapiens zum Homo integer zu entwickeln.

Hier eine Liste der in Kursen von Teilnehmern zusammengetragenen Manipu-

lationsarten. Sie hatten die Aufgabe, folgenden Satz zu vervollständigen: »Ich manipuliere mit …«

- Hilfeaufzwingen
- Mitleid
- Erwartungshaltungen
- Arroganz
- Wertungen
- Jammern
- Subtilen Beeinflussungen
- Beleidigtsein
- Leiden
- »Kümmere dich«
- »Du liebst mich wohl gar nicht mehr…«
- Aggression
- Abhängigkeiten erschaffen
- Im Mittelpunkt stehen wollen
- Erpressung
- Beschützer spielen
- Schlecht Hören (mein Opa hat jeden versauten Witz verstanden, sonst spielte er den Schwerhörigen)
- Schwarze Magie
- Geheimnissen
- Provokationen
- Liebesentzug
- Sexverweigerung
- Logorrhö / permanentem Reden / »Wortdurchfall«
- Krankheit
- Lügen
- Unehrlichkeit
- Vermeiden von Konfrontation
- Helfenmüssen
- Tratschen
- Verlocken, Verführen
- Geschenken mit Absicht
- Gekränktsein
- Sex
- Sarkasmus
- Täuschen
- Schweigen
- Bestechen

Es lässt sich somit fast alles das, was zwischen Menschen stattfindet, zum Manipulieren benutzen.

Wir werden uns so lange mit dem Thema Manipulation auseinandersetzen müssen, solange Menschen so viel innere Angst haben.
Manipulation benötigt die Angst: aus ihr heraus manipulieren wir.
Ihretwegen sind wir manipulierbar.

Wie soll eine Welt manipulationsfrei werden, wenn der Angstfaktor der Menschen bei durchschnittlich 60 bis 80 Prozent liegt.

Wir können uns immer wieder von Manipulationen reinigen oder eigene erkennen und sie beenden. Solange aber die Angst diese Macht hat, kommen sie wieder.
Damit bleibt nur ein Weg übrig: Reduzierung der inneren Angst.

26. Das Prinzip der Ehrlichkeit

Vielleicht bin ich dafür morgen mutig genug

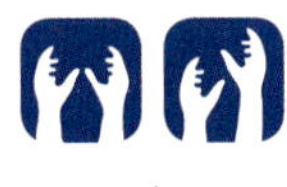

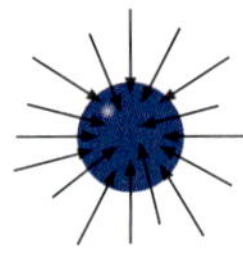

Testthemen

- Ich bin gnadenlos ehrlich.
- Ich sage immer, was ich denke.
- Ich mache nichts, was mir schadet.
- Ich sage immer ehrlich meine Meinung, egal wie die Umwelt darauf reagiert.
- Ich lebe keine Kompromisse.
- Ich lüge weder mich noch andere an.

Wenn du all diese Aussagen mit einem klaren »Ja« beantworten kannst, gehe ich vor dir auf die Knie.

Ich selbst bemühe mich, immer ehrlich zu sein, aber 100-prozentig schaffe ich es noch nicht.

Manchmal ist einfach das Gefühl da, es gebe einen besseren Moment, und manchmal möchte ich die Gedanken in mir noch reifen lassen, ich mir selbst erst ganz klar sein, bevor ich sie ausspreche.

Wenn ich jedoch etwas ausspreche, bin ich nur noch für mich selbst verantwortlich und nicht dafür, wie andere Menschen darauf reagieren.

Ich vertraue ihnen, dass sie erwachsen, eigenverantwortlich und in der Lage sind, mit der ungeschönten Realität umzugehen. Kein Mensch benötigt ein geschütztes Leben.

Ehrlichkeit beginnt nicht damit, dass man vom Gegenüber Ehrlichkeit erwartet, sondern Ehrlichkeit selbst lebt.

Das mag den einen inspirieren, es auch zu tun, und den anderen abschrecken, doch das Abwenden dieser Menschen ist kein Verlust.
Jede gelebte Unehrlichkeit wirkt sich sofort auf unsere Lebensenergie aus: Sie fällt ab.

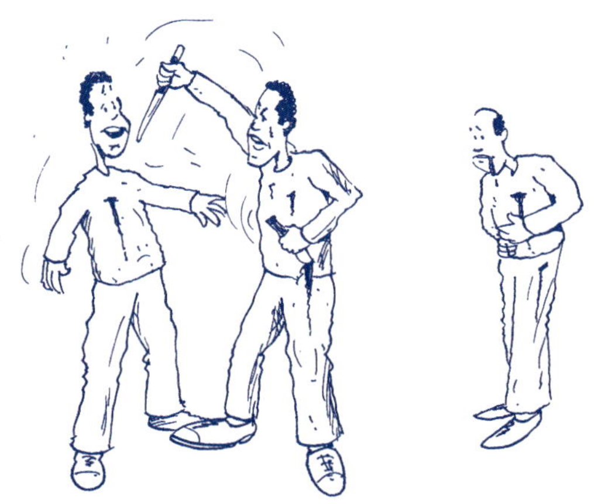

Mit Lügen verletzen wir uns und andere Menschen.

Für den Therapeuten ist es wichtig, dem Patienten alles sagen zu können, was er bei ihm wahrnimmt. Er braucht den Patienten nicht zu schützen. Ob er Trauer, das Gefühl einzementierter Füße, Erstarrung, nicht vorhandene Identität oder sogar Bereiche im Körper benennt, die sich sehr unangenehm anfühlen.
Der Kern eines integren Lebens ist die Ehrlichkeit und damit Authentizität.

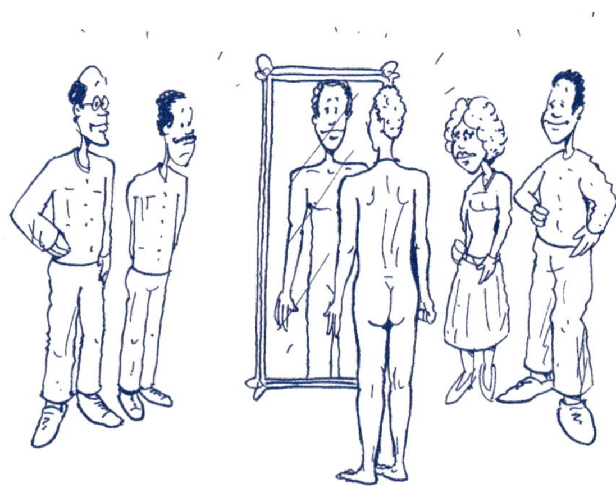

Schaut ruhig hin, ich habe nichts zu verbergen.

27. Das Prinzip der Entsprechungen und Analogien

Lernen für Faule: Begreifst du eines, begreifst du alles

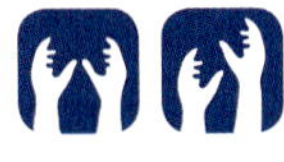

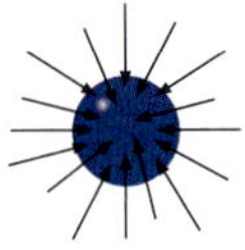

Testthemen

- Alles, was ich im Kleinen verstanden habe, finde ich im Großen wieder.
- Wenn ich mein eigenes Leben verstanden habe, verstehe ich auch jedes andere Leben.
- Ich kann Häuser behandeln.
- Ich kann Firmen behandeln.

»Wie oben, so unten; wie unten, so oben«.

Kybalion

Alles, was wir beim Menschen beobachten, finden wir in allen anderen lebendigen Systemen wieder: beim Tier, beim Haus, beim Team, im System, in der Firma, im Staat.
Das macht das Leben recht einfach: Wenn wir in der Lage sind, auf einer Ebene eine tiefe Erkenntnis zu erlangen, können wir sie auf allen anderen anwenden. Das ist auch das Kriterium der Wahrheit der Erkenntnis: Sie muss auf alles übertragbar sein, um wahr zu sein.

So ist es möglich,

- dass ein Designer, der mit einer *innerwise*-Ausbildung Logos und Produkte entwickelt, erst einmal die Auftraggeber behandelt, damit sie klar werden und wissen, was sie überhaupt vom Grafiker wollen.

- dass ein Unternehmenscoaching von einem Arzt durchgeführt wird, der die Unternehmens-Spezialsprache nicht vollends beherrscht.
- dass ein Tierarzt die Menschen und Häuser gleich mitbehandelt.

Ein Unternehmen zu analysieren dauert dann nicht mehr Monate, sondern nur einen Moment: »Ich schaue es mir mal innerlich an.« Man sieht sich die Felder und daraus ergebenden Bilder an und hat den Überblick bereits erlangt. Der *innerwise*-Anwender hat es geübt, sich mit anderen Menschen und Systemen zu identifizieren. Er spürt sie ebenso in sich wie als Bilder außerhalb. Damit kann er frei von Raum und Zeit Objekte analysieren und die großen Zusammenhänge erfassen, ohne sich durch Details durcharbeiten zu müssen oder darin zu verlieren.
Die Felder geben uns immer das große Bild.

Ein anderes Beispiel sind die Manipulationen.
Wir finden die gleichen Grundarten der Manipulation beim Menschen, in Systemen und sogar Staatsgebilden und Religionen. Wenn wir sie einmal beim Menschen verstanden und erkannt haben, können wir sie überall identifizieren.

Flow ist für den Menschen der Optimalzustand und auch für Landschaften und Unternehmen.
Alles lässt sich vom Kleinen auf das Große übertragen und umgekehrt. Damit bleibt das Arbeiten mit *innerwise* eine Entdeckungsreise.
Alles lebt!

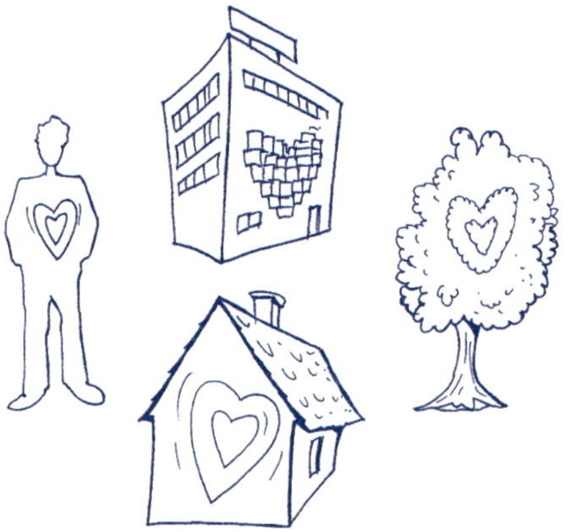

Wie im Kleinen, so im Großen

28. Das Prinzip der Empfindsamkeit

Ich sehe etwas, das du nicht siehst

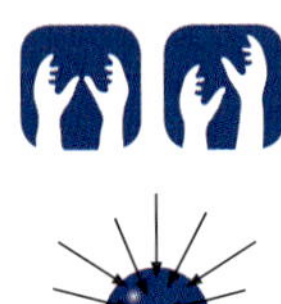

Testthemen

- Ich habe mich hinter Panzern versteckt.
- Jeder Mensch kann mitfühlen.
- Jeder Mensch kann sehen.
- Ich bin bereit, meine Verletzlichkeit wieder zu erlauben und dafür meine Sinne wieder so nutzen zu können, wie sie gemeint sind.

»Jeder, der seine Stimme rein hält … wird Dinge sehen, die unsichtbar für andere sind, und Dinge hören, die unhörbar für andere sind.«

Pythagoras

Während die klassische Medizin darüber nachdenkt, ob Hypersensibilität nicht doch eine zu behandelnde Krankheit ist, ist die Fähigkeit, unsere Sinne so verwenden zu können, wie sie gedacht waren, die Voraussetzung energetischer Medizin.
Als Therapeuten sind wir froh, wenn wir mit viel Mühe unsere Wahrnehmungen wieder so verfeinert haben, dass wir Emotionen, Gedanken und Energiefelder fühlen und auch sehen können.
Damit ist die Welt jedoch nicht mehr die gleiche wie zuvor. Du verlierst die Unschuld und Naivität. Denn nun werden Zusammenhänge sichtbar, die ein normaler Mensch oder besser gesagt ein normal blockierter Mensch nicht wahrnehmen kann und sich deshalb die Welt anders erklärt.
Kinder werden meistens noch hoch sensibel geboren und verlieren die Fähigkeiten in den ersten Jahren, da die Erwachsenen fehlen, die sie in ihrer Wahrnehmung der Realität bestätigen.

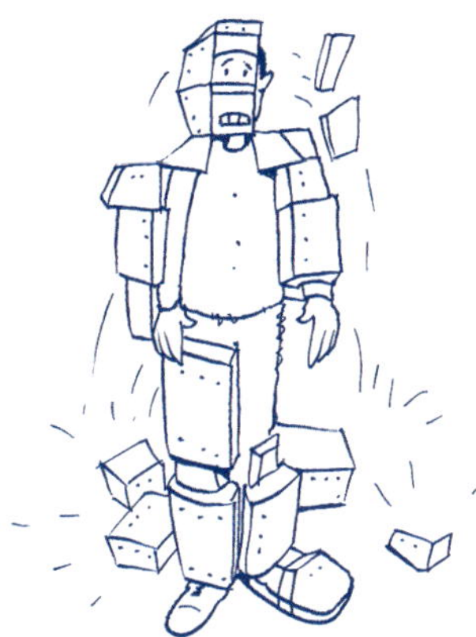

Ich brauche die Rüstung nicht mehr.

In Kursen habe ich immer wieder erlebt, dass jeder Mensch noch fühlen kann, die meisten jedoch ihren Wahrnehmungen nicht trauen. Wir beginnen Kurse oft damit, dass sich die Teilnehmer in einen Kreis stellen, ein Teilnehmer in die Mitte geht und von allen wahrgenommen wird. Der Stand, die Haltung, die Gefühlslage, die Blockierungen, die Schmerzen, das Energiefeld, die Reaktion in bestimmten Situationen – all das wird von allen wahrgenommen. Aber auch, wie es der Person vor fünf und zehn Jahren ging, wie sie sich anfühlt, wenn sie am Arbeitsplatz oder mit dem Partner zusammen ist.
Anschließend teilen alle Teilnehmer ihre Wahrnehmungen, und es ist erstaunlich, wie präzise und übereinstimmend diese sind.
Vor einem hochsensiblen Menschen kannst du nicht viel verstecken. Er sieht dich.
Er kann auch die Felder und Energien von Häusern und Systemen sehen. Und auch Menschen in der Ferne wahrnehmen. Du denkst an einen Freund und weißt, wie es ihm geht. Das Gleiche findet dann bei allen Menschen, die du liebst, fast dauerhaft statt. Und doch kannst du und darfst du nicht verhindern, dass sie ihre Erfahrungen machen. Du musst lernen zuzusehen, zu wissen und doch den Mund zu halten. Alles andere wäre Entmündigung. Nur durch gezielte Fragen kannst du ihnen helfen, Themen und Zusammenhänge zu erkennen. »Wer bist du gerade? Du, du selbst?« »Was sitzt in deinem Herzen?«

In Behandlungen ist dies ein Segen.
Im alltäglichen Leben kann es auch fast zum Fluch werden. Denn mit der scheinbar »ver-rückten« Wahrnehmung stehst du als Therapeut vor einer Fülle an Wahrnehmungen. Die Filter, die dich sonst schützen, hast du erfolgreich abge-

baut. Doch nun musst du damit umgehen lernen, alle die Eindrücke auch zu verarbeiten. Das erfordert vom Nervensystem eine gute Leistungsfähigkeit. Andererseits wirst du dir deine Umwelt auch anders erschaffen, dich bestimmten Einflüssen, die nicht gut sind für dich, nicht mehr aussetzen.
Du erkennst auch die Absichten und die Spiele zwischen den Menschen. Das macht das Leben in unserer normal verlogenen Welt nicht gerade einfacher.

Wie sagt doch der Norddeutsche: »Das Glück ist mit den Dummen.«

Wer nichts mehr merkt, den berührt auch nichts mehr. Und Alzheimer steht uns allen immer noch als ultimative Form des Vergessens zur Verfügung. Dann können wir auch wieder dauerhaft glücklich lächeln.

29. Das Prinzip der Prozesse

Leben, ich will alles!

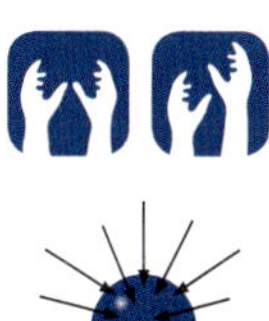

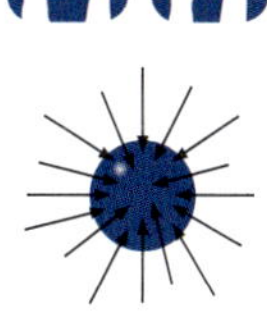

Testthemen

- Ich habe Angst vor Prozessen und versuche, sie zu vermeiden.
- Ich versuche, meine Mitmenschen vor Prozessen zu bewahren, und sage deshalb nicht immer, was ich denke, tue nicht immer das, was ich wirklich möchte.
- Ich nehme Rücksicht auf andere und verleugne mich deshalb.

Wer hat eigentlich gesagt, dass Leben immer schön sein muss?
Leben heißt oft genug einfach nur erlauben, was auch immer kommt. Leben ist ein sich selbst entfaltender Prozess.

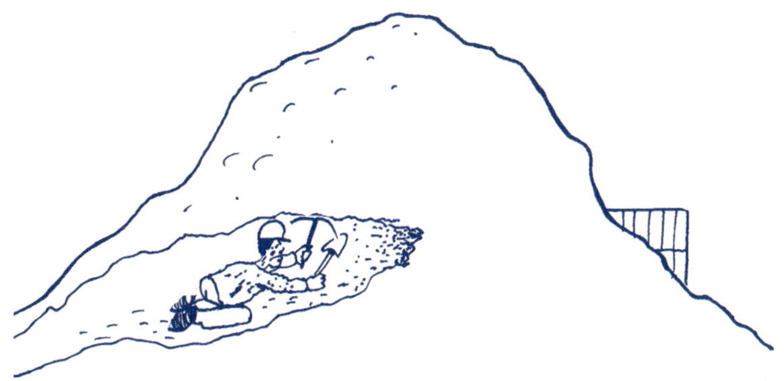

Ich liebe meine Prozesse.

Ich habe die größten Erkenntnisse und Schritte dann gehen können, wenn ich mir meine Themen tief angeschaut hatte, wenn die größten Herausforderungen mich an die Grenzen dessen gebracht hatten, was ich glaubte, aushalten zu können.
Es ist nicht schlimm, wenn es mal weh tut, wenn Tränen kommen, wenn man über das Recht auf Freitod nachdenkt (bei großen Denkern heißt es Freitod, bei allen anderen Selbstmord – sehr interessant, wahrscheinlich deshalb, weil diese ihre Aufgabe oder einen Teil davon hier auf Erden erfüllt und damit die Freiheit erlangt haben, gehen zu dürfen, wenn sie wollen).

Wichtig bei Prozessen ist nur, dass sie ablaufen und sich entwickeln können und die Menschen nicht in ihnen steckenbleiben, sie zum Drama machen und die Opferseite in den Menschen gestärkt daraus hervorgeht.
Erlaube die Prozesse, erlaube den Schmerz, entdecke die tiefen Zusammenhänge in deinem Leben, aber ertrinke nicht darin.
Und gestehe jedem anderen Menschen das gleiche Recht zu.

Heiliggesprochen werden wir nach dem Leben, vielleicht zumindest.
Weiße Gewänder als Ersatzheiligsprechung schon im Leben verdecken oft etwas. Nach der Heiligsprechung brauchen wir sie auch nicht, dann brauchen wir gar keine Kleider mehr.
Lerne, das Innere eines Menschen zu sehen, schaue in die Augen, ob sie leuchten, finde die Seele im Menschen und sieh ihre Vollkommenheit.

Prozesse in Behandlungen

In den Therapien mit *innerwise* können viele gut versteckte Themen berührt werden. Mit den Heilkarten und den durch sie kommenden Energien geht man direkt in die Lösung der Themen. Die Energien übernehmen die schwere Arbeit, und Prozesse sind kein Kampf mehr.

Prozesse nach Behandlungen

In den Tagen nach den Behandlungen können weitere Themen noch einmal hochkommen, Reinigungen stattfinden, die Scheuklappen von den Augen abfallen. Die in der Behandlung komponierten Heilsinfonien helfen dabei, dass diese Prozesse durchlaufen werden können, ohne steckenzubleiben.
Nicht bei jedem kommt es anschließend zu Reinigungen aller Art (Gedanken, Träume, Bilder, Ausscheidungen, Gefühle), sondern nur bei circa 20 Prozent aller Behandelten. Wenn die Müllberge hoch waren, muss nun einmal aufgeräumt werden. Irgendwann muss man es tun, wenn Leben eine Freude sein soll.

Besonders, wenn über Wochen und Monate Regulationsstarren vorlagen, ist es ein plötzliches Erwachen des Körpers nach einem Dornröschenschlaf. Nach 100 Jahren Schlaf wird es aus dem Mund nicht nach Rosen duften, und jetzt ist erst mal Zähneputzen angesagt.

»Wie sieht es denn hier aus?«, sagt erschreckt der Körper, wenn er aus der Lähmung erwacht. Und dann beginnt das große Reinemachen.

Mit dem Armlängentest lässt sich ermitteln, ob Reinigungen anschließend zu erwarten sind und wie lange sie dauern.

Wenn mich Patienten nach Behandlungen anrufen und mir sagen, dass Reaktionen eingesetzt haben, teste ich aus, wie lange sie noch dauern, und sage ihnen zum Beispiel, dass sie in zwei Tagen damit durch sind. Dann können sie es einordnen und gut damit umgehen.

Und wenn wirklich noch etwas ergänzt werden muss, zeigt das der Armlängentest auch aus der Ferne auf.

30. Das Prinzip des Vergebens

Anderen vielleicht, aber nicht mir!

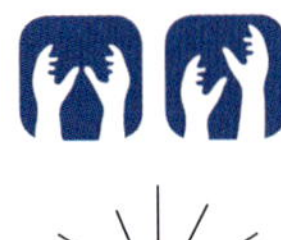

Testthemen

- Danke für ALLES, was ich erlebt habe.
- Dankc …, dass du mir geholfen hast zu wachsen.
- Mit der Vergebung übernehme ich nicht die Verantwortung für andere Menschen.

Es gibt die kleine Geschichte von zwei Engeln, die sich im Himmel treffen und sich gegenseitig erzählen, was sie alles in ihrem Leben als Mensch gelernt haben. Da sagt der eine: »Ich habe alles erlebt, nur eins nicht, verzeihen lernen.«
Der zweite Engel sagt: »Ich kann dir das nächste Mal helfen, das zu erfahren, wenn du es möchtest.«
»Das würdest du für mich tun. Du bist ein wahrer Freund, und ich liebe dich«, sagt der erste Engel daraufhin.
Der zweite schaut ihm tief in die Augen und sagt: »Vergiss bitte niemals, dass du mich darum gebeten hast.«

Der Mordversuch

Die Frau zittert noch immer. Vor acht Tagen hat der Ex-Partner versucht, sie zu töten. Er war nachts in das bis vor acht Wochen gemeinsam bewohnte Haus mit einem angefertigten Nachschlüssel eingestiegen und hatte versucht, sie mit einem Strick zu erwürgen. Der Mann war ausgezogen, nachdem die beiden aufgrund seiner Alkoholprobleme und Gewaltausbrüche gemeinsam die Beziehung beendet hatten. Seit dem Mordversuch kann die Frau nicht mehr allein sein, ist von Angst und Panik erfüllt und schläft bei einer Freundin.
Auf meine Frage, was sie an ihm geliebt hatte und warum sie trotz der bereits seit zwei Jahren schwierigen und teilweise sogar gewalttätigen Situation mit ihm zusammengeblieben ist, war ihre Antwort: »Wegen seinem Schwanz!«

Die Aussage hat selbst mich noch geschockt.
Beim Testen zeigte sich folgendes Bild:
Sie war in einer Starre mit verschieden langen Armen, also im Schock eingefroren.
Als das durch die *innerwise*-Karten aufgelöst war, zeigte sich die Schicht darunter, und sie reagierte mit immer größer werdenden Armlängendifferenzen. Eine emotionale Panikreaktion.
Danach testete ich ihre Identität:
»Ich bin ich« beantwortete sie mit »Nein«
»Ich bin mein Expartner« beantwortete sie mit »Ja«.
Daraufhin habe ich getestet, wo er energetisch in ihr saß. Das Testergebnis war Unterleib.
Sex, der Raum, wo sie sich begegneten.
Daraufhin habe ich *innerwise*-Karten gezogen für sie, bis sie komplett wieder in der Balance war.
Dann Karten für ihren Ex-Partner, die sie ihm energetisch ohne Absicht schenkte.
Und dann habe ich eine Energiescheibe für ihr Umfeld erstellt, da dort der Mordversuch als Trauma und damit sie in ihrer Opferrolle im Feld festgehalten wurde.

Das Behandlungsergebnis nach einer Stunde war:
Sie konnte sich vorstellen, angstfrei vor ihm zu stehen, ihm in die Augen zu sehen und ihm für alle Erfahrungen, die sie zusammen erlebt hatten, zu danken. Und das unabhängig davon, ob sie positiv oder negativ waren.
Sie konnte sich vorstellen, wieder allein zu sein und nachts zum Schlafen das Fenster wieder offen zu lassen.
Sie konnte sich vorstellen, ihr Haus und den Garten wieder als ihr Zuhause, als Wohlfühlort, anzunehmen.
Sie konnte sich vorstellen, ihrem Ex-Partner ein Geschenk zu machen: einen Zeitungsausschnitt mit einer Stellenanzeige. Das war das größte Geschenk, was sie ihm geben konnte, damit er wieder auf den eigenen Beinen stehen und glücklicher werden könne.
Sie konnte sich vorstellen, sich auf einen neuen Partner einzulassen. Ein Partner mit Kopf, stark und klar. Sie ließ es offen, ob es ein Mann oder eine Frau sein würde.

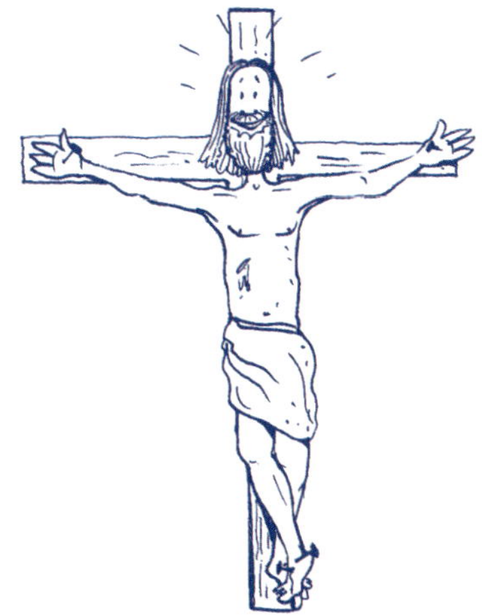

Danke, Gott!

31. Das Prinzip der Bühne

Jedem nach seinem Glauben

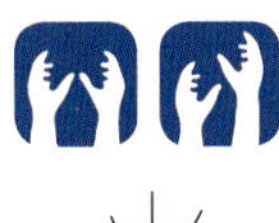

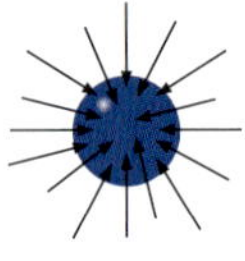

Testthemen

- Ich gebe nur meine eigenen Erkenntnisse weiter.
- Ich gebe die Erkenntnisse anderer weiter.
- Andere Menschen wissen es besser und können es besser als ich.
- Ich bin bereit, auf der Bühne zu stehen und damit auch die 100-prozentige Verantwortung zu übernehmen.

Jedem nach seinem Glauben,
soll Jesus gesagt haben. Gemeint hat er wohl kaum die spätere Auslegung dieser Worte durch die Machtinstitution Kirche, die sich seiner bediente, nämlich an ihn, Jesus, zu glauben.

Das ist immer das Problem mit Menschen in der zweiten Reihe, Menschen, die nicht sich selbst leben, sondern ihr Leben auf andere Menschen beziehen. Menschen, die nicht ihre eigene Verbundenheit mit der Quelle leben.
Deswegen hüte dich davor, Ratschläge von Menschen anzunehmen, die ihre Lebensaufgabe noch nicht gefunden haben. Hüte dich vor spirituellen Lehrern, die zitieren, die die Worte ihrer Meister und die Gesänge ihrer Meister rezitieren und von dir verlangen, sie ebenfalls auswendig zu lernen.
Ihnen allen ist ein Machtanspruch eigen, ein Machtanspruch, der als Kompensation für die Sinnlosigkeit des eigenen Dasein herhalten muss und mit allen Formen der Manipulation betrieben wird.
Sinnvoll wird ein menschliches Sein erst, wenn du das lebst, was das Potenzial deiner Seele zum Leben erweckt.

Glauben entspricht dem, was unser Herz spricht, entspricht dem Unterbewussten. Glauben kommt nicht aus dem Verstand.
Jeder Kranke möchte vom Verstand, von seinem Willen her gesund sein. Das Herz jedoch, das Unterbewusste, möchte das nicht. Es hat mit seiner Manifestationskraft die Krankheit als Chance herbeigerufen, erschaffen, damit der Mensch etwas lernen kann und genötigt wird, etwas Ungesundes im Leben zu verändern. Krankheit als Chance der Veränderung für die, die deftige und klare Zeichen benötigen, für die, denen ihre Intuition nicht vertrauenswürdig genug ist, für die, die nicht mehr in der Lage sind, sie zu hören.

Finde dich, vertraue deinen Gefühlen und Wahrnehmungen, lebe dein Leben. Das setzt allerdings voraus, dass du deine eigene Identität hast, »Ich bin ich« mit Ja beantworten kannst. Denn sonst lebst du schon wieder das Leben eines anderen Menschen.
Jedem nach seinem Glauben bedeutet damit: jedem nach seinem Herzen. Jedem nach seinen unbewussten Programmen.

Sei auf der Bühne deines Lebens.
Schon in der ersten Reihe bist du
nur noch Zuschauer.

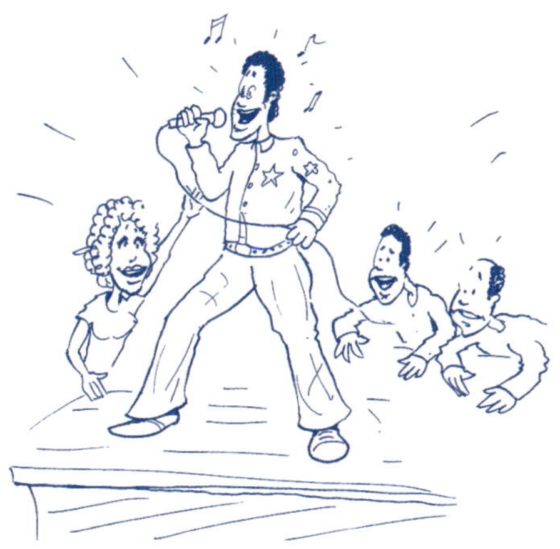

Nicht die zweite Reihe!
Nicht die erste Reihe! Die Bühne!

32. Die Rolle des Therapeuten

Vom Besserwisser zum Schüler

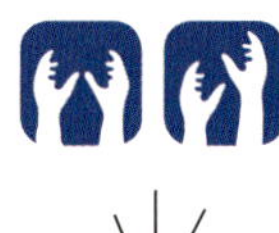

Testthemen

- Ich heile.
- Es heilt, und ich darf anwesend sein.
- Heilung ist mir egal, ich helfe nur anderen Menschen, sich selbst zu heilen.
- Ich als Therapeut weiß es besser.

Er ist nicht mehr der Heiler, der andere Menschen heilt.
Er hat auch kein Helfersyndrom mehr, will keinen mehr retten oder sogar noch die Last für andere mittragen.
Er ist auch nicht der Kanal, durch den die heilenden Energien kommen.
Er opfert sich auch nicht für andere Menschen auf.
Er ist nicht Doktor Allwissend.
Kurz gesagt, er ist weder Retter, Heiler oder Weiser.

Doch was bleibt dann noch?

Er ist ein mitfühlender Mensch, er ist ein lernender, ein entdeckender, ein staunender und liebender Mensch.
Der Therapeut, oder nennen wir ihn Coach oder einfach nur Anwender, einfach jeder, der *innerwise* anwendet, hat die wunderbare Chance, etwas mehr über das Leben zu verstehen und sich selbst oder anderen Menschen die Möglichkeit zu geben, die Schönheit des Lebens wieder zu erfahren.

Die Aufgabe des Therapeuten ist:

- in Demut eine neutrale Sichtweise, den Kugelblick, zu üben,
- zu erlauben, etwas Fremdes ganz tief zu fühlen, mitzufühlen,
- auf eine tiefe Entdeckungsreise zu gehen und die Zusammenhänge von Ursache und Wirkung im Leben zu verstehen,
- staunend die Magie zu erfahren, wie sich alte Ladungen und Themen mit Energien und Klängen auflösen und sich damit die Realität im Moment verändert.

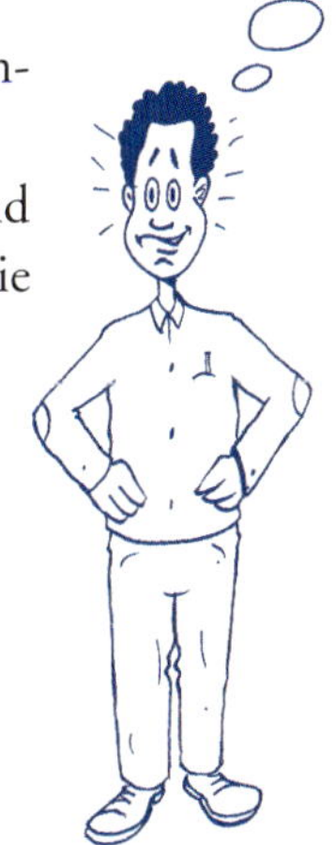

Toll, ich darf lernen und werde sogar noch dafür bezahlt.

innerwise anzuwenden ist wie eine tiefe Meditation, die uns mit der Schönheit der Schöpfung verbindet.
Wenn der Therapeut nach einer *innerwise*-Anwendung weniger Energie hat als vorher, hat er etwas falsch gemacht.
Dann hat er Opferspiele von Patienten erlaubt, hat versucht, die Last mitzutragen, hat den Patienten nicht in die Verantwortung für das eigene Leben genommen.

innerwise ist nicht dafür da, angelesenes oder auswendig gelerntes Wissen zu bestätigen, sondern das einzige Buch lesen zu lernen, das es wert ist, gelesen zu werden: die Menschen selbst.
In jeder Anwendung werden neue Zusammenhänge klar.
Ich werde dann nicht mehr therapieren, wenn ich in einer Behandlung nichts Neues mehr entdecken kann. Dann wird es Zeit für eine neue Berufung. Noch habe ich diesen Punkt nicht erreicht.

Der Therapeut ist der Komponist einer Heilsinfonie

Mit Hilfe des *innerwise*-Testsystems, das intuitiv durch die Anwendung führt, wird der Therapeut von einem Kernthema zum nächsten geführt und das in der effizientesten Art.

Die Heilkarten stellen die Heilfrequenzen zur Verfügung und halten die Klänge dieser während der Arbeit.
All die schwere Arbeit übernimmt das *innerwise*-System.
Der Therapeut braucht nicht mehr selbst die Energien channeln.

Das ist in vielen Fallen auch besser so, denn oft werden die Energien mit Projektionen des Therapeuten vermischt, oder die Quellen sind nicht rein und klar. So kommt es leider bei energetisch arbeitenden Therapeuten oft zu manipulativen Übergriffen.

Das *innerwise*-System ist über 15 Jahre mit der Hilfe und Unterstützung von Menschen aus 20 Ländern entstanden und gewachsen.
Ein Team von Therapeuten beobachtet es ständig, und bei den geringsten Anzeichen, dass etwas verändert werden muss, analysieren wir es und ändern es, wenn nötig.
In all den Jahren habe ich jedes Feedback von Anwendern ernst genommen, die auf eine Disharmonie oder eine Veränderung hinwiesen.
innerwise ist ein dynamisches System, dass sich ständig weiterentwickelt. Ich weiß nicht, ob es jemals fertig wird.
Die Zeitqualität ist im ständigen Wandel, und um weiter im Zeitfenster präsent zu sein, ist die permanente Entwicklung Voraussetzung.

So habe ich im Frühjahr 2011 die über die 15 Jahre entstandene Zuordnung der 4200 Mittel komplett überarbeitet, über 1000 Mittel ausgetauscht. Das alles war möglich, indem in jedes große *innerwise*-System eine Scheibe eingelegt wurde, die das System erneuert hat.
Das geht fast automatisch, so wie man es als MacUser vom Computer gewöhnt ist. Einfach und reibungslos.

innerwise ***ist ein lebendiges und weises Wesen, und der Therapeut darf damit wachsen.***

33. Das Prinzip der Energiedichte

Schwächer und stärker leuchtende Sterne

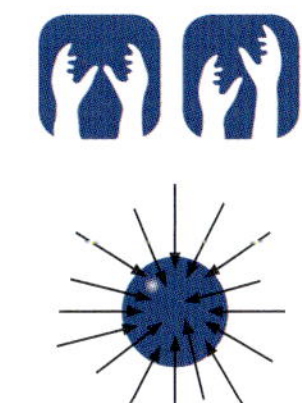

Testthemen

- Ich bekomme von folgender Person … Prozent ihrer Energie.
- Diese Energie macht … Prozent meiner benötigten Energiemenge aus.
- Ich verliere an folgenden Menschen … … Prozent meiner Energie.
- Meine abgegebenen … Prozent an Energie bedeuten für den anderen Menschen … Prozent Energie.

1. **Warum hat der eine Mensch eine hohe und konzentrierte Energie und ein anderer eine schwache und dünnere Energie?**

Wenn alle Energie gleichwertig wäre, so müssten fünf Prozent Energie des einen fünf Prozent Energie bei dem anderen entsprechen.
Dem ist aber ganz und gar nicht so, und dann würde der ganze Energieklau auch keinen Sinn mehr machen.
Dann würden sich die ausgeleerten Großeltern auch nicht beim neugeborenen Enkel bedienen wollen (natürlich meistens unbewusst).
Fünf Prozent des einen können 80 Prozent beim anderen sein.
Das lässt sich leicht nachtesten, wenn man das Gefühl hat, an jemanden, freiwillig oder auch nicht, Energie abgegeben zu haben. Man testet aus, wie viel Prozent der eigenen Energie verlorengegangen sind (zum Beispiel sieben Prozent) und wie viel Prozent das beim anderen entspricht (zum Beispiel 27 Prozent).
Wie kommt es zu diesem Unterschied in der Energiedichte?

2. **Wenn der geringe Anteil des Bewussten im Menschen an der Manifestation des Lebens ein Schutz vor Selbstzerstörung durch negative Gedanken ist und es auch Menschen gibt, bei denen Bewusstes und Unbewusstes gleichwertig sind in der Erschaffung des Lebens, wo ist dann auf höheren energetischen Ebenen der Unterschied zwischen diesen Menschen zu finden?**

3. **Warum sind die Seelenpräsenz und das Leuchten mancher Menschen stärker als das anderer? So als ob das Göttliche sich durch manche Menschen stärker und unmittelbarer zeigt als durch andere?**

4. **Wenn wir alle kleine Prinzen wären, wäre dann unser Heimatplanet immer gleich groß?**

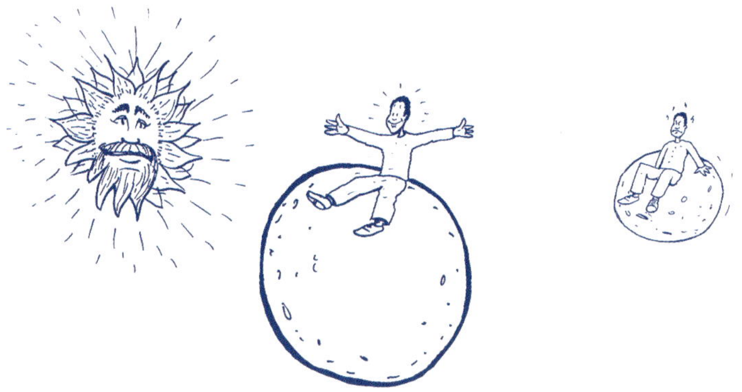

Mit der Sinnlebung komme ich der Quelle näher und habe mehr Energie.

Ich habe eine einfache Theorie aufgestellt, um in sich schlüssige Antworten zu all den Fragen zu finden.

Je mehr wir im Positivfokus sind, positive Gedanken haben und damit das Bewusste einen immer größeren Anteil an der Erschaffung der Realität erhalten kann, desto näher kommen wir der Quelle, dem Göttlichen.

Und je näher wir dem Göttlichen kommen, desto größer wird unser Seelenraum, unser Heimatplanet.

Und je näher wir dem Göttlichen kommen, desto konzentrierter, dichter und klarer ist unsere Energie.

Damit haben wir es alle selbst in der Hand, wie viel Göttlichkeit wir in uns wahrnehmen möchten, wie abgetrennt oder verbunden wir uns fühlen wollen.

An dieser Stelle noch ein Hinweis zur Partnerwahl:

Suche dir immer einen Partner, bei dem ein Prozent deiner Energie ungefähr einem Prozent seiner Energie entspricht.
Ist ein größerer Gradient vorhanden, wird es beim besten Willen immer zum Energieziehen kommen und zu Minderwertigkeitsthemen in der Beziehung.

34. Das Prinzip von Allem und Nichts

Die Entstehung von Dualität aus dem Einen

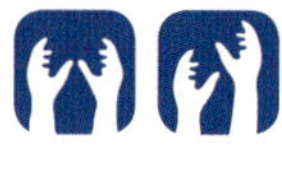

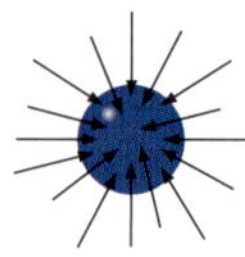

Testthemen

- Ich folge gerne anderen.
- Gurus sind gut, und sie kennen den Weg ins Licht besser als ich.
- Ich folge nur meinem Weg.
- Ich habe den Mut, meine Wahrheit zu leben.

Da sind wir wieder zurück bei den großen Fragen, so wie das erste Buch auch schon begonnen hat.
Wie entsteht das Duale? Wo ist das Duale im Einen? Warum werden viele Menschen energetisch dunkel? Welche Rolle spielt die Sinnlebung? Was ist die Quintessenz? Ist die Erkenntnis erreichbar? Wo ist das Eine, Gott?

Die lange Suche war erfolgreich und hat zu einer einfachen Grafik geführt, die das Alles und das Nichts oder auch alles und nichts erklärt (siehe nächste Seite).
Das Duale ist eine Einstülpung des Einen. Das Eine erfüllt den unendlichen Raum und in diesem Einen sind unzählige Blasen, Einstülpungen, Räume der Dualität. Sie alle sehen aus wie Äpfel.
In diese strömt der Weltenäther, der Spiritus Mundi, ein und wird zur individuellen Seelenenergie. Durch den Lebenskanal fließt diese in den Apfel und erschafft in der Mitte die Lebensinsel, die Bühne des Lebens.

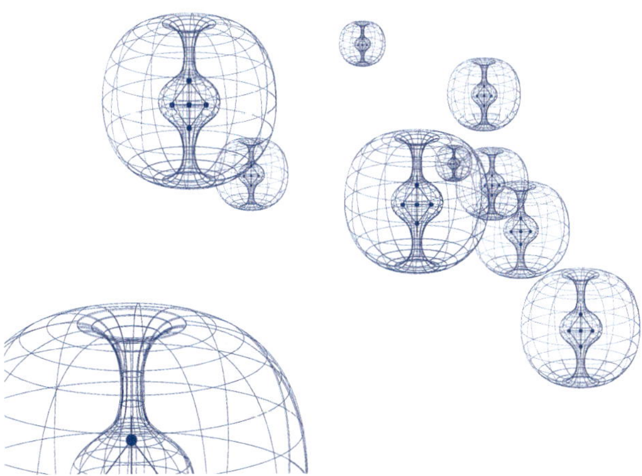

Das EINE stülpt sich ein und erschafft dadurch das DUALE.

Bei den Menschen, die ihren eigenen Sinn finden und leben, sich mit ihrer Seelenenergie verbinden, öffnet sich der Kanal von der Lebensinsel nach unten und fließt als Liebesenergie aus dem Apfel heraus und zurück in den Weltenäther.
Wer versucht, dem Sinn eines anderen Menschen zu folgen, für den wird der Kanal zur Sackgasse.

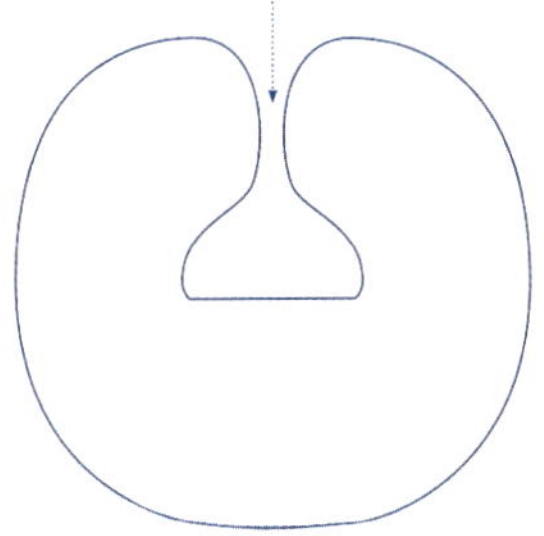

Dead End Street –
ein Weg, der zum permanenten Sterben führt.

Doch betrachten wir die Lebenslichtung genauer.
Es ist das Ausgangsfeld des großen Spieles. Alle Menschen beginnen dort die große Suche nach einem Sinn.
Von dieser Lichtung gehen Pfade ab, die andere Menschen bereits erfolgreich gegangen sind, und es liegen Schwerter am Boden, um einen neuen Weg in den die Lichtung umgebenden Dschungel zu schlagen.

Soll ich einen ausgetretenen Weg nehmen oder mit dem Schwert meinen eigenen Weg durch den Dschungel erschaffen?
Doch welcher Weg ist der richtige und führt zum Licht, zur Erkenntnis?

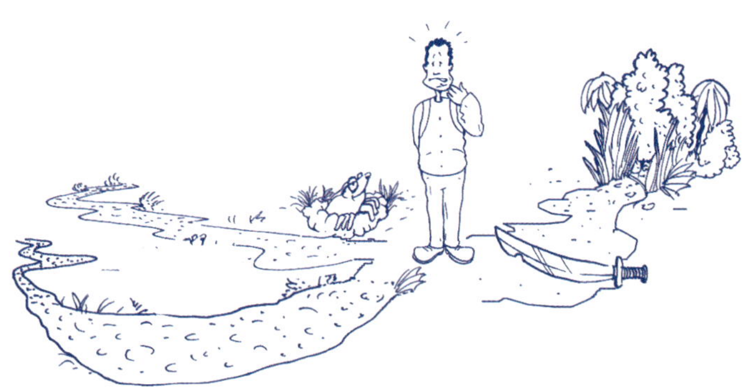

Soll ich einen ausgetretenen Weg nehmen oder
mit dem Schwert meinen Weg durch den Dschungel erschaffen?

Die Menschen, die einen eigenen Sinn suchen und finden, ihren individuellen Lebenssinn, sind die Einzigen, die sich dem Licht überhaupt nähern. Das ist die Quintessenz.
Wer versucht, sich vor dieser Aufgabe zu drücken und dem Sinn anderer zu folgen, geht automatisch ins Dunkle, läuft einer Fata Morgana nach.
Jeder Mensch hat seinen eigenen Lebenssinn, und nur dieser bringt ihn näher an die Erkenntnis. Den eigenen Sinn zu leben nährt und verbindet uns mit einer unendlichen Quelle an Energie.

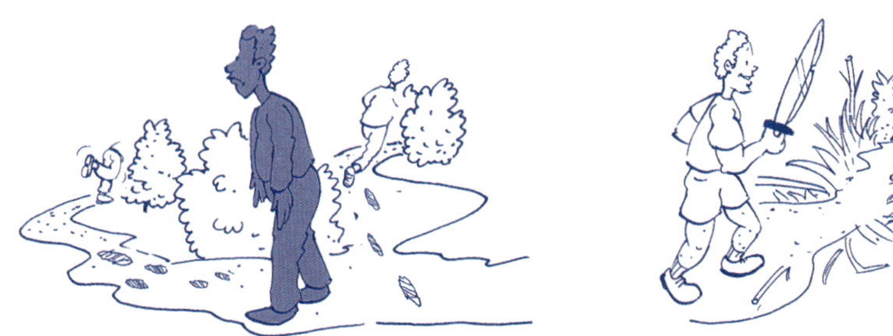

Hat ja jeder die Wahl: den eigenen Weg gehen und frisch bleiben
oder anderen folgen und alt aussehen.

Folgen wir dem Weg eines anderen Menschen, sei es ein Meister, Guru, der Partner oder wer auch immer, schneiden wir uns von der eigenen Energiequelle ab, und es bleibt nur noch die Askese und Beschränkung, um möglichst wenig Energie zu verbrauchen, und/oder der Diebstahl von Energie von anderen Menschen. Diese Menschen bekommen eine dunkle Ausstrahlung und erlernen alle Arten der Manipulation, um überleben zu können. Das reicht von Opferspielen, Aggressivität, Kontrollsucht bis hin zu Manipulationen auf der Seelenebene.

Wenn man erst einmal einen ausgetretenen Pfad eingeschlagen hat, ist es schwer umzukehren, denn hinter jeder Kurve lauert die Hoffnung, endlich dem Sinn zu begegnen.
Doch ist dieser niemals dort zu finden. Das bedeutet, sie müssen umkehren, zurückgehen auf die Lebensinsel und den eigenen Weg suchen, sich trauen, ins Unbekannte zu gehen, nur sich selbst zu vertrauen.
Den meisten Menschen gelingt dies erst nach einem großen Verlust im Leben oder wenn das eigene Leben auf dem Spiel steht, kurz gesagt: Wenn sie nichts mehr zu verlieren haben.
Doch selbst dann verstehen 95 Prozent die Zeichen nicht und lassen diese Chance vorbeiziehen.

Das sicherste Zeichen, auf dem eigenen Weg zu sein, ist neben der reichlichen Lebenskraft, dass wir das, was wir tun, für uns selbst tun.
So wie ich dieses Buch nicht für die Leser schreibe, sondern weil es mir Spaß bereitet. Ich schreibe es, weil es meine Aufgabe ist.
Und wenn es andere Menschen inspiriert, ist das wunderbar.

Ein weiteres Zeichen, dass man auf dem richtigen Weg ist, sind die Fügungen im Leben, wenn Leben nicht mehr Anstrengung und Kampf bedeutet, sondern sich alles von selbst ergibt und wir nur noch zugreifen und es integrieren müssen.

35. Entstehung und Quellen von *innerwise*

Bigger than life

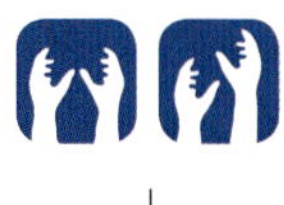

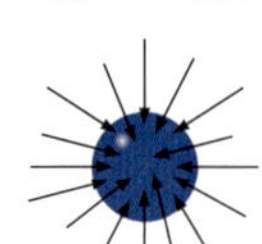

Testthemen

- *innerwise* ist authentisch.
- *innerwise* hat eine Integrität von … Prozent.
- *innerwise* nützt … Prozent der Anwender.
- *innerwise* schadet … Prozent der Anwender.

Einfachheit

»Es kann doch nicht so einfach sein.« Doch, das kann es. Einfachheit ist ein Qualitätszeichen.

Es waren 15 Jahre an Entwicklungsarbeit nötig, um diese Einfachheit und Klarheit zu finden.

Alle Aspekte im *innerwise*-System wollten durchlebt, alle Prozesse selbst erfahren werden. Das ist der einzige Weg, um Authentizität und Einfachheit wiederzuerlangen.

Einer neuen Idee folgte eine intensive Analyse, ein Ausprobieren, Vertiefen, um das Thema aus allen Richtungen zu beleuchten. Das ist kreatives Chaos. Bei manchen Entwicklungen dauerte es Jahre, bei anderen Ideen nur Tage. Doch am Ende, wenn das Gefühl entstand, das Thema verstanden zu haben und es in das große Puzzle des Lebens einordnen zu können, war es plötzlich wieder ganz einfach.

Der Parameter, inwieweit etwas wirklich ausgereift ist, ist für mich die Anwendbarkeit in allen Situationen. Wenn etwas für den Menschen zutrifft, muss es auch auf alles andere Lebendige ebenfalls uneingeschränkt zutreffen. Das ist das Krite-

rium der Wahrheit. Lebendig sind auch Tiere, Pflanzen und Bäume, Systeme, Firmen, Ideen, Projekte ...
Das war die wirkliche Belastungsprobe für *innerwise* in den letzten Jahren. Menschen in über 20 Ländern haben mit *innerwise* alles behandelt und gecoacht, was möglich ist.
Krankheiten, Zustände, Situationen, Projekte. Sie haben die Möglichkeiten ausgelotet und die Grenzen, die uns weitersuchen ließen.
Ich habe auf alle Anerkennung durch die offizielle Wissenschaft, auf Studien, das zustimmende Nicken einer bedeutenden Persönlichkeit, Titel (auch meine Doktorarbeit flog in die Mülltonne, als ich sie erfolgreich abgeschlosssen hatte) und Veröffentlichungen in bedeutenden Zeitschriften verzichtet.
Das Einzige, was für mich zählt, ist die Wirksamkeit in der Praxis.

Die Grundlagen

- Meine Oma hat mich bedingungslos geliebt.
- Mein Opa Entscheidungsfähigkeit und Inspiration vorgelebt.
- Meine Mutter Beharrlichkeit und die Liebe zur Arbeit.
- Mein Vater als Philosoph das freie Denken, Formulieren und Aussprechen.
- Meine Geburtslähmung gab mir die Kraft, meinen Weg zu gehen, wenn nötig auch allein.
- Meine Position als mittleres Kind hat mir die Dauersuche meiner Position geschenkt.
- Die Arbeit als Krankenpfleger das Mitfühlen.
- Das Medizinstudium den Wissenshintergrund.
- Das Heranwachsen im Osten Deutschlands die Schönheit menschlicher Tiefe und Einfachheit.
- Der Fall der Berliner Mauer die Freiheit.

- Die Arbeit als Arzt in Kliniken das Erkennen der Grenzen.
- Die chinesische Medizin das individuelle Betrachten.
- Neuraltherapie, Herdforschung, die Professoren Pischinger und Perger das Verständnis der Grundregulation.
- Die Physioenergetik die Möglichkeit des Testens und energetischen Behandelns.
- Die Homöopathie die Wirksamkeit und Qualitätsunterschiede energetischer Informationen.
- Die Craniosacraltherapie das Verständnis der Rhythmen im Körper.
- Die vielen anderen Heilweisen Inspirationen ohne Ende.
- Einen besonderen Platz in dieser Liste bekommen die Kornkreise, diese energetische Akupunktur der Erde und Bibliothek der Weisheit. In ihnen habe ich immer die Antworten gefunden, wenn die Fragen klar waren. In ihrer perfekten Geometrie ist alles verschlüsselt, es muss nur gelesen werden.
- Und dann sind da noch die energetischen Quellen, die ich einfach nur als göttlich bezeichnen kann.

Die einzige wahre Quelle von *innerwise* ist das Leben und Erleben. Informationen aus Büchern habe ich hinzugenommen, nachdem ich etwas erkannt hatte, um es mit der Erkenntnis anderer abzugleichen und inspiriert zu werden.
Die wahren Quellen waren und sind die Behandlungen, die Menschen, mit denen ich arbeiten darf, die mich herausfordern und durch die ich erkennen darf.

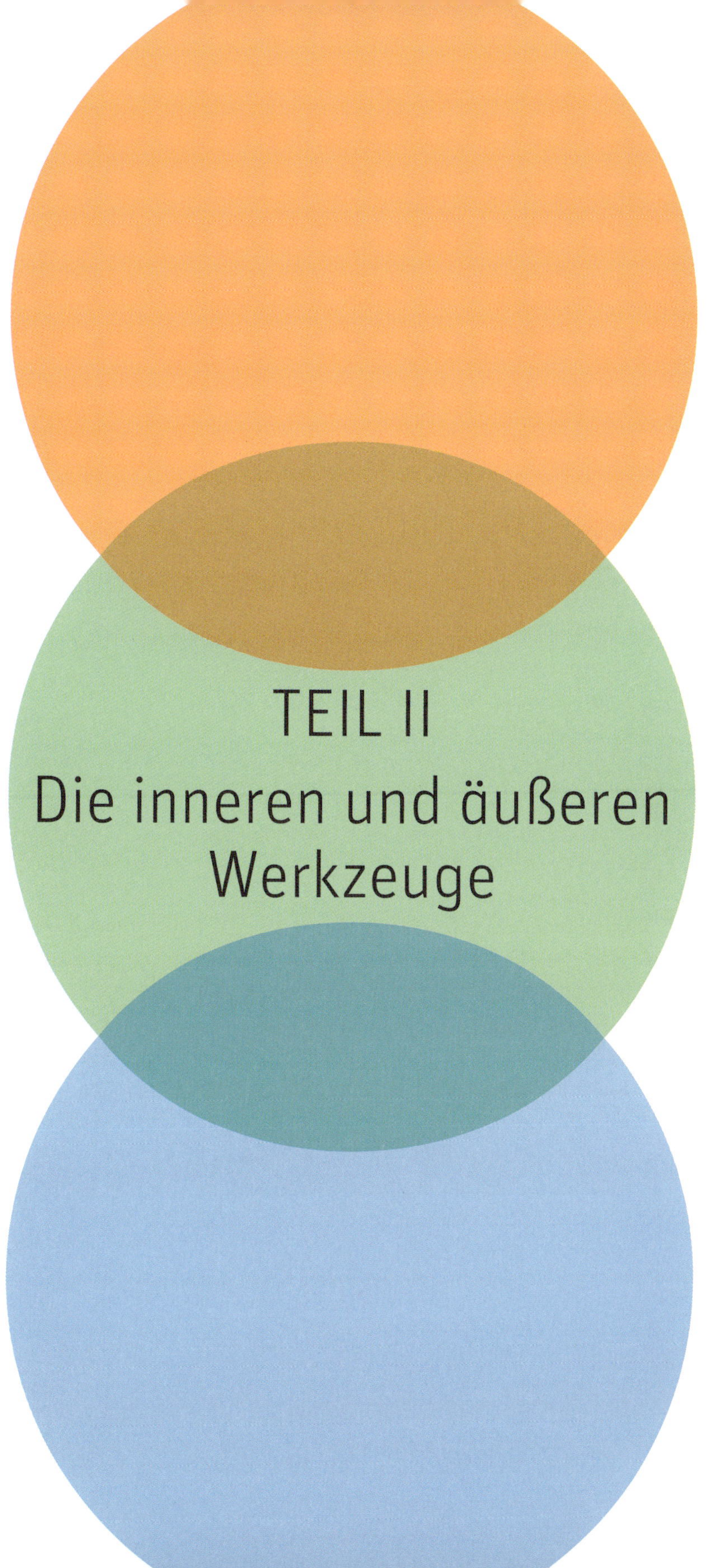

TEIL II

Die inneren und äußeren Werkzeuge

Der Überblick

»Ich glaube, dass Heilen auf nicht-materiellem Weg, durch geistige Methoden, eine Zukunft ungeahnter Möglichkeiten hat. Und ich glaube, dass ihr Bereich allmählich über das, was wir heute, zu Recht oder Unrecht, als ›funktionell‹ bezeichnen, hinauswachsen und auch alles Organische umschließen wird.
Ich sehe die Morgenröte einer neuen Zeit vor mir aufleuchten, in der man gewisse chirurgische Eingriffe, z.B. an inneren Gewächsen, als bloße Flickarbeit ansehen wird, voller Entsetzen, dass es einmal so beschränktes Wissen um Heilmethoden gab. Dann wird kaum noch Raum sein für althergebrachte Arzneimittel. Es liegt mir fern, die moderne Medizin und Chirurgie irgendwie herabzusetzen, ich hege im Gegenteil große Bewunderung für beide. Aber ich habe Blicke tun dürfen in die ungeheuerlichen Energien, die der Persönlichkeit selbst innewohnen, und in solche von außerhalb liegenden Quellen, die unter gewissen Bedingungen durch sie hindurchströmen und die ich nicht anders als göttlich bezeichnen kann. Kräfte, die nicht allein funktionelle Störungen heilen können, sondern auch organisch bedingte, die sich als bloße Begleiterscheinungen seelisch-geistiger Störungen herausstellen.«

Prof. Dr. med. Carl Gustav Jung, 1875–1961

Die inneren Werkzeuge

Die praktische Anwendung der Intuitiven Heilung erfolgt über die Erlernung der notwendigen Werkzeuge. Es ist wie Jonglieren lernen: Anfangs fallen einzelne Bälle herunter, besonders, wenn der Kopf nicht zur Ruhe kommt. Doch irgendwann geht es dir ins Blut über, und du jonglierst viele Bälle mit Leichtigkeit.

Jeder Mensch hat alle Fähigkeiten in sich. Oft sind sie jedoch unter Bergen von Verletzungen und inneren Schutzmechanismen vergraben.

Keiner von uns ist vollkommen. Auch ich bin meinen Weg Schritt für Schritt gegangen und tue es immer noch. Learning by doing ist mein Prinzip dabei.
Insofern steht die Intuitive Heilung jedem Menschen zur Verfügung, der es anwenden möchte. Man muss nicht erst erleuchtet sein, um es anfassen zu dürfen, sondern es unterstützt auf dem Weg der Liebe und Erkenntnis.
Dabei ist immer der Raum da, die notwendigen inneren Prozesse zu erlauben, auch wenn sie sehr schmerzhaft sind und die Umgebung damit nicht klarkommt. Die Ehrlichkeit zu sich selbst, für sich und den eigenen Weg Verantwortung zu übernehmen, ist einer der höchsten Werte.
Neben den inneren Werkzeugen, die in jedem Menschen vorhanden sind und nur erweckt und entdeckt werden wollen, habe ich eine Vielzahl äußerer Werkzeuge geschaffen, die eine intuitive und doch präzise Arbeit ermöglichen und die Anwendung von *innerwise* kinderleicht machen. Dazu gehören die Therapiesysteme mit ihren Heilkarten und Testern, die geometrischen Strukturen, die Amulette und Scheiben als Speicher der komponierten Heilsinfonien.

Lieben können

Die Vollkommenheit der Seele in jedem Menschen sehen zu können ist die erste Voraussetzung dafür, therapeutisch mit Menschen arbeiten zu können. Das Sehen der Vollkommenheit, auch wenn sie gerade gar nicht da ist, bedeutet, den Menschen lieben zu können. Das, was wir den Menschen nicht zutrauen, können sie auch nicht entwickeln.
Egal, ob die Füße stinken, 180 Kilo vor uns liegen oder der Mensch ein Mörder ist, es ist unsere Aufgabe, die Schönheit und das Potenzial der Seele zu sehen und nicht durch eigene innere Wertungen die Behandlung zu blockieren.
Der Kugelblick ist dabei das wichtigste Werkzeug, um einen neutralen Zustand zu erreichen.

Der Kugelblick

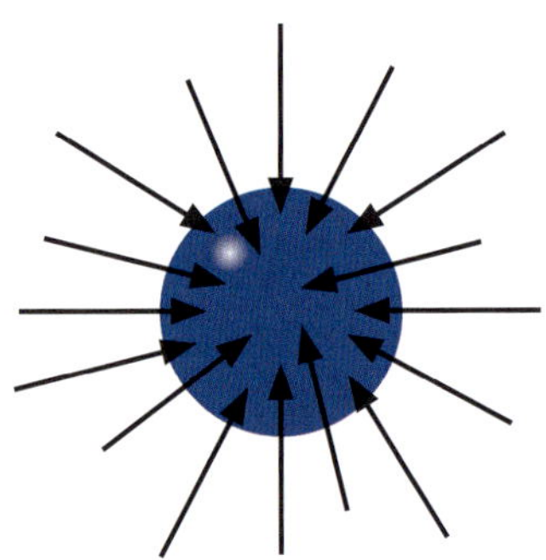

Die größte Herausforderung für alle Anwender ist der Kugelblick

Die Weite der Sicht ist die größte Herausforderung und die Voraussetzung für energetische Arbeit.
Wir sind es normalerweise gewohnt, aus unserer Perspektive auf etwas zu schauen. Das beinhaltet, dass wir das Betrachtete mit bisher Erfahrenem vergleichen und zu einer innerlichen Wertung dessen gelangen.
Besser, schlechter, gleich, ach ja, das kenne ich schon, das geht immer so aus, nicht schon wieder … So sind wir nicht in der Lage, etwas neutral und unabhängig zu betrachten, die ganze Schönheit dessen zu erkennen und uns unvoreingenommen auf Neues einzulassen.
Wir können es auch mit dem Blick auf einen Blumenstrauß vergleichen, wobei wir einen Teil der Blume fixieren, jedoch glauben, den ganzen Blumenstrauß zu sehen. So kommt jeder Betrachter zu einer anderen Beschreibung des Blumenstraußes. Und der Blumenstrauß zeigt in jede Richtung ein anderes Bild.
Für einen Innenraumdesigner mag das so okay sein, dann wird der Blumenstrauß so gedreht, dass die schönste Seite zu sehen ist. Für einen Therapeuten und Coach ist diese Sichtweise der Todesstoß.
Vor vielen Jahren fiel mir eine Schwachstelle der Arbeitsweise bei einem Patienten auf. Ich stellte mir mit dem Armlängentest die Frage, ob ich mit der Behandlung fertig bin. Die Antwort war »Ja«. Doch ich hatte das Gefühl, es fehle noch etwas in der Behandlung. Nun stellte ich mir vor, ich wäre eine Frau, und in diesem Fall antwortete der Armlängentest, dass die Behandlung noch nicht beendet sei. Das war für mich das Zeichen, dass ich meine individuelle Sichtweise verlassen muss, um verlässliche Antworten zu erhalten.
So habe ich einen Blick entwickelt, bei dem es egal ist, ob ich Mann, Frau, Kind, Europäer, Asiate, Afrikaner oder Mondmännchen bin und immer die gleichen übereinstimmenden Ergebnisse beim Testen erhalte. Ich schaue von oben, unten, rechts, links, von überall zugleich auf diesen Menschen.

So entgeht mir kein Problem mehr, bei dem es noch etwas zu tun gibt.
Nicht alle Themen zeigen sich in allen Richtungen. Es ist möglich, dass ein Herzproblem nur von der linken Seite aus testbar oder ein Thema nur in bestimmten Sektoren sicht- und testbar ist. Wenn man um einen liegenden Menschen herumläuft und dabei mit dem Armlängentest testet, so wird man diese Sektoren finden.

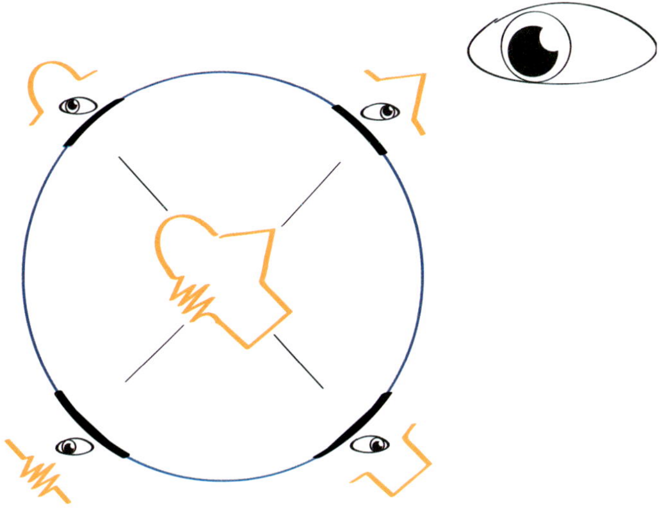

Manche Themen sieht man nur aus einem bestimmten Blickwinkel.

Genauso kann es passieren, dass man bestimmte Worte aus bestimmten Richtungen nicht hören kann. Das kann man austesten, indem ein Mensch in der Mitte steht und ein anderer in einem Kreis um ihn herum läuft und dabei immer mit der gleichen Lautstärke etwas flüstert. Zu diesem ausgeblendeten Bereich kommt es, wenn man im Leben aus dieser Richtung angesprochen wurde und damit eine sehr negative Erfahrung gekoppelt ist. Dann wird dieser Bereich ausgeblendet. »Dort lasse ich mich nie wieder verletzen.« Und der Schutzpanzer wird hochgefahren.
Wenn wir den Kugelblick anwenden, sind wir in der Lage, alles zu sehen, egal, wo wir stehen oder wer und was wir sind. Sogar aus der Ferne können wir Situationen analysieren und dann auch behandeln.
Um den Kugelblick zu erlernen, ist es am einfachsten, sich vorzustellen, sich in der Mitte einer im Kreis stehenden großen Gruppe von Menschen zu befinden,

selbst die Augen zu schließen und in der Lage zu sein, mit den Augen aller im Kreis gleichzeitig sich selbst sehen zu können.
Man kann sich auch vorstellen, dass man die Erde ist, alle Sterne Augen sind und man in der Lage ist, mit all den Augen gleichzeitig sich selbst sehen zu können.
Dann wird alles sichtbar, ein Verstecken ist nicht mehr möglich.
Mit dem normalen Blick auf etwas haben wir beim Armlängentest nur eine Testsicherheit von circa 80 Prozent.
Das ist für einen diagnostischen Blick inakzeptabel, auch wenn es immer noch besser ist als alle Labor- oder bildgebende Diagnostik, die oft erst Probleme anzeigt, wenn mehr als die Hälfte der Funktion des Organs ausgesetzt hat.

Mit dem Kugelblick können wir uns der Testsicherheit von 100 Prozent annähern, je nach persönlicher Qualität.

Der Kugelblick hilft auch dabei, dass die sonst recht oft üblichen Projektionen bei Therapeuten – der Therapeut sieht seine eigenen Themen im Patienten und manipuliert ihn damit – nicht mehr auftreten.

Mit dem Kugelblick kommt es auch nicht mehr zu dem Phänomen, dass Patient und Therapeut während einer Behandlung die Rollen tauschen.
Das ist sonst leider nicht selten und führt dazu, dass der Patient den Therapeuten manipuliert.

Egal, mit welchem therapeutischen System wir arbeiten, der Kugelblick macht die Qualität der Arbeit aus.
Wer als Coach ganze Systeme wie zum Beispiel Firmen und Projekte betreut, ertrinkt in seiner Aufgabe und macht die schlimmsten Fehler, wenn er diesen Blick nicht beherrscht.
Um an den Kugelblick zu erinnern, ist vor jeder Übung im Buch das Zeichen des Kugelblicks abgebildet.

Der Armlängentest

Der Test ist keine esoterische Modeerscheinung, sondern ein neurologischer Reflex, bei dem sich auf der einen Seite des Körpers die Muskeln entspannen und auf der anderen anspannen. So bekommen die Hände eine verschiedene Länge. Es ist eine Reaktion unseres Muskelsystems auf Stress. Dabei werden vom Gehirn über ein Neuropeptid, die Substanz P, in der Geschwindigkeit von 1500 Metern pro Sekunde unsere Muskeln so gesteuert, dass bisher starke Muskeln, zum Beispiel die Armmuskeln, plötzlich schwach werden.
Los geht's.

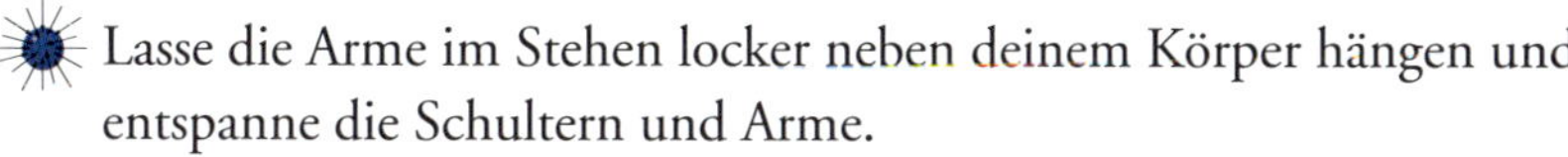

- Lasse die Arme im Stehen locker neben deinem Körper hängen und entspanne die Schultern und Arme.
- Nun bring die Hände entspannt vor deinem Körper zusammen, genau in der Mitte vor deinem Körper. Drehe die Daumen so nach außen, dass du die Daumennägel als Messinstrument nutzen kannst. Wenn du in Balance, im Gleichgewicht, bist, befinden sich die Daumen in gleicher Höhe.

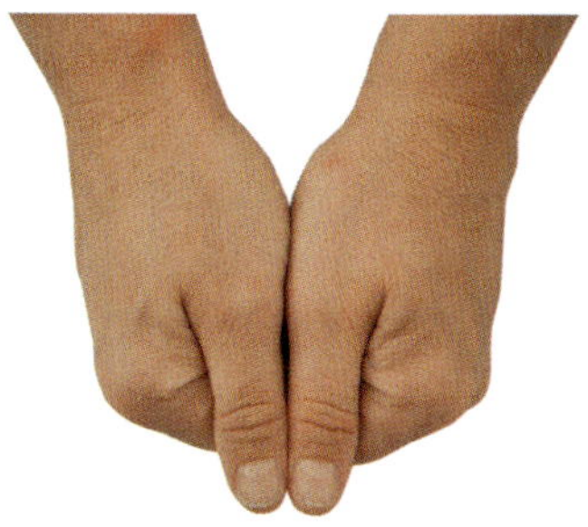

Armlängentest Ja, Balance

- Bringe die Arme wieder neben deinen Körper und denke an den Kugelblick.
- Sage einmal »Ja« und führe die Daumen wieder vor dem Körper zusammen. Sie werden wieder die gleiche Länge haben.
- Entspanne die Arme wieder und lasse sie locker an der Seite hängen.
- Sage »Nein« und führe die Arme vor dem Körper zusammen.

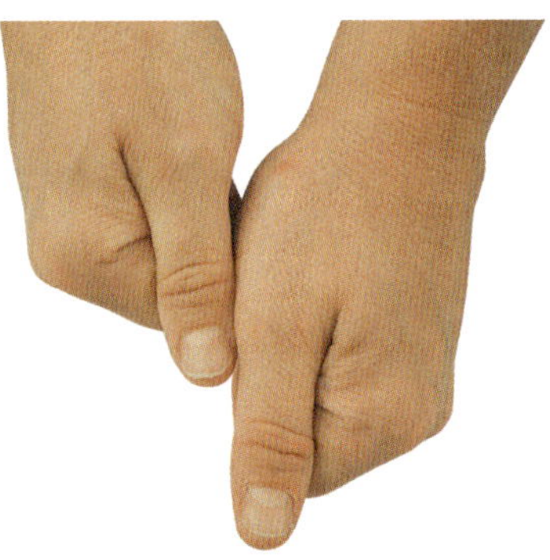

Armlängentest Nein, Stress

Dieses Mal werden die Daumen nicht auf gleicher Höhe sein, sozusagen eine unterschiedliche Länge haben. Es sei denn, du bist in einer Erstarrung. Darauf werde ich im nächsten Kapitel eingehen.

 Dein Körper sagt »Nein«. Es macht ihm Stress, etwas Negatives zu sagen. Nun wiederhole die Übung noch einmal mit geschlossenen Augen.

Ich schließe oft meine Augen, wenn ich wahrnehmen möchte, denn mit geschlossenen Augen sieht man oft besser.

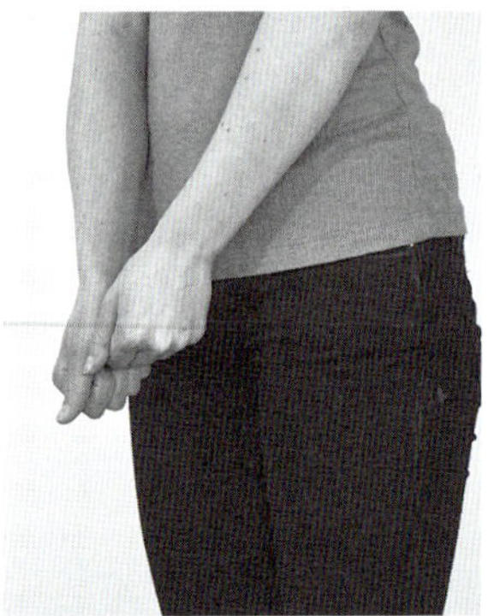

Armlängentest Armposition

Am Anfang sind die Differenzen der Armlängen häufig noch recht klein, d.h. ein bis drei Zentimeter. Je entspannter du wirst und je mehr du übst, desto größer werden sie. Auch zehn Zentimeter sind dann nicht ungewöhnlich. Lass einfach locker, und du bekommst ganz klare Antworten.

Mit der Zeit wird es dir egal sein, wie die Antwort deiner Daumen ausfällt, weil du dann deinem Körper vertraust – nun bist du ein perfekter Tester.

So kannst du mit Hilfe deines Körpers mit deinem Unbewussten reden.

- Denke an etwas Positives, die Arme sind gleich lang.
- Denke an etwas Negatives, die Arme sind verschieden lang.

Du hast deinen Stress- und Lügendetektor immer dabei.

Die Ausgangssituationen beim Testen

Normaler Test

- Sagst du »Ja« und testest, sind die Arme gleich lang.
- Sagst du »Nein«, sind die Arme verschieden lang.

Du bist testfähig!

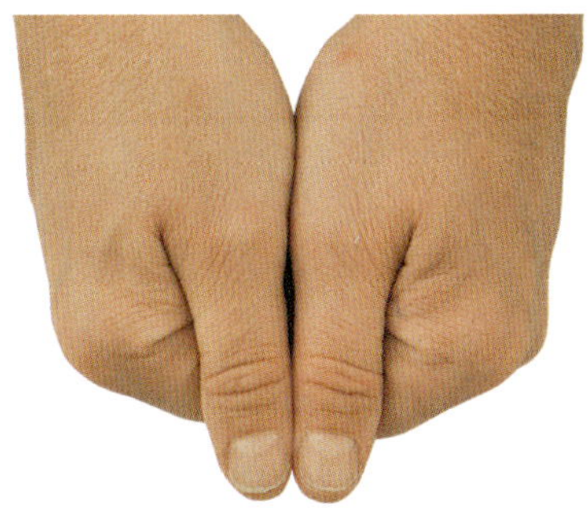

Armlängentest Ja, Balance

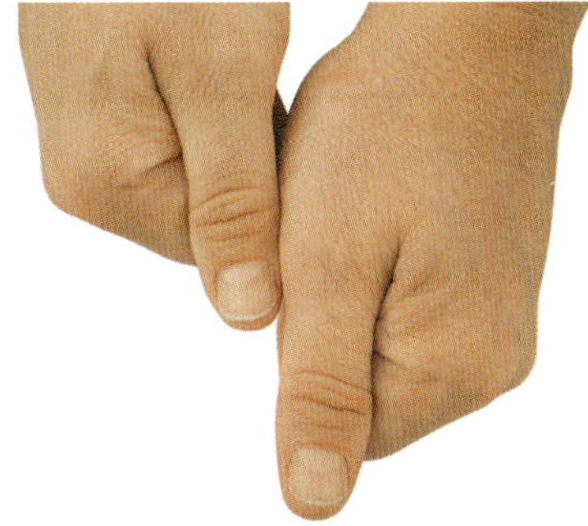

Armlängentest Nein, Stress

Anfangsstress

- Beim »Ja« sind die Arme unterschiedlich lang. Du bist aus der Balance geraten. Deine Waage ist auf einer Seite bereits mit einem Gewicht beladen.

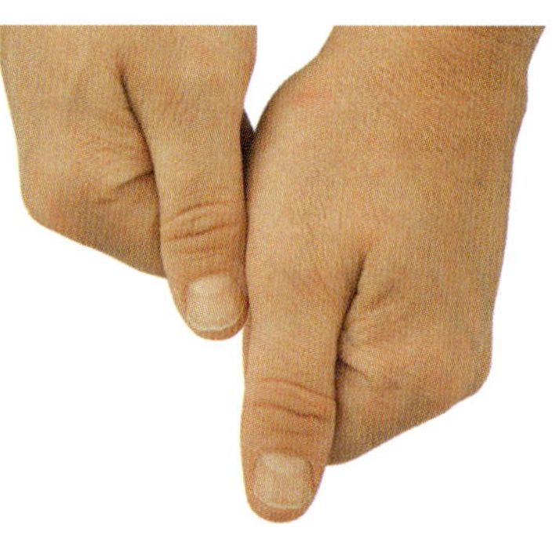

Armlängentest zeigt Nein-Stress bei Ja-Aussage

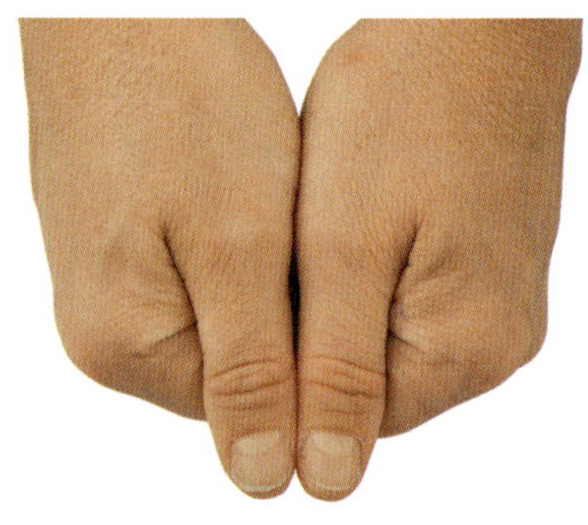

Armlängentest zeigt scheinbar Ja-Balance bei Nein-Aussage

- Nun legst du mit dem »Nein« auch noch ein Gewicht auf die andere Seite. Die Waage sieht wieder gleich aus, obwohl sie mit Gewichten auf jeder Seite beladen ist. Für die mehr mathematisch denkenden Menschen: zwei mal nein ergibt ein ja.

Du musst dich erst einmal selbst behandeln!

- Nutze Farben, ätherische Öle, Tees, und im nächsten Kapitel zeige ich dir noch mehr Möglichkeiten.

Blockade oder Starre

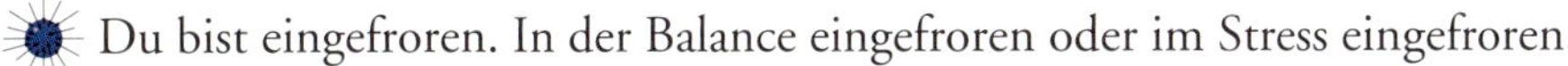

- Du bist eingefroren. In der Balance eingefroren oder im Stress eingefroren.

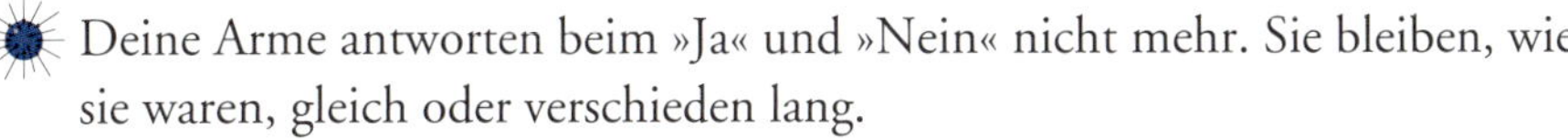

- Deine Arme antworten beim »Ja« und »Nein« nicht mehr. Sie bleiben, wie sie waren, gleich oder verschieden lang.

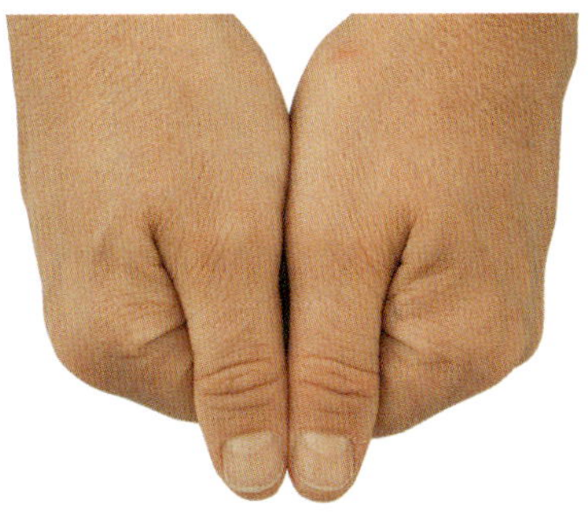

Armlängentest
Ja-Balance bei Ja-Aussage

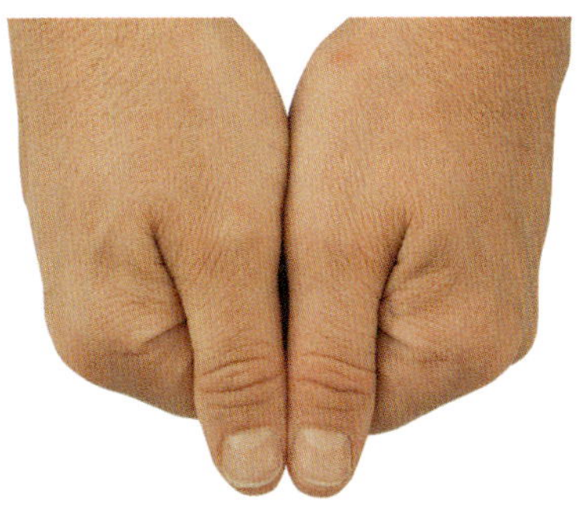

Armlängentest
Ja-Balance bei Nein-Aussage

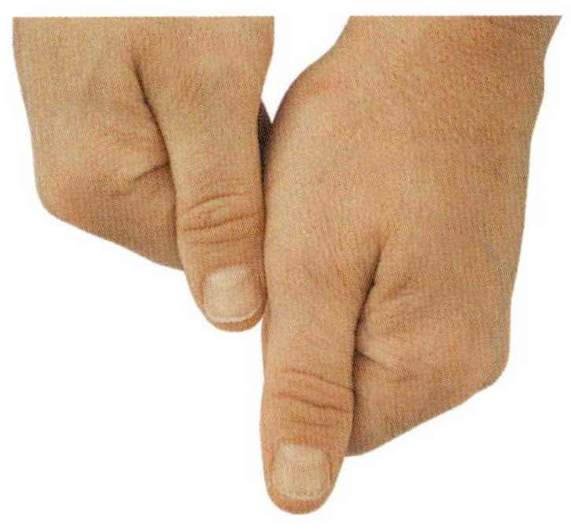

Armlängentest
Nein-Stress bei Ja-Aussage

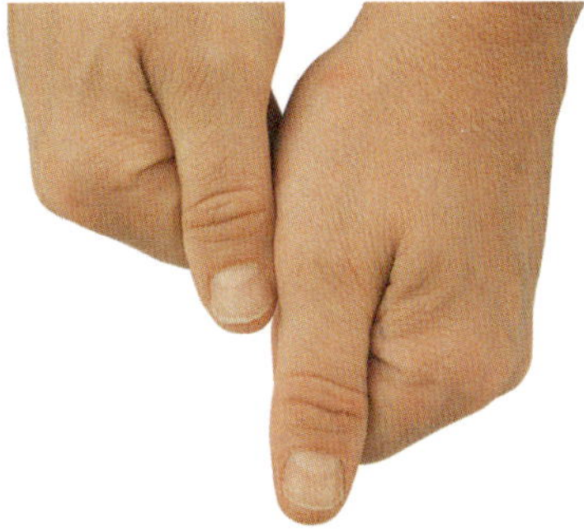

Armlängentest
Nein-Stress bei Nein-Aussage

Du musst dich erst einmal selbst behandeln!

Antwortmöglichkeiten des Armlängentests

Der Armlängentest kann mehr als nur »Ja« oder »Nein« sagen, er kann auch »Kleines Nein, geringer Stess«, »Großes Nein, großer Stress« sagen. Und er kann Allergie und Panik anzeigen.

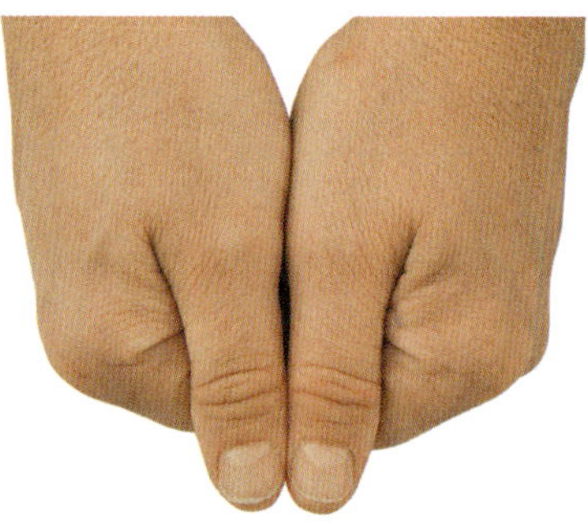

Armlängentest Ja-Balance

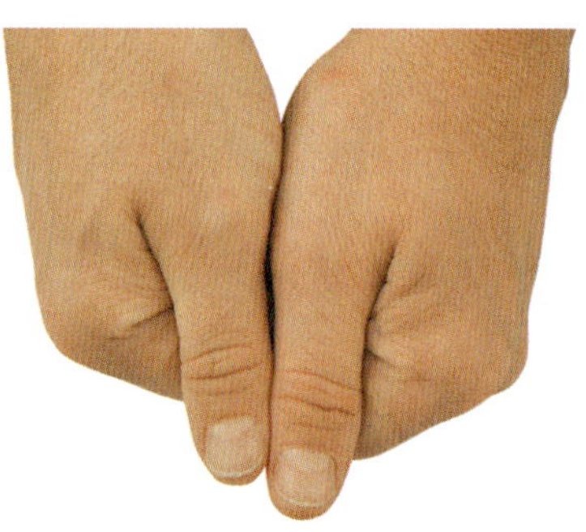

Armlängentest
kleines Nein – geringer Stress

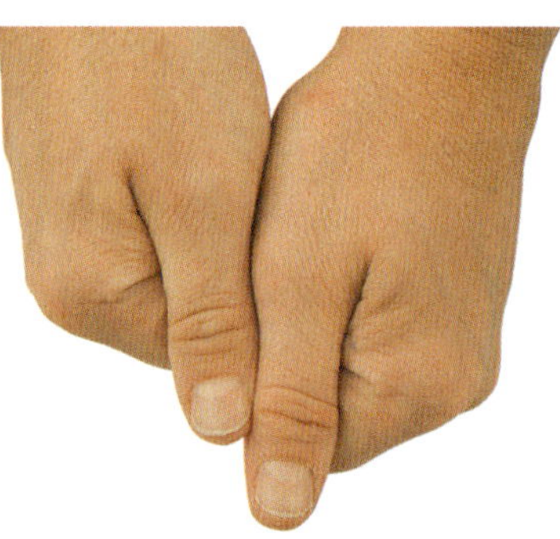

Armlängentest
mittlere Nein-Stress-Antwort

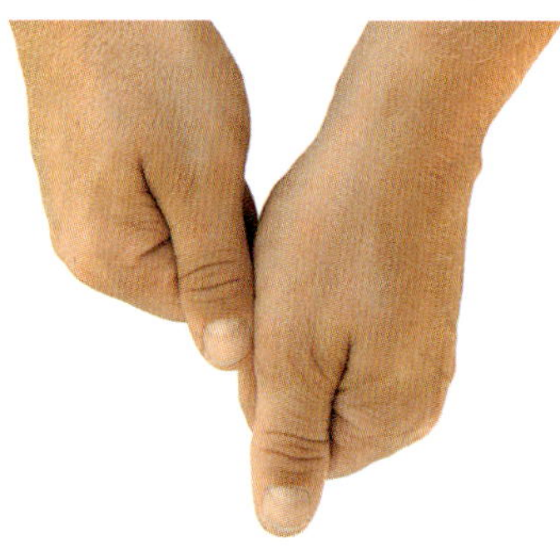

Armlängentest
große Nein-Stress-Antwort

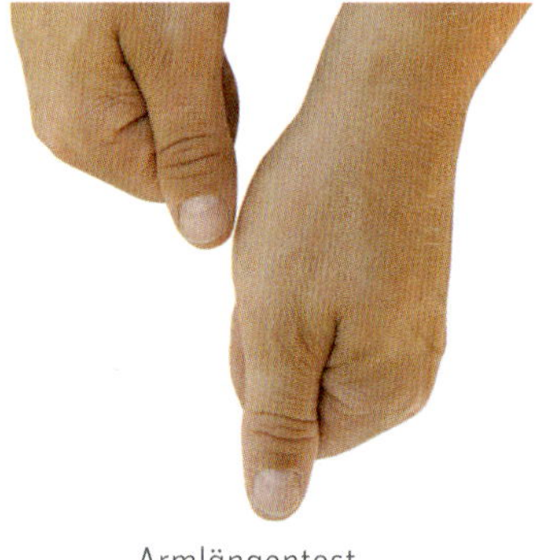

Armlängentest
Riesen-Nein-Stress-Antwort

Allergie oder Panik

Bei mehrfachen Tests direkt hintereinander wird die Differenz immer größer. Das kann durch eine Allergie oder eine emotionale Panik bedingt sein.

- Allergie ist es, wenn du gerade ein Nahrungsmittel, ein Shampoo, eine Zahnfüllung oder einen anderen Stoff testest, auf den du allergisch bist.

- Eine Panik ist es, wenn du an eine Situation denkst, auf die du panisch reagierst.

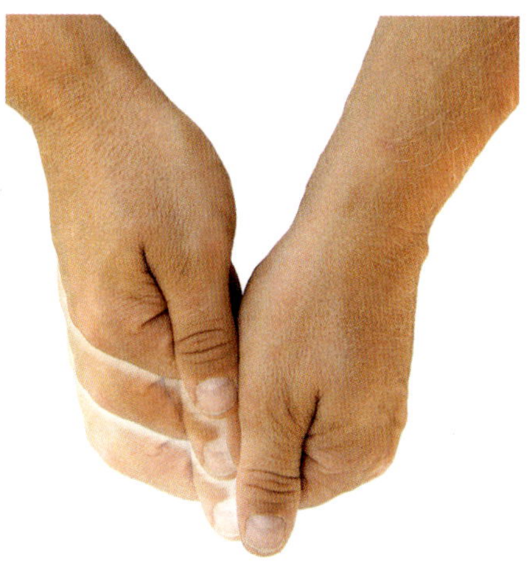

Armlängentest Allergie-Panik Antwort

Ja/Nein oder Balance/Stress

Wie sind die Antworten der Arme zu werten? Das hängt davon ab, was du testest:

- Wenn du mit Aussagen testest wie »Ich tue dies …«, dann bedeuten gleich lange Arme beim Test »Balance. Es tut mir gut«.
  Verschieden lange Arme jedoch: »Stress. Es tut mir nicht gut.«

  Mit diesen Aussagen kannst du bereits als Anfänger sicher testen.

- Wenn du mit Fragen testest wie »Soll ich das … tun?«, »Schadet mir das …?«, hängt die Wertung der Antwort der Arme ganz von deiner Fragestellung ab.
  Der Test kann nur »Ja« oder »Nein« sagen.
  Schadet es dir wirklich, sind die Arme gleich lang, der Körper sagt »Ja«.

Die Variante, Fragen zu testen, empfehle ich denen, die schon sicherer mit dem Test sind und sich vorher schon überlegen, wie die Antwort zu werten ist.

Wertung der Testantwort

Bei Aussagen:

- Die Arme sind gleich lang: Balance. Es tut mir gut.
- Die Arme sind verschieden lang: Stress. Es tut mir nicht gut.

Bei Fragen:

- Die Arme sind gleich lang: Ja, das ist richtig.
- Die Arme sind verschieden lang: Nein, das ist falsch.

Die Intuition

> »Ich begann zu erkennen, dass intuitives Verständnis und Bewusstsein bedeutungsvoller waren als abstraktes Denken und intellektuelle logische Analyse.«
>
> *Steve Jobs*

Das Wahre können wir nur mit dem Herzen sehen. Unser Verstand geht gleich in die Analyse, in die Wertung und macht den Vergleich.
Wenn wir uns als Instrument verstehen, eine höhere Kraft anerkennen und ihre Intelligenz durch uns wirken lassen möchten, so ist unsere Intuition der göttliche Autopilot.
Unser Fühlen und inneres Wahrnehmen haben eine größere Weite, können sich in mehr Dimensionen frei bewegen als der Verstand.
Der fliegende Adler sieht mehr und erfasst ein größeres Bild als der Jäger mit dem besten Fernglas.

innerwise ist ein rein intuitiv anwendbares System. Deshalb können es auch schon Kinder mit drei Jahren erfolgreich anwenden. Die Kinder sind noch frei, *innerwise* mit ihren Sinnen zu entdecken. Erwachsene müssen oft die Prägungen, Wertvorstellungen, Schutzpanzer und den ganzen »Mindfuck«, wie etwas zu sein habe, wieder loslassen, ehe sich ihnen *innerwise* mit seinem vollen Potenzial erschließt.
Also mein Tipp:
Vergiss den Kopf, vertraue dem Herzen. Vertraue deinem ersten Gefühl, den Worten und Bildern, die in dir entstehen.
Das zweite, vom Verstand kontrollierte, zurechtgestutzte und dann freigegebene Bild, Wort, Gefühl ist wertlos.
Wenn du andere Menschen behandelst, sprich aus, was auch immer in dir entsteht, durch dich kommt. Habe den Mut dazu. Der Patient kann damit immer etwas anfangen und sieht sich im Innersten gesehen und verstanden.

Imago – Imagines – Imagination

> »Der Geist ist der Herr, die Imagination das Werkzeug und der Körper der bildsame Stoff.«
>
> *Paracelsus: De morbis invisibilis*

Die analytische Psychologie bezeichnet Imago als unbewusste Erinnerungsbilder, die in der frühesten Kindheit gebildet wurden und das spätere Leben beeinflussen. Dabei wird die Imago vor allem auf Personen bezogen.
In den letzten zehn Jahren haben wir eine Art der virtuellen Aufstellung entwickelt, die wir als *innerwise*-Imago bezeichnen, in Öffnung des Begriffs und in Anerkennung seines Vaters, Prof. C. G. Jung.
In den virtuellen Aufstellungen bewegen wir uns frei in Raum und Zeit und sehen Räume, Energien, Menschen und Systeme als Konstellationen und Bilder und können auf einfachste Art die Bilder verändern und klären: mit Hilfe der Heilenergien.

Immer wenn ich in unübersichtlichen Situationen bin, sehe ich mir innerlich die Bilder dazu an oder zeichne die Situation auf. Damit werden die wirkenden Kräfte, die aktuellen Positionen aller Beteiligten und sonst unsichtbare Einflüsse sichtbar. Diese Zeichnungen lassen sich ganz einfach mit dem Armlängentest kombinieren:
Steht die Person hier? Fehlt noch jemand? Wie groß ist die Person? Ist etwas zu viel auf dem Bild? …

innerwise-Imago ist eine hocheffektive Prozessarbeit, die von Patienten oft selbst durchgeführt wird und die der Therapeut mit Hilfe von *innerwise* so begleitet, dass sie optimal verläuft und sich am Ende die Ladungen auflösen. Damit wird das Feld verändert, und für alle Beteiligten kann es zu realen Veränderungen im Leben kommen.

Ihre Zeitdauer ist unterschiedlich. Von einer bis zwei Minuten bis zu einer halben Stunde ist alles möglich. Bei Bilderreisen weiß man nie, wo sie hinführen. Aber wir haben in all den Jahren erfahren, dass sich die Themen immer auflösen lassen.

Die Grundprinzipien

Ich habe noch keinen Menschen erlebt, der diese Technik nicht anwenden kann oder keine Bilder sieht

Viele Menschen vertrauen ihren Bildern nicht, und somit ist es die Aufgabe des

Therapeuten/Coaches, den Klienten zu bestärken und zu unterstützen. Notwendig sind eine entspannte Atmosphäre und Ruhe. Es ist dafür ein Heilraum notwendig.
Die äußere Gestaltung des Raumes ist nicht so wichtig, entscheidender ist die Fähigkeit des Therapeuten, ein unterstützendes Feld zu erschaffen, so dass eine Blase aus Raum- und Zeitlosigkeit den Therapeuten und Klienten umgibt.

Keine Stellvertreter

Anders als bei Familienaufstellungen gibt es bei der Imagoarbeit mit Patienten keine Stellvertreter, die Rollen übernehmen, sondern der Mensch sieht alle Bilder selbst. Damit entfällt auch das übliche Problem, dass die Stellvertreter in den Rollen hängenbleiben, denn sie nehmen dabei ein externes Feld in sich auf, oft eine Seele, und erlauben, dass sie sich durch ihren Körper, ihre Gefühle, ihre Stimme zeigen kann.
Bei Projekten und Situationen wird die Imago gezeichnet, und damit gibt es auch dabei keine menschlichen Stellvertreter.

Patient und Therapeut steigen in die Bilder ein und sehen oft gleiche Bilder

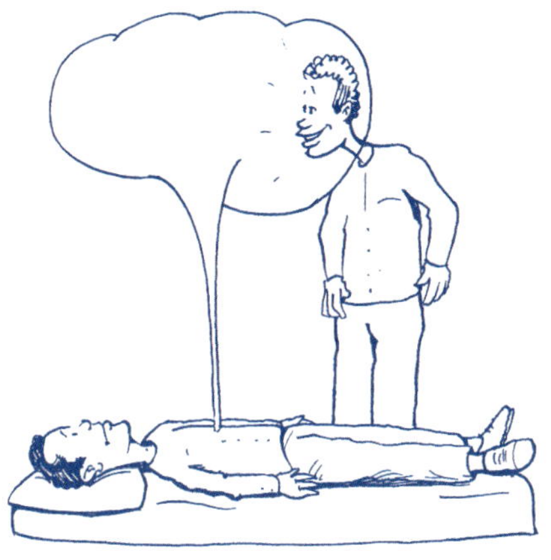

Ein guter Film kann kaum spannender sein!

Dadurch ist der Therapeut/Coach am besten in der Lage, den Patienten zu führen und aus dem Überblick heraus mehr zu sehen.

Die virtuelle Größe der Personen zeigt die Verantwortungshöhe an

Ist ein Kind in dem virtuellen Bild die größte Person, trägt es die Hauptverantwortung, da die Eltern dies nicht tun, obwohl es ihre Aufgabe wäre.

Eltern/Paare sollten die gleiche virtuelle Größe haben
Nur so können sie auf Augenhöhe miteinander sein.

Eltern sollten in der Mitte stehen und sich anschauen: in die Augen und in das Herz
Paare, die nebeneinanderstehen, sind wie Bruder und Schwester. In die Augen und das Herz schauen ist nicht möglich. Küssen und lieben auch nicht. Deshalb sollten sie voreinander stehen und sich aufeinander einlassen können.
Auch wenn sie sich getrennt haben, sind sie als Eltern für die Kinder verantwortlich, und das ist nur möglich, wenn sie auf Augenhöhe miteinander kommunizieren.

Kinder sollten immer kleiner als die Eltern sein und sich frei bewegen können
Sie sind frei von Verantwortung und brauchen deshalb nicht in der Mitte oder auf einem festen Platz stehen.

Großeltern gehören nicht in den Raum der Kernfamilie
Sie sind immer noch dann da, wenn sie ihren Kindern nicht zutrauen, selbst Eltern zu sein.
Die Großeltern liebevoll wieder zurück in ihren eigenen Raum zu begleiten ist hier der richtige Weg.

Feste Positionen im Raum
Oft sitzen zu Beginn die Personen am Tisch. Das steht für feste Rollen und Regeln und Unflexibilität. Es ist wichtig, die Beweglichkeit der Personen zu ermöglichen, sie aufstehen zu lassen, damit Veränderung geschehen kann.

Alle Möbelstücke, Teppiche und Gegenstände sind aus dem Raum zu entfernen
Davor sollte man immer unter und in alles schauen lassen (der Liebhaber im Schrank, das Familiengeheimnis unter dem Teppich, die Botschaft unter dem Stuhl). Danach am besten Stück für Stück aus dem virtuellen Fenster in ein großes Feuer werfen und verbrennen. Doch nichts erzwingen. Wenn sich das Mädchen unter der roten Couch versteckt, da der Opa mit einer Erektion davor steht, kann man nicht einfach die Couch entfernen, sondern muss zunächst den Opa nach Hause begleiten, wo er sich selbst befriedigen kann.

Erst verbal versuchen zu verändern; genügt das nicht, die Heilkarten verwenden

Bei der Imagoarbeit versuche ich immer, den Patienten verbal zu führen: »Kannst du deine Mutter bitten, näher zu kommen? Könntet ihr den Schrank aus dem Raum entfernen? …« Wenn das nicht mit Leichtigkeit möglich ist, verwende ich die Heilkarten. Niemals gegen einen Widerstand arbeiten. Dann erst den Widerstand mit den Heilkarten klären und danach fortfahren mit der Arbeit.

Kindern in Imagoarbeiten nie die Verantwotung für andere übertragen

Hier ein Beispiel eines schweren Missbrauchs in einer Aufstellungsarbeit, wie sie nie geschehen sollte:

In einer Familienaufstellung nach Hellinger war eine Frau nicht in der Lage, ihre Situation zu klären. Der Aufstellungsleiter hat daraufhin die Person, die ihre damals zwölfjährige Tochter repräsentierte, gebeten, sich hinter die Mutter zu stellen und sie zu stützen.

Im realen Leben hat die Tochter in den folgenden Jahren viel Wut in sich auf die Mutter entwickelt, hat Drogen genommen und ist mit 16 Jahren ausgezogen. Als die Tochter 21 Jahre war, habe ich mit *innerwise* diesen spirituellen Missbrauch geklärt und die Tochter aus der Verantwortung entlassen, die Mutter stützen zu müssen. Am gleichen Tag meldete sich die Tochter wieder bei der Mutter. Sie zeigte noch zwei Tage Reinigungsreaktionen, und danach klärte und öffnete sich die Beziehung zwischen den beiden wieder.

Die Gesetze von Raum und Zeit gelten nicht mehr

Es ist nicht wichtig, wann und wo die Imago stattfindet. Verstorbene Personen sind genauso Bestandteil wie noch lebende. Eine vor 50 Jahren erfahrene Verletzung lässt sich immer noch im Damals auflösen; damit lassen sich das Erleben und Fühlen der 50 Jahre und des Jetzt radikal verändern. Die mittlerweile Verstorbenen empfangen als Seelen immer noch die Heilenergien, und oft hilft es ihnen dabei, endlich die Zwischenwelt zu verlassen und ihren Frieden zu finden.

Art der Imago festlegen durch die Bestimmung des Alters des Patienten in der Imago

Um festzulegen, welche Art von Imago durchgeführt werden soll, ist es am einfachsten, das Alter des Patienten in der Imago auszutesten. Damit ergibt sich, ob es sich um die Kernfamilie handelt, in der der Patient ein Kind ist, ob der Patient selbst schon erwachsen ist oder eine spezielle Imago durchgeführt wird.

Was ist erlaubt, was nicht?

Es ist nicht erlaubt, gegen Widerstand etwas erzwingen zu wollen. Die Bilder müssen sich mit Leichtigkeit ändern, und das ermöglichen die Heilkarten.

Manchmal wollen Patienten in ein Thema nicht schauen. Wenn das Testsystem und der Armlängentest jedoch bestätigt haben, dass daran gearbeitet werden sollte, ist es die Aufgabe des Therapeuten, dies dem Patienten zu vermitteln. Eigentlich muss man nur den Verstand des Klienten überzeugen, denn das Unbewusste hat ja längst »Ja« gesagt durch die Arme.

Der Therapeut hat die Verantwortung und die Aufgabe, frei von persönlichem Interesse und individueller Sichtweise aus dem Kugelblick heraus zu arbeiten und nur das zu tun, was sich auch richtig anfühlt. Richtig in Bezug auf den großen Plan, die Sinnlebung.

Weitere Inspirationen

1. Wer steht wo, wer ist nicht im Raum? Beschreibe den Raum. Wie ist das Licht, wie die Luft? Welche Möbelstücke sind im Raum?

2. Was befindet sich unter dem Teppich? Öffne die Klappe im Boden und schaue hinein. Da sitzt mein Vater, und er hat ein Papier in der Hand. Lass ihn vorlesen, was darauf geschrieben steht.

3. »Stelle dir die Frauen der letzten sieben Generationen in einem Raum vor.«

4. Zeichne dein Projekt auf.

5. »Male deine Firma auf dieses Blatt Papier, ganz intuitiv, so wie es sich anfühlt.

6. Wo bist du, wo die Produkte, wo die Mitarbeiter, wo der Name? Zeichne alles ein.«

*inner**wise***-Imago-Techniken

Visualisierung

Bei Behandlungen verwenden wir normalerweise die Visualisierung. Dabei sieht der Klient die Bilder, und der Therapeut taucht mit ein.

Das Handtheater

Manchmal ist es wichtig, schnell einen Überblick über die Situation zu erhalten. Dazu kann man die Situation virtuell auf eine Hand stellen und diese mit geschlossenen Augen von allen Seiten betrachten. Auf der zweiten Hand kann eine andere Zeit zum Vergleich entstehen, oder ein anderer Mensch, und die Interaktionen werden sichtbar. Oft ist es auch wichtig, die Eltern auf die zweite Hand zu nehmen und die energetischen Verbindungen zu identifizieren.

Zeichnungen
Bei System-Imagines empfiehlt es sich, immer mit Zeichnungen arbeiten, um die Komplexität erfassen zu können. Nach dem ersten Ausgleichen mit den Heilkarten wird das Bild neu gezeichnet, und es ist oft wesentlich verändert. Dieser Prozess wird ein- bis zweimal durchgeführt, bis alle mit dem Ergebnis zufrieden sind. Dabei wird das System über das Bild behandelt, die Heilkarten auf das Bild gelegt. Am Ende wird das Ergebnis der Heilkarten in eine *innerwise*-Scheibe kopiert und als Klangsystem ins System gegeben.

Arten der *innerwise*-Imago

Das Jetzt
Das ist der aktuelle Zustand, eine Situation, ein Projekt.

Ein bestimmtes Alter
Mit dem Armlängentest lässt sich ermitteln, welches das optimale Alter zur Klärung und Heilung eines Themas ist. Dadurch ergibt sich auch, ob der Klient in der Kind- oder Erwachsenenrolle in der Imago ist.

Eine Situation
Situationen lassen sich am besten durch Zeichnungen erfassen.
Ein Blatt Papier, einen Stift und einfach einen Rahmen, der das System, die Situation darstellt. Dann in den Rahmen alle Komponenten intuitiv einzeichnen. Der Armlängentest gibt dazu alle nötigen Detailinformationen.

Ein Organ
Die Gebärmutter und das Herz sind die beliebtesten Organe dafür, es ist aber mit jedem anderen Organ auch möglich.
»Stelle dir vor, die Gebärmutter ist ein Raum. Beschreibe ihn. Welche Farbe hat er?«
»Der Raum ist schwarz und schwer. Gefüllt mit etwas Klebrigem.«
»Könnten das die Energien von ehemaligen Liebhabern sein?«
»Ja, das sind sie, aber nur von zweien.«
»Gib diese Heilkarten den beiden und bedanke dich für die Erfahrung.«
»Jetzt wird es hell und leicht darin.«
»Wie sind die Wände? Was ist an der linken Wand?«
»Das ist ein Loch.«

»Und wenn du dort hineinschaust, was ist darin verborgen?«
»Am Ende des Ganges ist das Kind, das ich vor 17 Jahren abgetrieben habe« … Es wird so lange gearbeitet, bis der Raum lichtdurchflutet, leicht und schön ist.

Ein System, Projekte, Firmen
Die idealen Objekte für Zeichnungen sind Systeme. Ihre Vielschichtigkeit ist die Besonderheit und Herausforderung. Therapeuten/Coaches, die sich mit Imagoarbeiten bei Menschen auskennen, reichlich Erfahrung gesammelt haben und eine Vorliebe für Multitasking haben, werden sich hier so richtig austoben können. Sie müssen an alles denken:
Vom Chef über Produkte, Gebäude, Händler, Geldgeber, Kunden bis hin zur Reinigungskraft. Die Änderungen der energetischen Verhältnisse betreffen jeden, und der Coach muss alles überschauen können, wissen und fühlen, was an Punkt Z passiert, wenn er an Punkt A eine Veränderung vornimmt. Die Zeichnungen nehmen am besten die Auftraggeber der Arbeit, die immer die Verantwortlichen für das System sein müssen, selbst vor. Für diese Arbeit empfehle ich eine spezielle Ausbildung beim *innerwise*-Institut, in der man lernt, der hohen Verantwortung auch gerecht werden zu können.

Beispiele für *innerwise*-Imagoarbeit

Zeichne deine Familie
Bei einer Therapeutin gab es Probleme mit der 14-jährigen Tochter und in der Partnerbeziehung.
So habe ich sie ihre Familie zeichnen lassen. Das Bild klärte die Situation auf:
Der Partner stand nicht mehr neben ihr in der Mitte, sondern war nach links oben weggerutscht. Die 14-jährige Tochter hatte seinen Platz eingenommen und war übermäßig groß.
Der kleine Bruder hatte sich nicht nur im Leben, sondern auch im Bild zurückgezogen.
Ursache des Ganzen war ein drittes Kind, das früh gestorben war und die ganze Familienkonstellation immer noch blockierte.

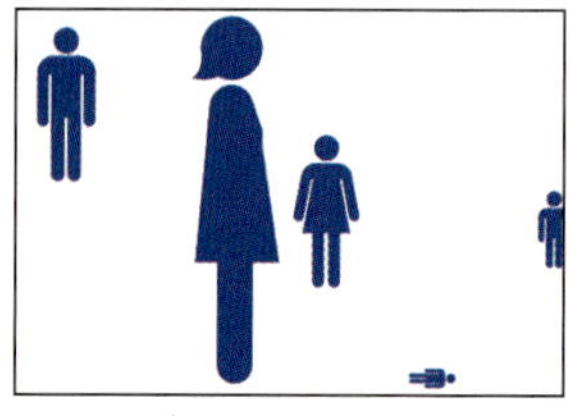
Ausgangssituation

Nach Übergabe von Heilkarten für dieses dritte Kind konnte die 14-jährige Tochter an ihren Platz gehen, der Partner seinen in der Mitte neben seiner Frau einnehmen und der Junge näher herankommen.

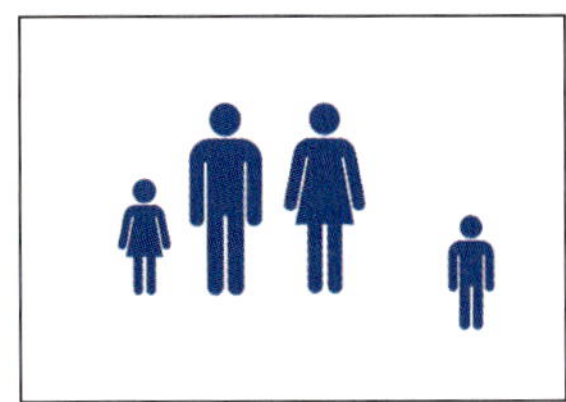

Zwischenschritt

Doch das Bild fühlte sich immer noch nicht gut an, etwas fehlte, und das haben wir mit den Heilkarten ausgeglichen. Daraufhin tauschten Mann und Frau die Plätze, und es entstand eine stabile Harmonie.

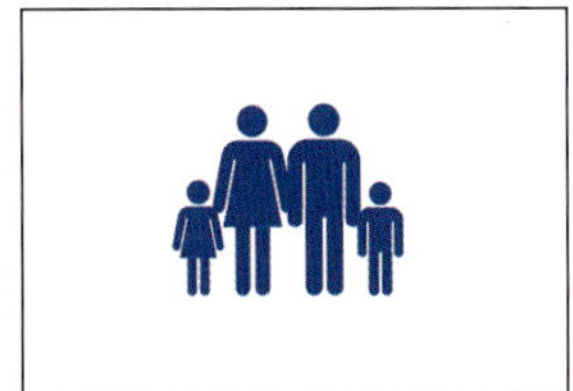

Endsituation

Die Kinder haben unsere energetische Arbeit sofort über die Ferne (2600 Kilometer Luftweg) wahrgenommen, und das Leben der Familie änderte sich mit diesem Tag.
Die 14-Jährige war so rebellisch gewesen, da sie die Verantwortungsrolle des Vaters übernommen hatte, der den Tod des dritten Kindes nicht überwinden konnte. Diese Verantwortungsposition, diese Erwachsenenrolle, hatte das Mädchen völlig überfordert.

»Schließe die Augen und beschreibe, was du siehst.«
Ein Mutter kommt mit einer sechsjährigen Tochter, die an einer schweren Niereninsuffizienz leidet und demnächst Dialyse bekommen soll.
Die Mutter liegt auf der Liege, ich lasse sie die Augen schließen und bitte sie, den Raum der Familie zu beschreiben.
»Ich stehe in der Mitte. Mit der rechten Hand halte ich mich am ersten Mann (dem Vater der sechsjährigen Tochter) und mit der linken Hand halte ich mich an meinem jetzigen Partner fest. Würden die Männer mich nicht halten, würde ich umfallen.

Vor mir steht der Partner, mit dem ich zwischen den beiden Männern zusammen war. Unter ihm liegt meine Tochter, von ihm vergewaltigt.«
(In der Realität lauerte der Patientin dieser Mann, der im Bild vor ihr steht, immer noch hinter Häuserecken auf.)
Mit den ersten *innerwise*-Heilkarten ändert sich das Bild:
Die Tochter kann sich von dem Mann lösen und Schutz hinter ihrer Mutter suchen.
Mit den nächsten Heilkarten versuchen wir, den Mann vor ihr aus dem Raum zu bekommen, was nicht gelingt. Erst nachdem ich die Patientin gebeten habe, die Mutter dieses Mannes mit in den Raum zu holen, ist es möglich, Mutter und Sohn mit Hilfe der Heilkarten aus dem Raum zu bringen.
In diesem Moment kann die Frau die beiden Männer loslassen.
Nach weiteren Heilkarten kann sie sich dem jetzigen Partner zuwenden, ihre Tochter in den Arm nehmen und das neugeborene Baby zusammen mit dem Partner tragen.
Die Nieren der sechsjährigen Tochter sind danach geheilt, und mittlerweile ist sie völlig gesund.

»Stelle dir vor, du bist fünf Jahre alt, und nun beschreibe mir den Raum deiner Familie.«
»Ich stehe in der Ecke, meine Oma in der Mitte des Raumes, und meine Mutter sitzt auf einem Stuhl neben ihrer Schwiegermutter.«
»Wo sind dein Vater und dein Bruder?«
»Meinen Vater sehe ich nicht, mein Bruder versteckt sich in einer Ecke.«
»Wie ist der Raum? Welche Möbel gibt es?«
»Der Raum ist dunkel, es steht ein alter Ofen an der Wand.«
»Schau im Ofen nach, was drin ist.«
»Es ist nichts drin.«
»Dann entferne den Ofen aus dem Raum.«
»Als ich das Ofenrohr aus der Wand ziehe, kommt ein Foto zum Vorschein, das dort versteckt ist.«
»Was sieht du auf dem Foto?«
»Die Familie meiner Oma an einem Grab.«
»Frage deine Oma, wer dort begraben liegt.«
»Sie sagt, es sei ihr Bruder, der ermordet wurde.«
»Übergib die Heilkarten deiner Oma, damit sie diese der Seele ihres Bruders gibt.«
»Sie tut es, und er nimmt sie an. Jetzt wird der Raum ganz hell, und mein Vater steht in der Tür.«

»Diese Heilkarten sind für deine Oma, damit sie endlich ihrem Sohn vertraut, eine Familie führen zu können.«
»Nun verlässt meine Oma den Raum, sie geht zurück in ihren eigenen Raum. Und mein Vater kommt in die Mitte. Meine Mutter steht auf, und mein Bruder kommt zu mir.«
»Sind deine Eltern nun gleich groß?«
»Vater ist noch größer.«
»Diese Karten sind für deine Mutter.«
»Nun sind sie gleich groß und schauen sich an.«
»Wie geht es euch Kindern?«
»Wir spielen herum und sind glücklich.«

Imago aus Sicht einer Patientin

Vorwort der Therapeutin

Diese Mutter (Sitzungserlebnis im Anhang) kam zu mir, nachdem ich mit ihrer Tochter gearbeitet habe. Die Tochter ist 21 Jahre alt und seit ihrem 14. Lebensjahr in psychologischer Behandlung. Grund: Der Ex-Partner ihrer Mutter hat sie über längere Zeit körperlich misshandelt, worauf sich die Mutter von ihm trennte. Ab dem neunten Lebensjahr wurde sie vom Onkel (Bruder der Mutter) sexuell missbraucht. Seitdem bestehen keinerlei Kontakte zu Onkel und Großmutter, da beide das Kind bis heute beschuldigen, dass es lüge. Heute hat die Tochter einen Freund, der sie schlägt, aber sie kommt nach eigenen Angaben nicht von ihm los, da sie nicht alleine sein kann.

Die Psychologin hat bis dato nur mit der Tochter gearbeitet. Ich habe ihnen geraten, zusätzlich mit der Mutter zu arbeiten, auch wenn das Kind schon erwachsen ist.

Seit den beiden Sitzungen, eine mit Mutter und eine mit Tochter, kann die Tochter alleine in ihrer Wohnung bleiben und ruft die Mutter nicht wegen jeder Kleinigkeit an. Der Kontakt zum Freund hat sich sehr stark reduziert. Die Mutter macht sich nicht mehr so große Sorgen und kann das Kind erwachsener werden lassen.

Da die Mutter so schöne Bilder bei der Sitzung hatte, bat ich sie, die Sitzung für das Buch aufzuschreiben.

Imago-Erlebnis der Patientin – Rückzugsort

Ich ging einen langen, schmalen Gang entlang. Ich hatte keine Ahnung, wie ich hierhergekommen war. Vor einigen Sekunden war ich noch in ein Gespräch mit einer Frau vertieft, bevor sie mich bat, mich hinzulegen und die Augen zu schließen. Nun setzte ich einen Schritt vor den anderen, in angespannter Erwartung darauf, was passieren würde.

Der Gang war mit graugrünen Wandfliesen bedeckt und der Boden mit einem sehr glatten und strapazierfähigen Belag ausgelegt. Oberhalb der gekachelten Wände begann eine weißgetünchte Wand, die in eine gewölbte Decke überging, von der hellleuchtende Neonröhren ihr Licht abgaben. Es schien mir ein langer Spitalsgang zu sein, doch ganz sicher war ich mir nicht, denn am Ende des Ganges befand sich eine schwere alte Holztür, die so gar nicht in das Bild eines Spitals passte.

Ich wurde aufgefordert, diese Tür zu öffnen und zu schauen, was sich dahinter verbirgt. Eigentlich hätte diese Tür beim Öffnen ein knarrendes Geräusch von sich geben müssen, doch ich hörte nichts: Rund um mich war es sehr still. Keine unangenehme, drückende Stille, sondern eine ruhige, fast heilige Stille. Kaum hatte ich meine Hand ausgestreckt, um den Türknopf zu drehen, stand ich auch schon in einer Grotte. Direkt vor mir, am Ende der Grotte, ermöglichte ein einziges hell strahlendes Licht die Sicht auf den Raum. Vor dem Licht stand in der hinteren Raumhälfte ein hölzerner, antik aussehender Sarg auf einer Art Altar aus glattpoliertem Stein. Die Szenerie hatte etwas von einem geschlossenen Reliquienschrein, zu dem nur ich Zugang habe. Ich blickte mich um: Die Wände waren aus grauem Stein und traten durch die Präsenz des erleuchteten Altars ganz in den Hintergrund. Irgendwie schaffte ich es nicht, noch weiter in diesen heiligen Raum zu treten. Unhörbar hatte sich die Tür hinter mir geschlossen, und ich war in der Grotte ganz allein. »Wer liegt in diesem Sarg?« Meine Mutter, schoss es mir durch den Kopf, doch erst, als mich eine Stimme aufforderte, in den Sarg hineinzusehen, setzten sich meine Beine in Bewegung. Langsam stellte sich ein Gefühl der Beklemmung ein, aus Angst davor, wirklich zu sehen, wer in diesem Sarg lag. Doch ich spürte, dass es keinen Weg zurück gab, ich konnte nur vorwärtsgehen und sehen, was zu sehen war. Irgendwie war ich ja auch neugierig und fand dieses Abenteuer spannend. Wo würde es mich hinbringen?

Als ich vorne angelangt war, konnte ich sehen, dass der Sargdeckel noch nicht auf dem Sarg lag. Ich spähte vorsichtig und jetzt wieder angsterfüllt in den Sarg. Ein Auge hatte ich geschlossen, um mir vorzumachen, dass ich vielleicht so nicht alles sehen musste, was sich darin verbarg, doch es half nichts, auch mit einem Auge sieht man, was man sehen muss. Als mein Blick auf das Gesicht des Toten fiel, war ich einerseits erleichtert und andererseits total überrascht. Damit hatte ich nicht gerechnet. Es war nicht meine Mutter, sondern der Vater meines Sohnes, zu dem ich seit dessen Geburt keinen Kontakt mehr habe. Sein Verhalten gegenüber meiner Tochter und mir während unserer dreijährigen Beziehung, die mittlerweile schon eine mehr als 17-jährige Ewigkeit her war, war von Gewaltausbrüchen und Misshandlungen geprägt.

Er lag da, wie ich ihn vor Jahren gekannt hatte: ein glattes, makelloses Gesicht und ein großer, kräftiger Körper, der in einem dunklen Anzug steckte. Anfangs schien es mir, als ob er nur schliefe, doch dann wurde mir klar, dass er tatsächlich tot war. Seine Haut war wächsern, die Augen geschlossen, und die Mundwinkel schienen leicht nach unten zu hängen. Das Bild hatte etwas Friedliches an sich, und ich fühlte mich zum ersten Mal nach langer Zeit von dem Druck, den oft schon die bloße Erwähnung seines Namens in mir hervorgerufen hatte, befreit. Er hatte keine Macht mehr über mich, denn er war tot. Ich fühlte mich weder traurig noch euphorisch, noch kamen die bitteren Gefühle, die ich mit ihm verbunden hatte, hoch. Es war gut so, wie es war. Ich drehte mich um, um diesen Raum, der offenbar sein Aufbahrungsort war, zu verlassen. Doch die Stimme sagte zu mir: »Nein, nicht du hast diesen Raum zu verlassen, sondern er. Es ist dein Rückzugsort.«

Ich war verdutzt. Wie sollte denn das funktionieren? Ich konnte doch nicht alleine den Sarg aus dieser Grotte hinaustragen. Bevor ich noch weiter nach einer Strategie suchen konnte, öffnete sich die schwere Holztür, und einige Männer in Livree kamen zur Tür herein. Ohne mich anzusehen, es schien sogar, als ob sie mich gar nicht wahrgenommen hatten, traten sie zum Sarg, schlossen ihn mit dem daneben liegenden Sargdeckel und trugen ihn stillschweigend zur Tür hinaus. Die mächtige Holztüre fiel lautlos zu, und nun war ich wirklich allein in diesem Raum. Ich wandte mich wieder Richtung Steinaltar und dem dahinter flackernden Licht zu. Die Lichtquelle war eine Fackel, die in einer Halterung steckte, die wiederum an einer Holzwand befestigt war. »Hat sich etwas in diesem Raum verändert?«, hörte ich die Stimme fragen. Langsam streifte mein Blick durch die Grotte. Ja, die Wände und die Decke waren nicht mehr ausschließlich aus grauem Stein. Dazwischen funkelte und glitzerte es immer wieder, als würden unzählige Edelsteine, vom Schein der Fackel erleuchtet, ihren Beitrag zur Vertreibung der diffusen Dunkelheit in dieser Grotte leisten. Fast kam ich mir vor wie in einer Geschichte von Adalbert Stifter auf Besuch bei Zwergen im Inneren eines Berges. Doch irgendetwas störte meine Empfindung von meinem Rückzugsort. Er war zwar schön, doch ich fühlte, dass es nicht mein Ort war. Trotz des atemberaubenden Anblicks der funkelnden Edelsteine war ich niedergedrückt. Es gab hier keine Fenster, durch die man hinausblicken konnte, und auch keine Tür außer jener, durch die ich hereingetreten war, aber aus irgendeinem Grund schien das kein Weg hinaus mehr zu sein.

Die Stimme forderte mich auf, die Grotte noch einmal genau zu untersuchen. »Gibt es noch finstere Winkel?« Instinktiv ging ich auf die Holzwand zu, an der die Fackel hing. Beim Näherkommen bemerkte ich, dass es nur eine schmale Wand aus Brettern war, an deren Rückseite der fast runde Grottenraum weiterging. Hinter dieser Wand war es tatsächlich finster, und ein erdiger Geruch stieg in meine Nase.

Plötzlich sah ich eine kleine, einfache Holztür mit dunklen eisernen Beschlägen, die in der Steinwand dahinter eingelassen war. Ohne groß zu überlegen, wusste ich, dass ich durch sie aus diesem Raum ins Freie kommen würde. Ich drückte die Klinke, und da war es: mein Reich.

Ich stand auf einer niedrigen Anhöhe und blickte in ein kleines grünes Tal hinunter. Der Weg vor der Tür, durch die ich eben getreten war, schlängelte sich einen sanften Hügel hinunter. Das Gras stand hoch, und es roch nach einer buntgemischten Blumenwiese. Zügig schritt ich meinem eigentlichen Ziel entgegen, einem stillen, ruhigen Teich. An dessen rechter Seite stand ein gewaltiger Baum mit ausladenden, biegsamen und zugleich stabilen Ästen. Am Fuße des Baumes ließ ich mich ins weiche, kuschelige Gras nieder. Es waren lauter kleine grüne Polster, die sich an meine Haut schmiegten und meinem Gesäß ein sanftes Kissen boten. Mein Rücken berührte den rauhen Baumstamm, der mich stützte und an den ich mich anlehnen konnte, ohne dass es mir hart vorkam. Ich hatte alle Zeit der Welt.

Ich saugte meine Umgebung in mich auf, die mich immer wieder neu entzückte. Der Teich war umgeben von sanften grünen Hügeln, durch die sich unzählige Wege schlängelten. Wege, die hinaus aus diesem beschaulichen kleinen Fleckchen Erde führten. Das Schönste war jedoch der Himmel über mir, der sich blau im Wasser des Teiches spiegelte. Die Sonne strahlte eine milde Wärme vom Himmel, und manchmal wehte ein leichter Windhauch über meine Arme. Fast wäre ich in diesem angenehmen Gefühl ganz versunken, wenn mich nicht die Stimme aus meinen Träumen gerissen hätte. Schließlich hatte ich ja noch eine Aufgabe zu erfüllen.

»Siehst du jemanden in dieser Gegend? Gibt es andere Menschen?« Ich stand auf und ging an das Ufer des Teiches. Ja, da war noch jemand: mein Bruder. Der Mann, der mein Vertrauen missbraucht hatte – und meine Tochter. Er war ein Eindringling in meinem Reich, und mit dieser Erkenntnis fühlte ich mich absolut nicht wohl. Ich stand dieser Tatsache sowie meinem Bruder hilflos gegenüber, und da war wieder diese Stimme: »Wie war dein Verhältnis zu deinem Bruder früher?«

»Sehr gut, wir haben zusammengehalten«, und Tränen bahnten sich ihren Weg aus meinen Augen über meine Wangen ins Freie. »Schau deinem Bruder in die Pupillen, verzeih ihm, was er getan hat. Verzeihen heißt nicht gutheißen, sondern ihm seine Verantwortung für das Geschehene zu übergeben, und dann zerschneide die Verbindung zu deinem Bruder und entlasse ihn.« Auf einmal bemerkte ich, dass er mir genau gegenüber stand und von seinem Körper zu meinem dünne weiße Schnüre gespannt waren, die an mir durch kleine Haken befestigt waren. Ich hängte eine Schnur nach der anderen aus, doch mein Bruder rührte sich nicht. Er ließ es geschehen. Er sagte nichts, er tat nichts, er schien wie gelähmt. Seine Augen waren tot und sein Gesicht unbeweglich. Als ich die letzte Verbindung gelöst hatte, fiel er rücklings ins Wasser wie ein Stück Holz. Er versuchte nicht, zu schwimmen oder sich irgendwie ans Ufer zu retten, nichts, einfach nichts. Aus ihm war ein lebloses Stück Holz geworden, das auf dem Wasser trieb.

Aber wie sollte er hier wegkommen, ich wollte ihn nicht auf meinem Teich, auch nicht als totes Stück Holz treibend. Der Teich hatte keinen Ablauf, durch den er hätte wegtransportiert werden können. Wieder kam mir die Stimme zu Hilfe: »Ist da vielleicht noch jemand? Jemand, der dir dabei helfen könnte?«

Da das Holzstück nach rechts wegdriftete, wandte ich auch meinen Kopf in diese Richtung und sah meine Mutter. Sie blickte mich wütend aus einiger Entfernung an, und sie kam näher. Ich fühlte mich von ihr bedroht, ihren Vorwürfen ausgesetzt, dass ich und meine Tochter lügen würden und wir die Familie zerstört hätten durch unsere Beschuldigungen meinem Bruder gegenüber. Neuerlich bat mich die Stimme, auch ihr in die Pupillen zu sehen und ihr für ihr Muttersein zu danken. Genauso, wie sie als Mutter gehandelt hatte, handelte auch ich als Mutter, um meine Kinder zu schützen. Wieder flossen Tränen aus meinen Augen. »Deine Mutter hat keine Macht mehr über dich. Du kannst dich lösen und sie in Liebe entlassen. Sie übernimmt für ihre Taten und Handlungen die Verantwortung.«

Es fühlte sich gut an, es fühlte sich richtig an. Ich war meiner Mutter dankbar für ihr Muttersein, auch wenn ich vieles vermisst hatte als Kind, doch sie konnte nur so handeln, wie sie gehandelt hatte. Im Bruchteil einer Sekunde erkannte ich, dass es so, wie es war, wichtig und richtig war für meine Entwicklung.

Meine Mutter drehte sich um und ging das Ufer entlang. Immer wieder versuchte sie, das Stück Treibholz aus dem Wasser zu fischen, bis es ihr schließlich gelang. Sie klemmte sich das Stück Holz unter den linken Arm und ging langsam und mit gebeugtem Kopf in Richtung der rechten Hügelkette davon. Ich sah ihr so lange nach, bis sie zwischen den grünen Hügeln mit ihrer »Beute« unter dem Arm verschwunden war.

Nun störte nichts mehr mein geliebtes Stück Erde, und auf einmal konnte ich noch andere Dinge entdecken, die ich vorher nicht wahrgenommen hatte. Auf der linken Seite des Teiches, etwas abseits des großen Baumes, war eine kleine Holzhütte, vor der mein Mann stand. Er blickte zu mir herüber, und ich hatte das Gefühl, dass er mich nun endlich bei sich haben wollte. Doch ich war noch nicht bereit, nach Hause zu gehen. Es störte mich sogar, dass er mich mit seiner überfürsorglichen Art unter Druck setzte. Ich liebte ihn, doch er sollte sich um sich selbst kümmern und mir einfach noch etwas Zeit bei meinem Baum lassen.

Ich blickte zu ihm, und die Stimme sagte: »Du bist nicht für mich verantwortlich, du musst dich nicht sorgen um mich. Ich kann meinen Weg jetzt alleine gehen. In unserer Liebe sind wir einander verbunden, doch ohne Abhängigkeiten. Die gemeinsame Zeit genießen wir und freuen uns aneinander im gegenseitigen Vertrauen.«

Mein Mann winkte mir zu und verschwand im Inneren der Holzhütte, die unbemerkt zu einem schmucken, heimeligen Holzhaus angewachsen war. Kurz darauf hörte ich ihn hämmern und ein Liedchen singen. Ich wusste, dass er hinter dem Haus damit beschäftigt war, sein Rad zu reparieren und sich schon darauf freute, damit eine schöne Tour zu fahren.

Unter meinem Baum stand jetzt eine Bank, auf die ich mich setzte. Ich überblickte von ihr aus meinen Rückzugsort mit Zufriedenheit. »Schau mal in den Baum«, flüsterte mir die Stimme zu. Und als ich nach oben blickte, sah ich meine Kinder, zuerst Jasmin und dann Flow, in den starken Ästen des Baumes hocken. Sie waren nicht wie Vögel, die auf den Ästen sitzen, sondern eher wie zwei Eichhörnchen, die herunterblickten. Ich hatte sie nicht da hinaufgeschickt. Sie hatten sich in den Zweigen des Baumes schutzsuchend verkrochen, während sie von oben aus beobachten konnten, was sich unten alles abgespielt hatte. Aufmunternd lächelte ich ihnen zu. Das war für sie das Zeichen, den Baum zu verlassen, denn nun brauchten sie sich nicht mehr zu fürchten. Ohne meine Hilfe kletterten sie geschickt herunter, nahmen sich bei der Hand und trollten sich mit beherztem Schritt davon. An unserem Haus vorbei schlugen sie den Weg durch die Hügel in Richtung ihres neuen Zuhauses ein. Ich wusste, sie würden uns immer wieder besuchen kommen, oder wir würden sie besuchen. Mein Rückzugsort war für sie offen, und nun, da es nichts mehr zu fürchten gab, wusste ich auch, dass sie gerne wiederkommen würden.

Eine kurze Weile blieb ich noch unter meinem Baum sitzen, doch dann war es für mich an der Zeit, nach Hause zu gehen. Ich kann ja immer wieder hierherkommen, wenn mir danach ist. Als ich nur noch wenige Schritte vom Haus entfernt war, trat mein Mann hinter dem Haus hervor und blickte mir mit freudiger Erwartung entgegen. Er lächelte mich an, und unsere Augenpaare begegneten sich. Ein warmes und unglaublich ruhiges, zufriedenes Gefühl durchströmte meinen Körper. Er legte den Arm um meine Schulter, und wir machten uns auf den Weg, unsere Kinder zu besuchen.

Lisa

»Verzeihen heißt nicht gutheißen, sondern ihm seine Verantwortung für das Geschehene zu übergeben.«

Wahrnehmen und spüren

Spüren kann jeder! Nur das Vertrauen in die Richtigkeit der Wahrnehmung müssen die meisten Menschen erst wiedererlangen.

Der einfachste Weg dazu sind die Selbstbeobachtung und das Spüren von Situationen sowie anderen Wesen.

Ich selbst übe es jeden Tag, so wie ein Pianist, um seine Fähigkeiten zu erhalten und zu verbessern. Und es geht am besten praktisch. Die folgenden Übungen stehen bereits in meinem Buch *Ein Kurs im Heilen.* Sie sind in vielen Jahren Kurserfahrung entstanden, und ich lade auch den Leser, der die Übungen schon kennt, ein, sie nochmals zu lesen und in sich zu spüren.

Reise in deinen Körper

Willkommen in der Welt deines Körpers.

Stell dich mit nackten Füßen hin. Entspanne deine Füße, deine Beine, dein Becken, deinen Bauch, deine Brust, deinen Nacken, deinen Kopf und stell dir deinen Lieblingsbaum vor.

Fühle seinen Stamm, seine Äste, Zweige, seine Blätter, seine Wurzeln. Spüre den Saft in

ihm aufsteigen und stell dir vor, du bist dieser Baum und es scheint die Sonne. Du siehst Wolken kommen, Regen befeuchtet dich, Wind bewegt dich.
Gehe mit der Aufmerksamkeit zurück in deinen Körper.

Spüre deine Füße, wie sie auf dem Boden stehen. Nimm wahr, ob die Last auf dem Vorfuß, der Ferse oder der Mitte ruht. Schwanke ein wenig nach vorn und hinten und nimm die Veränderungen wahr. Vergleiche beide Füße, tragen beide die gleiche Last, ist der Druck auf beiden gleich?

Nimm nun deine Schultern wahr. Mache einen tiefen Atemzug und achte nur auf die Bewegungen deiner Schultern, das Auf und Ab. Ist es auf beiden Seiten gleich? Atme weiter und vergleiche die Bewegung beider Schultern beim tiefen Atmen.

Spüre deine Augen. Du bist ganz bei deinen Augen und stell dir die kleinen Muskeln vor, die von hinten die Augen umgeben. Bewege nun deine Augen etwas und spüre, womit diese Muskeln im Körper verbunden sind.
Wie kannst du überall die Bewegungen deiner Augen im Körper spüren?
Spüre die Haare auf deinem Kopf, spüre, wie sie miteinander stehen und liegen.
Stell dir eine Feder vor, eine Daune, und mit ihr berührst du zart vom höchsten Punkt auf deinem Schädel ausgehend die Mittellinie deines Körpers: Stirn, Nase, Kinn, Kehlkopf, Brustbein, Nabel, Genitalien, After, Kreuzbein, die Wirbelsäule wieder hoch, Nacken und wieder zurück auf den höchsten Punkt auf deinem Schädel.
Lass die Energie ohne Feder auf dieser Linie mehrfach um deinen Körper kreisen.

Du wirst dir bewusst, dass du stehst, und spürst deine Oberschenkel, die Kraft in ihnen und die Spannung. Spüre deine Knie, deine Unterschenkel und deine Füße. Nimm den Druck in den Füßen wahr.
Ist er gleich, tragen beide Füße die gleiche Last?
Schwanke wieder ein wenig von der Ferse auf den Vorfuß und zurück und nimm alle Veränderungen im ganzen Körper dabei wahr.

Ziehe einen tiefen Atemzug durch die Nase ein. War die Atmung durch beide Nasenlöcher gleich stark?
Atme ruhig und tief und spüre, wie sich die Luft in den Lungen ausbreitet. Füllt sie beide Seiten gleichmäßig?
Nimm einen ganz tiefen Atemzug und achte besonders bei der Ein- und Ausatmung darauf, ob sich die rechte und die linke Brustkorbseite gleichmäßig heben und senken.
Atme ruhig weiter und spüre, ob sich beide Schultern gleichmäßig heben und senken bei der Atmung.

Atme in den Bauch und ins Becken. Spüre, wie sich der Atem dort ausbreitet, es ausfüllt. Atme in die Beine, bis hinab in die Fußsohlen.
In den Kopf, in die Augen und in die Ohren.
Atme in deine Arme und Hände.
Atme durch die Nase ein und durch deine Genitalien aus: durch die Scheide oder durch das Glied.
Atme durch deine Genitalien ein und durch die Nase aus.
Während du weiter ruhig so ein- und ausatmest, achte besonders auf deine rechte und linke Körperhälfte. Fühlen sie sich gleich an?
Nimm sie tief wahr.
Halte den Atem an und bleibe in der Aufmerksamkeit in den Körperhälften rechts und links.
Kehre zu einer ruhigen Ein- und Ausatmung durch die Nase zurück und lenke nun deine Aufmerksamkeit zu deiner Körpervorderseite und -rückseite.
Komme mit deiner ganzen Bewusstheit in deinen Kopf.
Deine Schädelknochen können sich alle etwas bewegen, sie tanzen miteinander. Du kannst den Tanz eines jeden Knochens spüren.
Die Energie gleitet auf beiden Seiten deines Kopfes herunter, und du spürst deine Kiefergelenke. Du kannst die Spannung in ihnen wahrnehmen. Vergleiche, ob sie auf beiden Seiten gleichmäßig ist, und öffne langsam deinen Mund ganz weit und schließe ihn wieder. Achte darauf, ob die Bewegung gerade nach unten geht oder der Unterkiefer zu einer Seite ausweicht.
Spüre in alle Zähne, nimm wahr, wohin jeder Zahn eine Verbindung im Körper hat. Beginne beim Oberkiefer und spüre jeden Zahn einzeln. Lass dir Zeit, damit du die energetischen Verbindungen wahrnehmen kannst.

Nimm den obersten Knochen deiner Wirbelsäule wahr, spüre, wie der Schädel auf ihm ruht. Gleite mit deiner Wahrnehmung Wirbel für Wirbel nach unten und nimm die Beweglichkeit eines jeden Wirbels wahr.
Wenn du am Steißbein angekommen bist, lass es tanzen, ganz sanft. Will es in alle Richtungen?
Schiebe dein Becken etwas nach vorn und dann nach hinten und spüre die Veränderungen im ganzen Körper.
Jetzt kannst du wieder auf den Füßen von der Ferse auf die Zehenspitzen schwanken und die Veränderungen im ganzen Körper wahrnehmen.
Schwanke nach rechts und links mit deinem ganzen Körper und spüre nach.
Kannst du dein Herz hören? Fühle es, fühle seinen Rhythmus.
Fühle den Rhythmus deiner Lunge, deinen Atem.
Fühle den Rhythmus des Schädels.

Fühle nun den Rhythmus deiner Leber, fühle, wie sie atmet.
Fühle nun den Rhythmus deiner Nieren, ihren Atem.

Nun bist du bereit, dich neu und ganz zu spüren.
Nimm die Sinfonie der verschiedensten Rhythmen all deiner Organe, deines ganzen Körpers wahr.
Atme tief in jeden Bereich deines Körpers ein und aus. Von den Haarspitzen bis zu den Fußsohlen.
Nimm dir Zeit, allen Bereichen den liebevollsten Atem zu spenden, den sie je von dir erhalten haben.

Gefühle erfahren

- Stelle dich hin und schließe die Augen. Du bist ein Tropfen Wasser und fällst in einen See. Es ist ein sehr ruhiger See, du siehst die Schwingungen, die du ausgelöst hast. Sie breiten sich über den ganzen See aus. All das Wasser weiß nun, dass du da bist. Und all das Wasser nimmt dich in sich auf und bietet dir einen unendlichen Raum des Erfahrens. Ein Raum, beschützt, geborgen, vertraut. Du bist zu Hause.
- Du spürst dich, deinen Atem, deinen Stand, deinen ganzen Körper, dein Energiefeld, deine Ausstrahlung, und du wirst nun auf eine Reise durch deine Gefühle gehen und dich dabei erfahren. Du wirst auf der Reise lernen, wie sich jedes Gefühl auf deinen Körper und dein Energiefeld auswirkt. Und du wirst danach in der Lage sein, allein aus der Betrachtung des Körpers eines Menschen zu spüren, was dieser Mensch fühlt.

- Sieh in dich hinein und erlaube, von den Gefühlen erfüllt zu werden:

Du bist geliebt
Fühle tiefe Zweifel in dir
Keiner liebt dich, du bist allein
Du spürt die Sehnsucht
Du spürst Glück
Neid
Wut
Enttäuschung
Du spürst deine Einsamkeit
Deine Feigheit

Deine Angst
Du spürst Schuld
Verzweiflung
Eifersucht
Hass
Selbstzweifel
Du bist tief traurig
Sehnsucht erfüllt dich
Du spürst die Liebe
die Lust
die Leidenschaft
Furcht überkommt dich
Schreck
Liebeskummer
Ärger
Genugtuung
Leid
Todesangst
Fühle die Lüge
den Ekel
den Hass
den Hochmut
den Dank
Mitgefühl erfüllt dich
Freude breitet sich in jede Zelle aus
Nimm ein Bad in der Liebe.
Nun bist du bereit, dich neu und ganz zu spüren.
Atme tief und spende jedem Anteil von dir den liebevollsten Atem, den er je erhalten hat.
Du bist wunderbar, so wie du bist, und du bist geliebt.

Wahrnehmungsfelder

Es gibt verschiedene Orte, wo wir wahrnehmen können:

- In einem anderen Menschen oder System.
- In uns. So als ob wir der andere Mensch oder das System wären.
- Auf realen oder virtuellen Bühnen: dem Handteller oder frei im Raum.

In einem anderen Menschen oder System

Dazu bleiben wir ganz zentriert in uns und tauchen gleichzeitig in den Menschen oder das System ein. Dadurch bleibt eine Distanziertheit erhalten. Diese Technik verwenden Menschen, die beginnen, die Wahrnehmungen zu üben, und noch vorsichtig sind.

In uns

Das kann man auch mit dem Wort Mitgefühl beschreiben. Mitfühlen können. Wir identifizieren uns völlig mit dem Menschen oder System und spüren so in uns, wie sich der oder das andere anfühlt. Es ist eine Art Verschmelzung miteinander. Ich frage Patienten immer vorher, ob ich sie wahrnehmen darf, denn es ist auch eine tiefe Berührung, die dabei stattfindet.

Und ist so, als ob man das Leben selbst fühlen und lesen lernen darf. Das größte Abenteuer, was auf Erden möglich ist.

In der Praxis schaffe ich es, mich pro Tag zehn- bis 15-mal so tief auf eine Behandlung einzulassen, und es erfordert eine hohe Konzentration, denn mit der Identifikation erfolgt die Analyse.

Stand, Haltung, Gefühle, Atem, Energieflüsse, Blockaden, Abkapselungen, energetische Vernetzungen ... eine Riesenfülle an Eindrücken.

Wer mit dieser intensiven Arbeitsweise beginnt, dem empfehle ich, sie nur drei- bis fünfmal täglich anzuwenden, um sich nicht zu überladen mit Eindrücken. Unser Nervensystem muss es erst trainieren, mit so viel Informationen umzugehen.

Und dann kann man sagen: »Nun weiß ich, wie es dir geht, wie du dich fühlst.«

Damit entsteht auch die Verbindung, die uns durch die Behandlung führt und die wir am Ende mit dem Kopieren der komponierten Heilsinfonie wieder komplett auflösen.

So werden auch wir als Therapeuten tief berührt und können entdecken und lernen.

Es wird andererseits auch klar, dass der Therapeut selber klar und zentriert und in seiner eigenen Identität sein muss, um diese Arbeit machen zu können. Deshalb gilt die Regel: Bevor du mit anderen arbeitest, gleiche dich selbst aus.

Sonst besteht die Gefahr, dass der Therapeut seine Themen auf den Patienten projiziert und ihn damit missbraucht, wie es viele Psychotherapeuten tun.

Es kann in Behandlungen passieren, dass sich eigene Themen des Therapeuten zeigen.

Dann muss der Therapeut die Behandlung kurz unterbrechen und sich mit dem *innerwise*-System selbst ausgleichen: Heilkarten ziehen, in die Hosentasche stecken und nach der Behandlung genauer nachschauen, was es mit dem Thema auf sich hat.

Es ist mir auch einige Male passiert, dass ich mich selbst als Therapeut nicht sofort ausgleichen konnte, wenn Themen in mir hochkamen. Dann habe ich die Behandlung unterbrochen, bin auf Toilette gegangen, habe ein Glas Wasser getrunken oder andere Therapeuten angerufen, um Hilfe zu bekommen. Dabei habe ich es immer offen mit dem Patienten kommuniziert: »Das Thema hat etwas in mir berührt, und ich benötige kurz Zeit oder Hilfe, bevor ich mit Ihnen weiterarbeiten kann.« Diese Sätze haben alle dankbar angenommen und mich verstanden. Denn gespürt haben sie es sowieso und konnten die Ehrlichkeit dann annehmen. Sie waren dankbar, dass sie mir so wertvoll waren und ich dafür sorge, dass sie die bestmögliche Qualität der Arbeit erhalten.

Auf realen oder virtuellen Bühnen

Es gibt Menschen und Situationen, die möchte man beim besten Willen nicht in sich spüren.

Wenn dies der Fall ist, nimmt man die Hand vor den Körper, dreht den Handteller nach oben und stellt den Menschen oder die Situation darauf. Wenn nötig, kann man auch einen Handschuh visualisieren, um es nicht berühren zu müssen, wenn es energetisch sehr unangenehm/schwarz ist.

Nun kann man den Menschen oder die Situation aus allen Richtungen betrachten und hat die Möglichkeit, auf der zweiten Hand den gleichen Menschen zum Beispiel vor fünf Jahren hinzustellen und beide zu vergleichen. Oder man stellt den Partner, Ex-Partner, Eltern oder Kinder auf die zweite Hand und beobachtet die Interaktionen.

Das geht auch ohne die Bühne der Hände, frei im Raum.

So lassen sich ganze Ahnenreihen und die stattfindenden Interaktionen betrachten.

Das Handtheater ist eine wunderbare Möglichkeit des schnellen Überblickes einer Situation. »Ich schaue es mir mal an…«

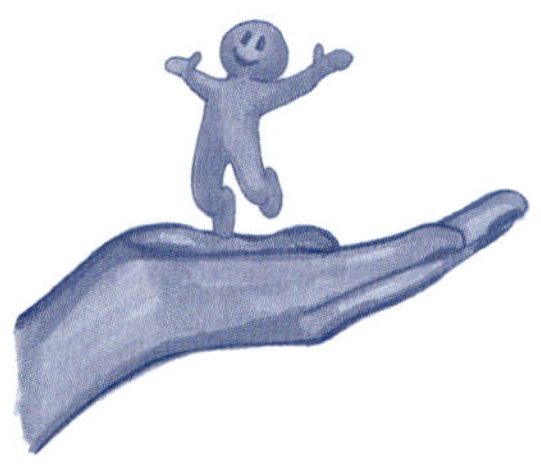

Das Handtheater

Die Grundwerte der Arbeit mit *innerwise*

Eingebundenheit, getragen werden

Wer mit *innerwise* arbeitet, wird Teil einer großen Familie. Keiner von uns ist ein Einzelkämpfer – das ist bei energetischer Arbeit auch gar nicht möglich. Es ist ein gemeinsames Entdecken und Wachsen. Die nächsten Entwicklungsschritte geschehen immer synchron bei vielen gleichzeitig. Es ist wie ein kollektives Entdecken. Wir alle sind in die Zeitqualität eingebunden, die globalen Felder verbinden uns und das Feld von *innerwise* schafft noch eine spezielle Verbindung aller, die es anwenden und lieben. Seit es nach 15 Jahren Entwicklungsarbeit und Reifung in diesem Jahr in die Öffentlichkeit ging und die Heilapotheke vom Allegria Verlag herausgegeben wurde, sind Tausende neue Anwender dazugekommen. Die Familie ist gewachsen und die Dankbarkeit und Liebe all dieser Menschen ist in der Qualität und Ausstrahlung von *innerwise* zu spüren und steht damit wieder allen zur Verfügung.

Vertrauen

Nicht gegen das Leben ankämpfen,
sondern vertrauen lernen, dass alles schon richtig ist, wie es passiert. Es sind einfach nur notwendige Lernschritte. Es gibt keine Fehler im Leben. Uns fehlt nur das große Bild.
Ich kann nicht eine Leiter erklimmen, Stufe für Stufe, und dann bereits gemeisterte Stufen zertreten und sie anbrüllen: »Du warst ein Fehler, hätte ich dich nur nie betreten!«

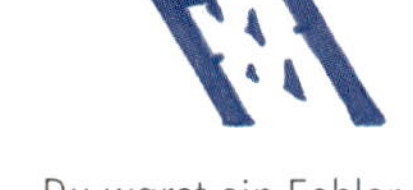

Du warst ein Fehler

Ehrlichkeit

Zu mir, zu dir, zu uns.

Authentizität

Gelebte Ehrlichkeit, etwas sein und nicht machen.

> «Wenn du liebst, was du tust, hast du am Ende deines Lebens keinen Tag gearbeitet.«
>
> *Steve Jobs, Rede vor Absolventen der Stanford University, 2005*

Symptomebene – Ursachenebene

Versuche nicht, Themen auf der Symptomebene zu lösen. Das ist sinnlos.
Wenn das Haus brennt, sollte man nicht den Feueralarm abstellen.
Symptome sind nichts weiter als Alarmglocken.
Finde die Ursachen, kläre dort. Dann kann Heilung geschehen.
Machst du nur die Symptomebene hübsch, erschaffst du Abhängige, die jede Woche wiederkommen und neues Make-up benötigen. Damit wird der Therapeut zur Hure der Opfer.

Keine Reaktivierung alter Dramen

Es ist ein klassischer therapeutischer Weg, die Dramen des Lebens noch einmal zu reaktivieren und zu hoffen, sie dadurch loslassen zu können. »Was hat deine Oma damals gesagt?« oder »Was hat der Onkel dir angetan?«. Auch ich habe das in den ersten Jahren der Entwicklung von *innerwise* getan. Die Tränen kullerten bei den Patienten, und ich hoffte, damit das Thema gelöst zu haben.
Doch recht schnell kam die Erkenntnis, dass die Reaktivierung der alten Verletzungen nichts heilt. Oft werden die Traumen damit sogar verstärkt. Die Themen nur sanft zu berühren, ohne sie zu reaktivieren, ist die Lösung.
Ich bin dazu übergegangen, nur noch sehr vorsichtig zum Beispiel das entsprechende Lebensjahr anzusprechen und nur noch lösungsorientiert zu arbeiten.
Zum Beispiel: »Stelle dir vor, vor deinem Ex-Partner zu stehen und ihm in die Augen und in das Herz sehen zu können.« Und ich gehe immer noch einen Schritt weiter: »Stelle dir vor, ihm für alle Erfahrungen zu danken, die ihr miteinander erlebt habt.«
Denn am Ende ist es nötig, alle Erfahrungen in Dankbarkeit annehmen zu können und dazu auch allen Beteiligten, die die Erfahrung ermöglicht haben, dafür danken zu können.
Es heißt nicht »Danke für die Schmerzen«, sondern »Danke für die Erfahrungen, auch wenn der Weg dahin schmerzhaft war«.

Und tschüss, Dramakings und Dramaqueens

Von denen gibt es viele. Sie ziehen aus dem Drama, aus dem Leid, Aufmerksamkeit und Energie. Es sind kleine Vampire, die mit ihrem Gejammer nur auf die Energie des Therapeuten scharf sind.
Ein Therapeut, der es zulässt, sich zehn Minuten anzuhören, wer alles schuld ist und war, ist danach energetisch leer.
Die einzige Möglichkeit, damit umzugehen, ist Ehrlichkeit. Er sollte den Patienten darauf hinweisen, dass dieses Gespräch die eigene Energie absinken lässt. Und ihn radikal auf die Eigenverantwortung für sein eigenes Leben hinweisen.

»Ich will das alles gar nicht hören. Was war das Geschenk der Situation für Sie?« Oder »Wofür haben Sie die Erfahrung gebraucht?«

Radikal jedes Gejammer von Patienten abzubrechen, ist mein Tipp an alle Therapeuten. Das Jammern hilft nicht weiter, und es gibt Menschen, die sich darauf trainiert haben, so von einem Therapeuten zum nächsten zu wandern und überall Energie zu ziehen.

»Ja aber, ich kann nichts verändern!« lässt sich dann ganz leicht beantworten mit: »Dann kann ich für Sie auch nichts tun. Sie müssen damit leben, nicht ich. Und tschüss.«

Normalerweise beenden die Patienten dann die Opferspiele, und die Arbeit kann beginnen. Wenn nicht, empfehle ich, die Behandlung abzubrechen.

In den letzten 15 Jahren habe ich weniger als zehn Klienten unverrichteter Dinge nach Hause geschickt. Ich habe es immer dann getan, wenn ich das Gefühl hatte, dass sie mich missbrauchen wollen, um ihr Leidenssystem zu bestätigen.

Wenn man sich in solchen Situationen auf die Behandlung einlässt, rufen die Patienten an den folgenden zwei Tagen an und berichten, was sich schon alles verbessert habe. Zwei Tage später kommt jedoch ein Anruf, dass seit der Behandlung alles viel schlimmer geworden sei. Das alte Spiel: Zuckerbrot und Peitsche.

Erfolgreich therapieren können wir nur, wenn die Menschen bereit sind, sich wie erwachsene Menschen zu verhalten, und die Verantwortung für das eigene Leben übernehmen wollen.

Wahrung der Individualität

Das Recht auf individuelle Behandlung

Neben meinem Medizinstudium studierte ich mehrere Jahre Traditionelle Chinesische Medizin. Es war ein großes Geschenk für mich, denn in der TCM werden Menschen nicht in Schubladen von Erkrankungen gesteckt, wie es in der westlichen Medizin üblich ist. Unser Medizinsystem legt sogar noch Standards fest, wie bestimmte Symptome behandelt werden sollten. Was für ein medizinischer Unsinn, denn auf der Symptomebene lässt sich keine Heilung erzielen. Dann könnten auch Computersysteme die Behandlung übernehmen.

Die Symptome sind immer Ausdruck von individuellen Themen und ungelösten Problemen. In der chinesischen Medizin wird genau nach den individuellen Grundmustern gesucht, und diese werden in einer individuellen Verordnung aus Abkochungen von Heilmitteln, Akupunktur und Bewegungstherapie behandelt. Daraus ergeben sich die Wirksamkeit und eine Überlebenszeit von bereits 3000 Jahren für die TCM.

Wenn ich als Therapeut tiefer gehen möchte, anstatt die Oberfläche zu schönen, muss ich mich voll auf den Menschen einlassen und in einer Art Detektivarbeit die wirklichen Ursachen der aktuellen Störungen aufdecken. Die Ursachen können in aktuellen Belastungen und Situationen liegen, sind vor vielen Jahren oder schon im Mutterleib entstanden. Vielleicht sind es gar nicht die Themen dieses Menschen, sondern von anderen übernommene Themen. Die Vielfältigkeit der Ursachen ist riesig.

So ist ein banaler Schnupfen keine Ansteckungskrankheit. Nicht irgendein Virus und eine unsaubere Hand ist schuld daran. Der Mensch kann die Nase vollhaben von einer Situation, kann in einer Starre sein, und der Körper versucht, sich daraus zu befreien. Es kann eine Vergiftung sein und vieles mehr.

Dieses tiefe Einlassen und Entdecken macht auch die Freude an der Arbeit als Therapeut aus. Vor jeder Behandlung habe ich eine Art Lampenfieber, denn es ist immer völlig offen, was sich in der Behandlung ergibt und welche Herausforderungen auf mich als Therapeuten zukommen. In der Behandlung offenbart sich aber auch das Geschenk, das ein jeder Mensch uns gibt, mit dem wir arbeiten dürfen: Wir dürfen etwas Neues lernen und begreifen – und damit der Erkenntnis wieder ein Stück näher kommen.

Ich habe mir geschworen, dass ich meine therapeutische Arbeit an dem Tag aufgeben werde, wenn ich in einer Behandlung nichts mehr lerne.

Noch habe ich diesen Punkt nicht erreicht.

Individuelle Lebensaufgabe

Es ist nicht unsere Aufgabe, eine Krankheit zu werten. Alles hat seinen Sinn. Es ist unsere Aufgabe, diesen Sinn erkennen zu helfen und bei den Lebensveränderungen zu unterstützen. Ein gebrochenes Bein kann die Botschaft enthalten, den eingeschlagenen Weg nicht weiterzugehen. Ein Magengeschwür kann auf viel hinuntergeschluckte Wut hindeuten.

Ich habe einen 24-jährigen Mann erlebt, der dankbar war, dass er Krebs bekommen hatte. Er sagte: »So habe ich Dinge erleben dürfen und mich mit Sachen beschäftigen müssen, die mir sonst vorenthalten geblieben wären.«

Es ist nicht unsere Aufgabe, es den Menschen »schön« zu machen, die Symptome wegzuzaubern, sie zu heilen, sondern es ist nur unsere Aufgabe, den Fluss wiederherzustellen, ihnen aus den multiplen Sackgassensystemen zu helfen, in denen sie stecken. Jeder Mensch kann sich nur selbst heilen, und dazu sind oft Lebensveränderungen nötig. Die Krankheit, das Symptom, zeigt ihnen die Notwendigkeit und gibt ihnen die Kraft, die Veränderungen auch umzusetzen.

Krankheit heißt also nur: »So geht es nicht weiter«, und da der wirkliche Reichtum im Leben die Erfahrungen sind, könnte man auch dankbar sein, wieder eine Erfahrung machen zu dürfen.

Jeder Mensch darf so lange leiden, wie er/sie es möchte und braucht. Wir haben nicht die Aufgabe, einen Menschen zu retten.

Ich selbst bin schon »viele Tode« gestorben in diesem Leben. Als Kind lag ich über Wochen eingegipst in einem Krankenhaus auf einer Isolierstation, da kein anderes Bett frei war. Ich durfte mit meinen Eltern über Wochen nur über das Telefon reden. Und auch diese Erfahrung hatte ihren Sinn: Sie hat mir die Kraft gegeben, als Einzelkämpfer meinen Weg gehen zu können.

Eigene Energieversorgung

Sorge durch eigene Klarheit und Findung deines Lebenssinns dafür, immer reichlich Energie zur Verfügung zu haben. Bediene dich nie bei der Energie anderer Menschen. Du bist doch kein Vampir.

Kein spiritueller Rassismus

Es gibt viele spirituelle Hirarchien. »Ich bin eine alte Seele und du nur eine junge, und deshalb weiß ich es besser als du.« »Dein Gott ist eine Frau? Meiner ein Mann, und so ist es richtig.«

Nach den fanatisch religiösen und faschistischen Systemen folgen gleich die pseudospirituellen in der Ausprägung von Rassismus.

»Ich bin erleuchteter als du!«

»Dann masturbiere doch weiter«, wäre meine Antwort darauf.

Keine Klassifikationssysteme

Es gibt viele Klassifikationssysteme, die alle mehr schaden, als sie nützen: ob Seelenklassifikationen, Typen nach Ayurveda, Sternzeichen ... Sie alle werden am Ende mehr als Ausreden benutzt, was alles nicht möglich ist, als dass sie nützen.

»Ich bin ein Stier, ich kann dies und jenes nicht tun.«

»Laut meiner Seelenmatrix steht mir die Arroganz zu.«

»Ich bin blond.«

»Es ist mein Karma.«

Es wäre ehrlicher zu sagen: »Ich will es nicht tun«, als sich hinter den Klassifizierungen zu verstecken.

Ich glaube und habe erlebt, dass in jedem Menschen das volle Potenzial der Entwicklung vorhanden ist. Einzig unsere Feigheit und Bequemlichkeit halten uns ab, es zu leben.

Die äußeren Werkzeuge

Sie übernehmen die schwere Arbeit in der energetischen Heilung. Und das ist gut so.

Die Chronologie des kreativen Wahnsinns

1997 die ersten *inner**wise***-Mittel entstehen
1997–2006 Das Globulisystem mit 1000 Mitteln
1998–2006 Teströhrchen mit 21 Themen
2003–2008 Kristalle
2006–2011 Testscheiben
2006 Cardsystem
2006 »Medicine Wheel«
2008 Amulette, Space-Scheibe
2010 »Homo integer«
2011 »Flowmaker«
2011 »Unconsious Mind Coach«
2011 »Heilapotheke«
2011 »Lichtquelle«
2011 Buch *Heilatem*
2011 Buch *Ja/Nein – Der Armlängentest*
2011 »Quintessenz«
2011 Neues Testsystem
2011 Multimediales eBook *Ein Kurs im Heilen*
2012 »Make me an instrument«
2012 Buch *inner**wise** – Heilung für alles Lebendige*
2013 Die Systemtester
2013 Hörbuch *inner**wise** Mediationen: Der Heilatem*
2013 Hörbuch *inner**wise** Mediationen: Mutter Erde*
2013 »Imago Game«
2013 »New Dimension« und »Integrity«-Tester
2013 CD *Heilende Klänge 1: Make me an Instrument*
2014 Buch *Besser schlafen – Besser leben*
2014 Das »Hologramm Amulett«
2014 »Smile it away«-Aufkleber
2014 »Sleep well my love«-Aufkleber
2014 Buch *Integrity is my way*
2014 Hörbuch *inner**wise** Mediationen: Der Fluss des Lebens*
2014 Buch *A course in Healing*
2014 »Lebe« – Das Heilspiel des Lebens
2014 10 Heiler
2015 Hörbuch *inner**wise** Mediationen*: *inner**yoga***
2015 Buch *Heilmeditationen*
2015 Buch *Intuitive Diagnostik*
2015 Übersetzungen der »Heilapotheke«, der Bücher *Ja/Nein, Ein Kurs im Heilen* und *Heilung für alles Lebendige* in Englisch, Spanisch, Portugiesisch.

Die höhere Ordnung

innerwise ist nicht ein einzelnes System, sondern setzt sich in einer höheren Ordnung aus verschiedenen Systemen zusammen.

Die *innerwise*-Rose

Das erste Symbol war die 2001 von mir gezeichnete *innerwise*-Rose, die Grundstruktur des Ganzen. Sie ist aus der Blume des Lebens entstanden, findet sich in den Werkzeugen wieder und ist gleichzeitig die Metastruktur.

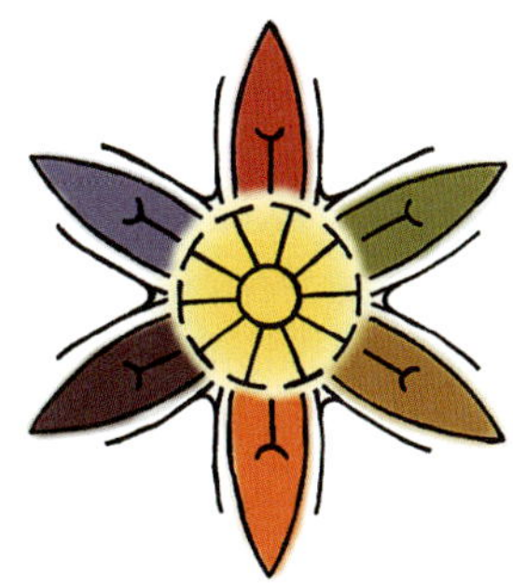

Die geometrische Grundstruktur von *innerwise*

Das erste System sind die Heilkarten
Es sind spezifische Frequenzmuster, die erklärbar sind, eine nachlesbare Bedeutung haben und mit einem Testsystem ermittelt werden.
Dazu gehören die Heilapotheke mit Testern, das große Cardsystem mit großem Testsystem und die Speichermedien Kristalle, Amulette sowie die Space-Scheibe.

Das zweite System ist das Medicine Wheel, das Medizinrad
Ein Poster, das die Wege zur Erkenntnis bescheibt und die Meditation der drei Wege der Erkenntnis: des energetischen, des körperlichen und des Weges der Weisheit.

Das dritte System ist der Homo integer
Basierend auf dem Homo-integer-Symbol, ist es ein fast automatisch arbeitendes Heilsystem. Die Heilenergien stehen als Feld zur Verfügung, können nicht mehr in Worte gefasst werden, und anstelle des Testsystems gibt es eine ordnende Struktur.
Dazu gehören neben dem Homo integer der Unconscious Mind Coach als Kartenset und die Speichermedien Flowmaker-Scheibe, Silberamulett und die Balance Card.

Das vierte System sind die Heilmeditationen Heilatem, Mutter Erde, der Fluss des Lebens, *innerуoga* ***und*** **dance fingers dance.**
Eine heilende Synthese aus Meditation, Bewegung, Fokussierung und Atem.
Eine heilende Synthese aus Meditation, Fokussierung und Atem.
Das zugrundeliegende Energiefeld ist die Lichtquelle.

Das fünfte System ist die Quintessenz
Ein auf Zahlencodes und geometrischen Strukturen basierendes Kartensystem, das auch mit den großen energetischen Herausforderungen von Manipulationen spielend klarkommt.
Das System ist ein offenes System. Zusätzlich zu den 45 Karten kannst du als Anwender selbst weitere Karten virtuell erschaffen, wenn das nötig ist.
Die gezogene Testkarte der Quintessenzen ist der Hinweis darauf.
Dazu teste aus, wie viele Zahlen im äußeren Ring sein sollen, und dann, welche Zahlen beteiligt sind. Die richtige Anordnung der Zahlen übernimmt das System selbst.

Das sechste System ist das Symbol Make me an instrument
Basierend auf einer zwölfschichtigen Blume des Lebens in drei Dimensionen, repräsentiert sie die zwölf Weltdimensionen, und die Blume des Lebens wird in 3-D zum Würfel, den wir virtuell betreten können. Ein Raum der Harmonie.
Zahlencodes aktivieren spezielle Funktionen im holographischen Raum.
Das sechste System ist besonders für komplexe philosophische Themen wie Zeit, Seele, Quellen ... geeignet.

Das siebte System ist der Weltenklang
Basierend auf Musik, deren Seele durch Frequenzmodulation und Oktavierung befreit wurde, steht mit dem Weltenklang ein in der Menge der Mittel unbegrenztes System zur Verfügung.

Das achte System ist der Einklang
Ein einziges Feld, das die originale Schöpfungsidee des Individuellen repräsentiert.
Den Einklang kann der Anwender nur virtuell und mittels des Feldes zwischen den eigenen Händen erzeugen.

Das neunte System ist Lebe
Lebe ist ein Verständnis der Architektur des Seins und der wirkenden Kräfte und erlaubt uns die gezielte Einflussnahme.

Das erste System – Die Heilkarten

Die Frequenzen

Die *innerwise*-Heilfrequenzen – das Herz von *innerwise*

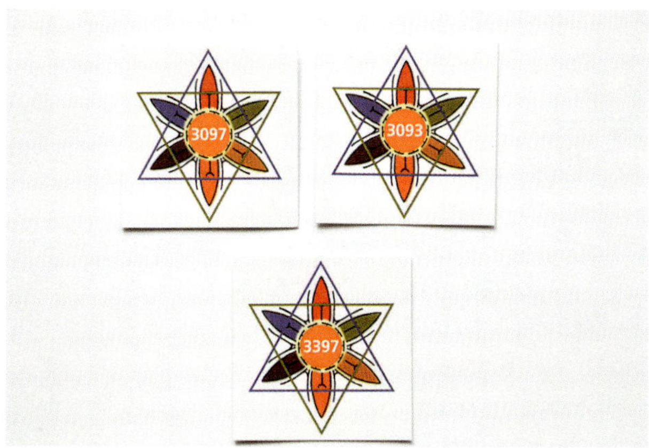

Die Heilkarten – Tore der Energie

Natürlich habe ich als Arzt gelernt und daran geglaubt, dass es die chemischen Stoffe seien, die ein Heilmittel wirksam machen.
Doch ich durfte in den letzten Jahren lernen, dass dies nicht wahr ist.
Ich habe Blutdruckmittel energetisch hergestellt, und mehrere befreundete Ärzte haben sie ausprobiert. Das Ergebnis war überraschend: Sie wirken so, wie die großen bunten Pillen es auch tun.
Dann habe ich analysiert, auf welcher energetischen Ebene, welcher Auraschicht, Bachblüten, Antibiotika, Vitamine, Schmerzmittel, Homöopathika … wirken.
Ein überraschendes Ergebnis war, dass auch schulmedizinische Mittel oft gar nicht auf der körperlichen Ebene wirken, sondern in den energetischen Körpern.
Ein anderes Ergebnis war eher frustrierend: Auch die »esoterischen« Mittel wirkten nur auf einzelnen Schichten. Ich fand keine Mittel, die auf allen Schichten wirkten. Da jedoch Störungen auf allen Schichten, in allen Körpern, auftreten können, brauchen wir Heilmittel, die auch auf allen Schichten wirken.
Das waren also die Mindestanforderungen an *innerwise*-Heilfrequenzen.
Hinzu kommt, dass jeder Mensch eine unterschiedliche Stärke der Mittel benötigt. Und wie wir aus der Homöopathie gelernt haben, spielt die energetische Qualität, die Potenzierung, auch eine Rolle. Nun bietet die Homöopathie aber nur wenige Potenzen an: D10, D30, D100, D200, D1000 …Was soll ich jedoch tun, wenn der Patient genau die D157 oder D798 benötigt, denn dies wären die Resonanzpotenzen?

Das alles rief nach neuen Lösungen:
Heilmittel, die auf allen Schichten wirken, die durch die Wesen der Mittel eine eigene Intelligenz haben und sich selbst in Energiestärke und Qualität auf den Anwender einstellen.
Heilmittel, deren Energie- und Informationsmuster frei kopier- und kombinierbar sind.

Die ersten *innerwise*-Heilfrequenzen sind 1997 in meiner Praxis geboren worden. Die klassischen Bachblüten zeigten sich viel schwächer als andere Blütenessenzen. Daraufhin habe ich sie neu potenziert. Mit dem Armlängentest fand ich den Potenzakkord, die Reihe von Potenzierungen, heraus, der ihnen wieder Kraft verlieh.
So stellte ich die Reihe der Bachblüten neu her, und sie zeigten eine mir bis dato unbekannte Stärke und Klarheit.
Die nächsten Frequenzen waren Kristallfrequenzen. Kopiert damals noch mit dem Gerät Biokorrelator von Herrn Jahoda von ausgewählten Kristallen und dann in Potenzakkorden potenziert.
In den nächsten zehn Jahren entstanden weitere 4000 Heilfrequenzen, die immer komplexer wurden und bei denen durch die Verbindung zum Wesen des Mittels die Potenzierung nicht mehr nötig war. Als die Anzahl 1000 überschritt, das Behandlungsset mehr als 20 Kilo wog (was bei Flugreisen zu Kursen in Kanada zu erheblichen Problemen führte), habe ich die Frequenzen nicht mehr als Globuli produziert, sondern als kleine Papierkarten. Und damit passten 4200 Mittel in einen kleinen Laptopkoffer.
Mittlerweise liegen folgende Frequenzgruppen vor:

Übersicht *Innerwise*-Frequenzen

	von Nummer:	bis Nummer:
Grimms Märchen	1	73
Orchideenblüten	74	93
Bachblüten	94	132
Australische Buschblüten	133	201
Kalifornische Blüten	202	304
Kristalle	305	481
Elemente	482	489
Farben	490	501
Organe	502	584
Gemüse	585	628
Geschmäcker	629	633
Gewürze	634	693
Pflanzen	694	804
Bäume	805	822
Heilige Geometrie	823	830
Runen	831	854
Journey Home	855	862
Lebensenergie	863	864
Entgiftung	865	894
Lichtwässer	895	901
Chinesische Heilkräuter	902	1311
Schüsslersalze	1312	1359
Ernährung	1360	1366
Vitamine	1367	1391
Aminosäuren	1392	1412
Glykonährstoffe	1413	1420
Fettsäuren	1421	1455
Enzyme	1456	1461
Hahnemannica – Homöopathika	1462	2514
Immunstimulanzien	2515	2523
Nosoden	2524	2623
Chakren	2624	2652
I Ging	2653	2716
Zahlen	2717	2744
Spagyrik	2745	2828

	von Nummer:	bis Nummer:
Geburtsherrscher	2829	2835
Paracelsusmittel	2836	2919
Paracelsusamulette	2920	2926
Alchemie	2927	2928
Osho Zen Tarot	2929	3007
Mayakalender	3008	3050
Astrologie	3051	3068
Chinesische Astrologie	3069	3087
Fixsterne	3088	3110
Sternbilder	3111	3123
Sternenklänge	3224	3149
Nada Brahma	3150	3161
Denker	3162	3230
Tabula Smaragdina	3231	3243
Einweihungsweg des Thoth	3244	3265
Aus dem Leben	3266	3324
Systemtherapie	3325	3360
Krafttiere	3361	3474
Holopathica – schulmedizinische Mittel	3475	3556
Schlangengiftenzyme	3557	3567
Impfnosoden	3568	3589
Ätherische Öle	3590	3749
Seelenmittel	3750	3759
Erzengel	3760	3773
Töne	3774	3801
Meridiane	3802	3821
Elemente Periodensystem	3822	3938
Kolloidale Elemente	3939	3953
Emotionen	3954	4004
Tanzrhythmen (G. Roth)	4005	4009
Seelenzeichen Maria Magdalena	4010	4039
Leela – Game of Life	4040	4111
Mutter Erde	4112	4169
Orte der Kraft	4170	4184

Die große Frage ist immer, ob Heilmittel überhaupt notwendig sind. Eine energetische Welle, Energie geben mit Reiki und ein Gebet sind doch auch wirksam, und dann besteht keine Abhängigkeit mehr zu einem System.
Das kann richtig sein, doch genauer betrachtet, verbindet sich der Mensch dabei direkt oder über einen Therapeuten mit einer energetischen Quelle.
Und wer ist diese Quelle, wie sauber ist sie, wie absichtsfrei?
Ich wollte ein System erschaffen, bei dem die Energien für alle in gleichbleibender Qualität zur Verfügung stehen. Durch das sich die Intelligenz der Wesen der Mittel frei entfalten kann und das die Anwendung kinderleicht macht.

innerwise-Symbole

innerwise war von Anfang an verbunden mit Symbolen.
Die Hauptquellen waren die Blume des Lebens, Kornkreise und der goldene Schnitt als Verhältniszahl.

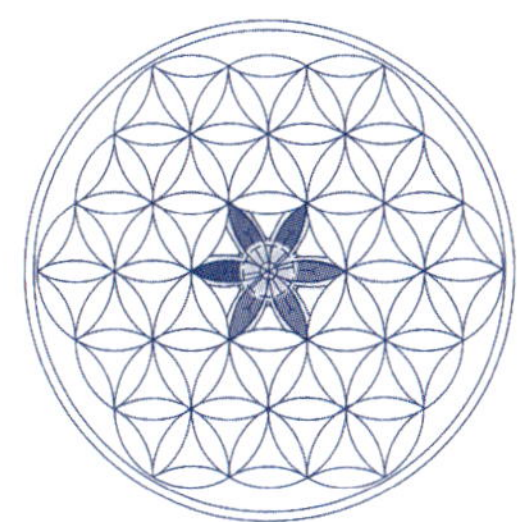

Die Blume des Lebens – Geometrie der Schöpfung

innerwise-Rose

Die *innerwise*-Rose habe ich 2001 in einem Kurs gezeichnet.
Basierend auf der Blume des Lebens, symbolisiert der mittlere Kreis die Energiequelle von *innerwise*. Die davon ausgehenden Strahlen, die sich mit den Elementen des unterbrochenen Kreises verbinden, stehen für die Verbindung der einzelnen Anwender mit der Quelle. Die einzelnen Anwender stehen selbständig für sich selbst (der unterbrochene Kreis).
In den Blütenblättern stehen die Symbole für die Bescheidenheit der Außendarstellung.
Nach außen zeigen, aber dabei die Grenzen des *innerwise*-Systems nicht verlassen. Wenn unser Konzept vom Flow richtig ist, kommt alles im rechten Moment zu uns.
Die Trichter zwischen den Blütenblättern stehen für die Offenheit, für Neues, jedoch haben die Trichter einen Filter am Boden, das heißt: Nichts an neuen Ideen wird ungeprüft aufgenommen.

Die Rose ist die programmierbare Struktur. Das bedeutet, sie ist sichtbar oder unsichtbar auf allen *innerwise*-Werkzeugen aufgetragen und ermöglicht es auch, Energien, zum Beispiel auf das Amulett, zu kopieren.
Die *innerwise*-Rosen in allen Werkzeugen erkennen einander und verhindern damit auch das Einbringen von Fremdenergien.

innerwise ONE-Symbol

Die Inspiration kam aus der Zirbeldrüse, unserem dritten Auge. Sie hat lichtempfindliche Zellen und ist ein nur noch rudimentär vorhandenes Organ, wie ein griechischer Tempel.
So kam die Idee, dass sie einmal der Zugang zur göttlichen Quelle war.

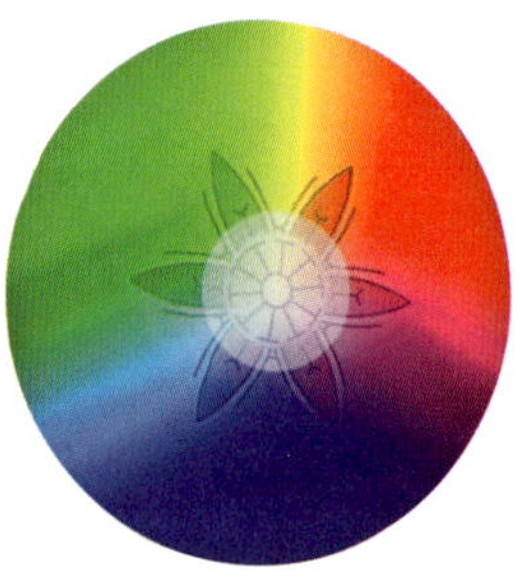

Das *innerwise* ONE-Symbol

Ich habe zwei Farbskalenhalbkugeln zusammengesetzt. Damit entsteht in der Mitte eine weiße Kugel als Entsprechung für die göttliche Quelle. Außen sind alle Farben zweifach vorhanden. Sie entsprechen den Ebenen der Dualität, in der wir existieren.
Alle Farben des Lebens sind im Äußeren, und in der Mitte befindet sich das Weiß der höheren Ordnung.
Im weißen Teil wurden grafisch zwölf Ebenen eingesetzt, die einem Test, Strukturierungs- und Bewusstheitssystem entsprechen. Und die *innerwise*-Rose steht verbindend in der Kugel.
Dieses Symbol ist 2008 entstanden und bildet immer noch die Grundlage der Amulette und der Space-Scheibe.

Lichtquelle

Im Frühjahr 2011 wurde eine weitere Energiequelle zugänglich. Wir waren gerade auf einer Seminarreise in Namibia, und ich wusste, dass die nächste Quelle nicht durch geometrische Strukturen dargestellt werden kann, sondern nur durch lebendige Wesen.
In einem Kristallmuseum in Swakopmund gab es klare Calcite zu kaufen. Sie lagen vor mir, und ich wusste, dass sie diese Wesen sind. Ich habe die 21 Kristalle in einer geometrischen Struktur angeordnet und jedes einzeln mit einem Laser beleuchtet. Dieses Gebilde wurde fotografiert und nur noch der Randbereich grafisch nachbearbeitet. Wir haben ihn von grau in blau gewandelt. Das Leuchten ist allein durch die Brechung des Lichts in den Kristallen entstanden.
Eine kraftvolle Unterstützung in herausfordernden Therapiesituationen.

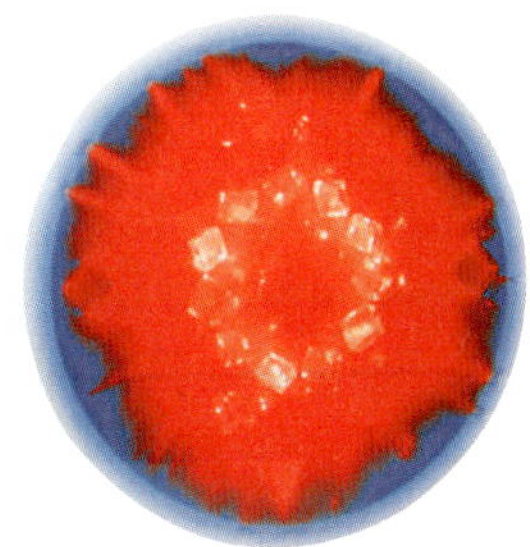

Die *innerwise*-Lichtquelle

Die Speicher

Von Globuli bis zu Amuletten

Am Anfang der Entwicklung von *innerwise* habe ich in Alkohollösungen Globuli und Tropfen aufgelöst und sie den Patienten zur Einnahme mitgegeben. Als Arzt war das mit Zudrücken eines Auges gerade noch rechtlich möglich.
Es begannen sich immer mehr Menschen für *innerwise* zu interessieren, und sie wollten damit arbeiten.
Schon Heilpraktiker dürfen Patienten keine energetisierten Globuli mitgeben. Was dürfen dann wohl Designer, Lehrer, Unternehmensberater, Energetiker in Österreich tun, die mit *innerwise* arbeiten?
Wir brauchten eine andere Lösung, und so entstanden die Amulette.
Durch die Verwendung von geometrischen Strukturen und Symbolen waren diese in der Lage, die Energien der *innerwise*-Heilmittel aufzunehmen und auszusenden, wie ein Soundsystem.
Die ersten Erfahrungen machten wir mit Glasamuletten. In diese wurden mit

einem Laser geometrische Strukturen geschossen. Sie funktionierten, waren jedoch sehr bruchanfällig und teuer in der Herstellung. Dann folgten Versuche mit Plastikamuletten, die leider nicht resistent gegen aggressiven Schweiß waren. 2008 hatten wir mit den Messingamuletten, auf die Symbole gedruckt wurden, eine brauchbare und stabile Lösung. Die Balance Cards entstanden für Anzugträger, die meinen, dass Amulette nicht zu ihrem Outfit passen würden.

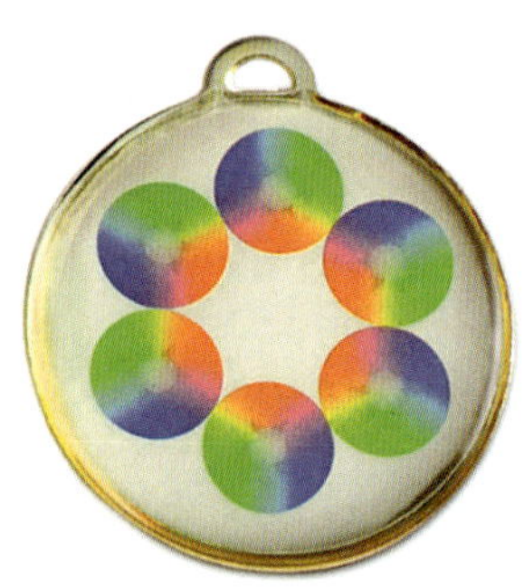

Das inner*wise* Amulett

Und für Häuser, Räume und Systeme wurden die Scheiben als energetische Speicher und Soundsysteme entwickelt.

Für jeden Menschen ist es normal, eine Plastikscheibe in ein Gerät zu schieben, drei Knöpfe zu drücken, und anschließend ist auf dieser Scheibe Musik.
Genauso funktionieren die Amulette, nur dass es kein Gerät gibt, das blinkt, sondern nur die fühlbaren Energien unserer Hände, um die Musik auf die Amulette zu kopieren.

Heilsinfonie auf das Amulett kopieren

Lege das Amulett in eine Handfläche, lege die Kopierkarte darauf und auf die Kopierkarte den Stapel an Heilsinfoniekarten. Nun nimmst du deine zweite Hand und hältst sie einige Zentimeter darüber. Schließe die Augen (mit geschlossenen Augen lässt sich vieles besser sehen) und konzentriere dich auf deine Hände. Innerhalb einiger Sekunden baut sich ein Energiefeld unter der oberen Hand auf. Es ist das Energiefeld, das sich durch *innerwise* entfaltet, und du brauchst nun nur noch beobachten, wie es durch die Heilsinfoniekarten und die Kopierkarte in das Amulett strömt. Dabei entsteht eine Art energetische Welle, die sich vom Amulett im Raum ausbreitet. Zur Sicherheit und als Vertrauensübung kannst du das Amulett an deinen Körper nehmen und noch einmal an einige Stressthemen denken. Diese werden durch den Heilklang auf dem Amulett keinen Stress mehr erzeugen.
Das Amulett trägst du nun an einer Kette oder einem Band über dem Herzen.
Wenn dir die Energie in der Nacht zu stark ist, so lege es unter das Kopfkissen.
Um die Wirkung zu verstärken, nimmst du das Amulett mehrfach am Tage für ein paar Minuten in die Hand und meditierst mit ihm. Dabei stellst du dir den Optimalzustand deines Körpers, deines Lebens und deines Umfeldes vor.
Du kannst das Amulett immer wieder neu bespielen mit Heilsinfonien. Es muss

nicht entladen werden. Themen, mit denen wir nicht mehr in Resonanz gehen, sind für uns nicht mehr wahrnehmbar.

Warum überhaupt speichern?

Natürlich könnte man die Heilfrequenzen auch einfach nur ins Energiefeld des Menschen geben, doch hat dies keinen nachhaltigen Effekt. Die Menschen gehen nach den Behandlungen zurück in ihr altes Leben und müssen dann die nötigen Änderungen durchführen, um sich kontinuierlich besser zu fühlen. Das Leben hinterfragt sie, ob sie es wirklich ernst meinen. Dabei ist es hilfreich, die individuell komponierte Heilsinfonie energetisch immer wieder als Unterstützung hören zu können.

Speicher oder Tore

So wird also am Ende einer Behandlung, wenn die Heilsinfonie komplett ist, die Heilsinfonie auf einen Speicher (Amulette, Scheiben) übertragen. So sieht es zumindest von außen aus. In Wirklichkeit ist weder in den Heilkarten noch in den Amuletten oder anderen Produkten Energie. Aber das alles sind Tore, durch die die Energie sich uns präsentiert.
Übertragen wird somit nur die individuelle Verbindung zu Energiemustern, die sich im Feld befinden.

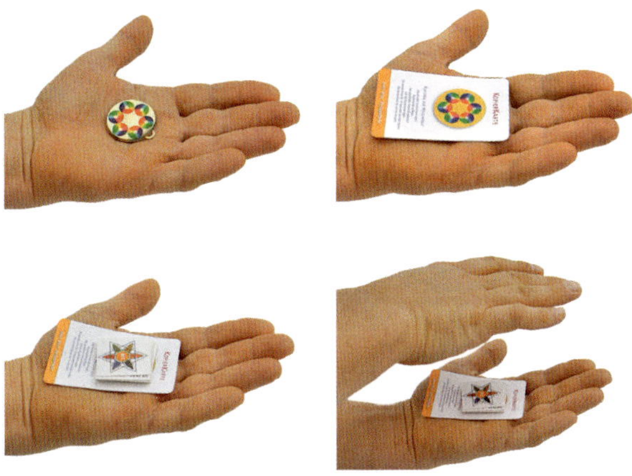

Das Kopieren der *innerwise*-Frequenzen

Löschen der Speicher?

Da es nur Tore sind, die auf dem Resonanzprinzip basieren, und keine Energien gespeichert werden, ist ein Löschen der Speicher nach einiger Zeit auch nicht notwendig.

Circles of *innerwise*

Dies waren Kristallglaskörper, die in den Jahren 2003 bis 2008 produziert wurden. Es waren hochwirksame Produkte, die aus der Blume des Lebens entstanden sind. Die Blume des Lebens habe ich in riesigen Dimensionen gezeichnet und innere Strukturen herausgearbeitet. Damit habe ich Strukturen in der Struktur als Informations- und Energieträger aktiviert. Mit Hochleistungslasern haben wir dann bis zu 300 000 Einzelpunkte in kleine Glasstrukturen geschossen und damit 3-D-Energiestrukturen geschaffen.

Die hohe Bruchanfälligkeit aufgrund der hohen inneren Spannungen, die Unfähigkeit, Farben einzubringen, und entwicklungsblockierende Situationen in der Firma, die extra dafür entstanden war, führten 2008 dazu, dass die Produktion eingestellt wurde, worüber viele Liebhaber der Produkte immer noch traurig sind.

Ich selbst habe 2010 mein Lager an Mustern von über 30 Entwicklungen weggeschmissen. Getreu dem Motto: Ich lebe im Jetzt und bewahre nichts aus der Vergangenheit auf. Wenn etwas vorbei ist, sollte man loslasssen können, egal, wie wertvoll es ist.

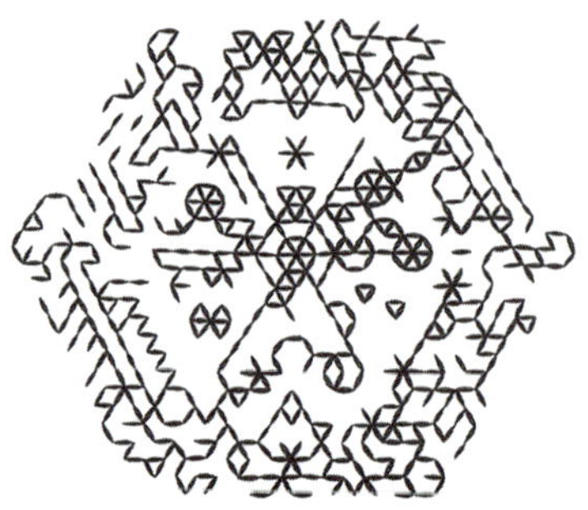

Eine der geometrischen Strukturen der Circles

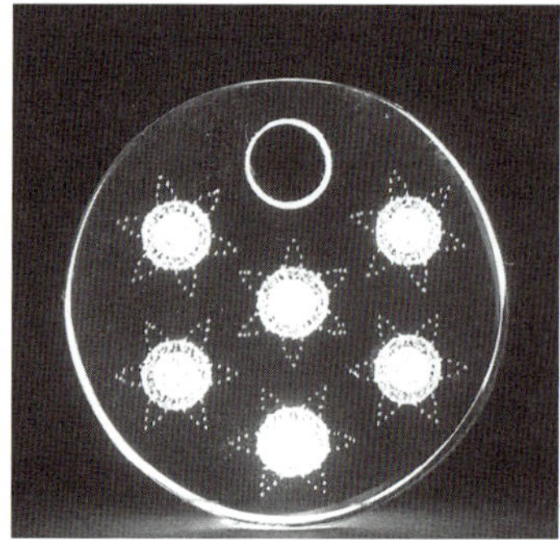

Ein *innerwise*-Circle

Die Testsysteme

Im großen Testsystem (siehe ab Seite 221) verbirgt sich hinter über 300 Themenkomplexen das Wissen aus verschiedensten Kulturen und Zeiten, viele Jahre an Erfahrungen, Beobachtungen und Forschungen.

Durch die intuitive Nutzung des Testsystems ist es möglich, sofort die entscheidenden Punkte anzusprechen und an ihnen zu arbeiten.

Das Testsystem zeigt durch die inneliegende Intelligenz immer nur das Thema an, das zu bearbeiten und zu klären ist, um den effektivsten Weg der Heilung zu gehen.

Würde man am Anfang einer Behandlung testen, welche Themen alle betroffen sind, ergäbe das eine lange Liste. Lässt man sich von den Testern durch die Behandlung führen, sind es dann nur einige Themen, an denen gearbeitet werden muss. Die restlichen klären sich von selbst durch die hocheffektive Reihenfolge der Testung.
Dies ist immer wieder ein Moment in Behandlungen, bei dem ich in große Demut vor der Intelligenz von *inner**wise*** gehe.

Heilapotheke und großes Cardsystem: ***healing cards pro***

2011 hat der Allegria Verlag die bereits Jahre zuvor entstandene Heilapotheke herausgegeben und damit das Signal gesetzt, endlich in die Öffentlichkeit zu gehen. Ich wollte all die Jahre davor dem System alle notwendigen Wachstumsprozesse erlauben, damit es ungestört reifen kann, um dann bereit zu sein. Im Jahr 2011 war es so weit.
Die Heilapotheke enthält 309 Heilkarten, sechs Tester mit 18 Themen, eine Kopierkarte, ein Amulett und ein Handbuch.
Damit kann sich jeder Mann/jede Frau selbst helfen.
Das *healing cards pro*, das große Cardsytem, ist für professionelle Anwendungen durch Therapeuten und Coaches konzipiert. Über 300 Testkomplexe auf 15 Testern, fast 4200 Heilkarten und ein Handbuch sind eine komplette Praxisausrüstung, die ein energetischer Therapeut benötigt.

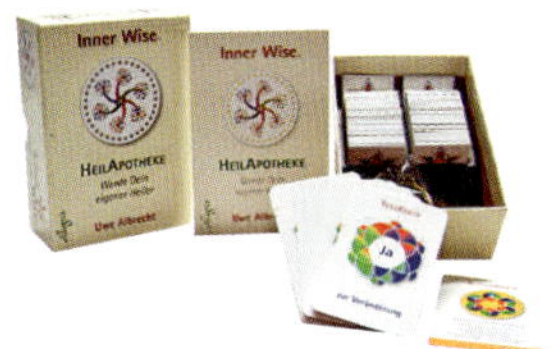

Die *inner**wise***-Heilapotheke

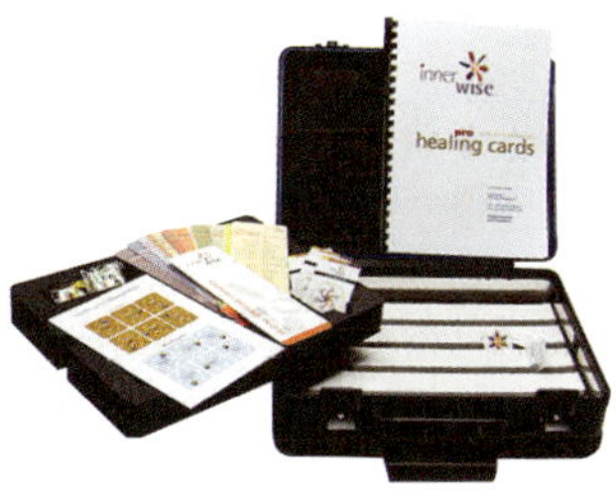

Das große *inner**wise***-Cardsystem *healing cards pro*

2011 wurden die Heilapotheke und das Cardsystem als Medizinprodukt in Deutschland zertifiziert.

Das zweite System – Medicine Wheel

Hinter dem *innerwise*-Medizinrad verbirgt sich die Suche nach der Erkenntnis und das Erkennen, dass nur die Kombination der drei klassischen Wege zum Ziel führt.
Dies sind der energetische Weg, der Weg des geistigen Erkennens und der körperliche Weg.
Wenn wir anerkennen, dass jeder dieser Wege seine Schattenseite hat, und das alles integrieren, öffnet sich der vierte Weg.
Die Meditation, die sich daraus ergibt, ist eine dreifache. Es sind keine Versenkungsübungen für den Verstand, sondern Lebensmeditationen, die eine innere Disziplin und Beharrlichkeit verlangen, und stellen die Grundbedingungen an einen *innerwise*-Therapeuten dar.

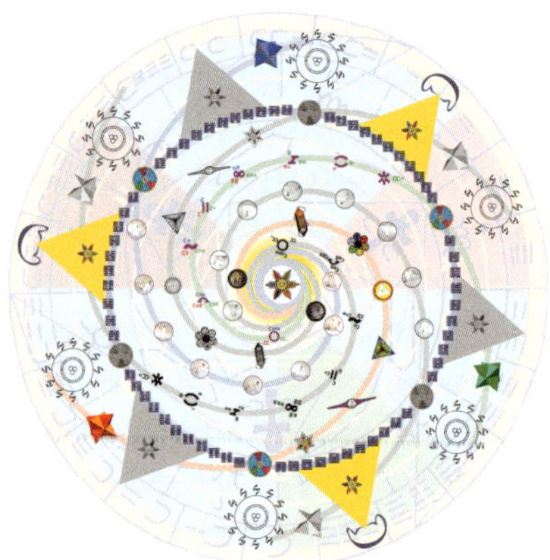

Das *innerwise* Medicine Wheel

Die Meditation der energetischen Sicht

Diese verlangt, die energetischen Abläufe und Prinzipien verstehen zu wollen. Es ist eine neue und ungewohnte Sichtweise und das ständige Bemühen, hinter die Dinge und Prozesse zu schauen und die energetischen Flüsse sehen zu lernen.
Es ist die Meditation des Fühlens und Wahrnehmens.

Die Meditation des Erkennenwollens

Dies ist die rationale Verarbeitung der beobachteten energetischen Flüsse. Aber auch die Beschäftigung mit den großen Weisheitslehren der Menschheit. Die Beschäftigung mit den mathematischen und geometrischen Gesetzen, die allem Leben zugrunde liegen. Dazu gehört auch das Überprüfen der Richtigkeit der energetischen Prinzipien. Wenn sie richtig sind, müssen sie auf alles anwendbar sein.
Es ist die Meditation des inneren Forschers, des Geisteswissenschaftlers.

Die Meditation des Tempels der Seele, des Körpers

Als Tempel der Seele benötigt der Körper die Beachtung und Erhaltung von Struktur und Form. Dazu zählen die bewusste Ernährung, kontinuierliche Reinigung von Giften und die mit Freude und Liebe durchgeführte Aktivität des Körpers, sei es Qi-Gong, Tanzen, Gartenarbeit oder etwas ganz anderes. Er will benutzt und gepflegt werden.
Es ist die Meditation des Lebenshungrigen, denn Leben ist Bewegung.

Das dritte System – Homo integer

2010 hatte ich das Gefühl, das Rad noch einmal neu erfinden zu wollen, ein weiteres Heilsystem neben dem Cardsystem zu erschaffen.
Der Grund war kein so schöner. Ein *innerwise*-Trainer hatte sich mit der dunklen Seite der Macht beschäftigt und versucht, dies in das System einzubringen. Er hatte es durch alte magische Schriften und Anweisungen zu einer beträchtlichen energetischen Stärke gebracht.
Mit dem Homo integer hatte ich für mich ein zweites Therapiesystem geschaffen, mit dem ich das Cardsystem überprüfen konnte. Wenn mehrere Systeme existieren, ist es immer einfacher, Ungeklärtes und Irritationen zu finden.
Nachdem der Homo integer fertig war, hatte ich auch die Kraft, mich von dem Trainer zu trennen, und bin ihm dankbar, dass er uns letzten Endes mit der Notwendigkeit dieser Entwicklung beschenkt hat.
Die große Inspiration kam, wie schon so oft, aus einem Kornkreis. Interessanterweise sind immer dann die richtigen Kornkreise erschienen, wenn sie benötigt wurden.

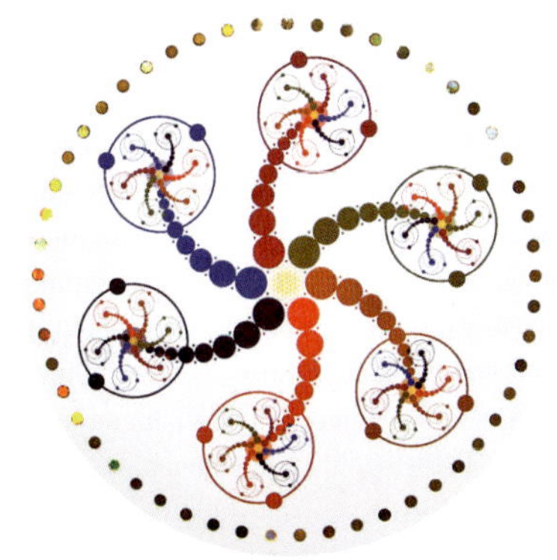
Der Homo integer

Jeder Punkt der Grundstruktur wurde unsichtbar mit Symbolen hinterlegt: das Testsystem in der Mitte, platonische Körper, hermetische Gesetze und vieles mehr.

Die Gesamtstruktur besteht aus einer zentralen und sechs peripheren Anteilen, mit entgegengesetzter Drehrichtung plaziert. Dadurch haben wir zwei entgegengesetzt rotierende Systeme, die strukturierend wirken und einen Schwebezustand erlauben.

Die Heilenergien werden von den Hologrammen mit den Blumen des Lebens repräsentiert, die als Ring die zentrale Struktur umgeben.

Hinter den Hologrammen sind Apfelmännchensymbole gedruckt, die die Verbindung zur Geometrie der Schöpfung, der Matrix, darstellen.

Wer sich davon verzaubern lassen will, sollte sich bei Youtube den Film »Mandelbrot Zoom 333« anschauen, der bis durch den Lichtkanal führt.

Als Energie der Heilung haben sich die Quellen zur Verfügung gestellt, die ich in Meditationen seit Jahren als den Großen Rat erfahren habe. Es kam für mich unerwartet, und es ist eine große Gnade für uns, diese Energien direkt zur Verfügung zu haben.

Ich wollte den Homo integer in drei Größen (1m, 1,5m und 2m) produzieren lassen und habe mit dem Armlängentest die Anzahl der Hologramme bei jeder Größe ausgetestet.

Etwas an den Zahlen erschien mir auffällig. So habe ich die Größe durch die Hologrammanzahl dividiert. Und dann blieb mir der Mund offen stehen:

1,62, 1,62 und 1,61 waren die Ergebnisse.

Das ist der goldene Schnitt: 1,618 und das dreimal mit dem Armlängentest ausgestet.

Ich glaube schon lange nicht mehr an Zufälle.

Wir verwenden den Homo integer zur Raumenergetisierung, Unterstützung von Behandlungen, für energetisches Design von Firmen und Projekten. Er kann auch Geopathologien entstören und ist für die Meditation geeignet. Draufsetzen und abfliegen.

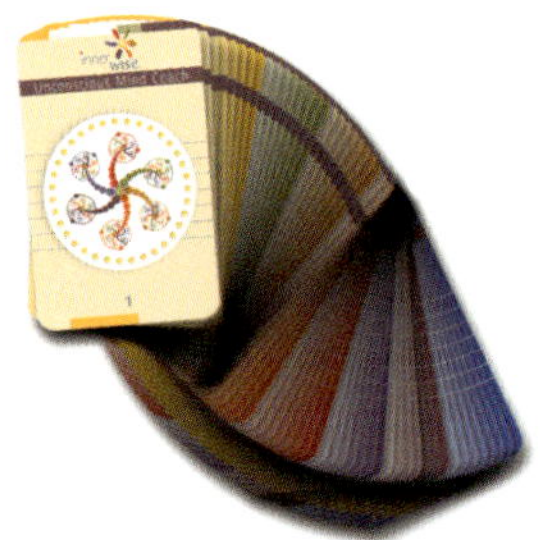

Das Unconscious-Mind-Coach-Set

Der Unconscious Mind Coach entstand als ein Kartenset für Coachingsituationen mit der Energie des Homo integer. Die enthaltenen Energien lassen sich nicht mehr mit Worten beschreiben. Worte sind einfach zu klein und eng dafür. Dafür kann man die Energien der Karten gut fühlen.

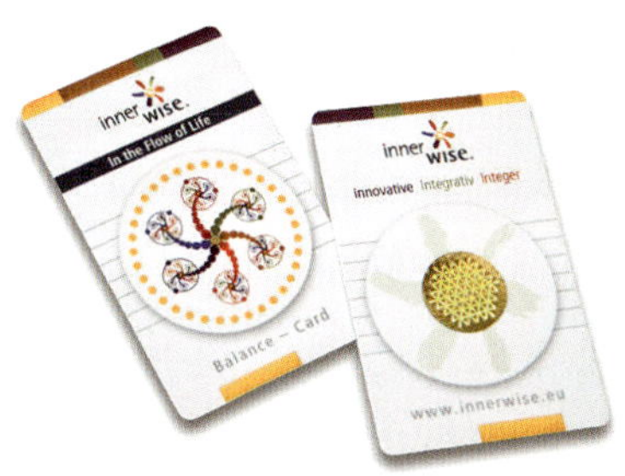

Wenn das Amulett nicht zum Anzug passt,
kann man die Balance Card als Speicher verwenden.

Als Speichermedien kamen das Silberamulett und die Balance Card hinzu und die kleine Version des Homo integer, der Flowmaker.

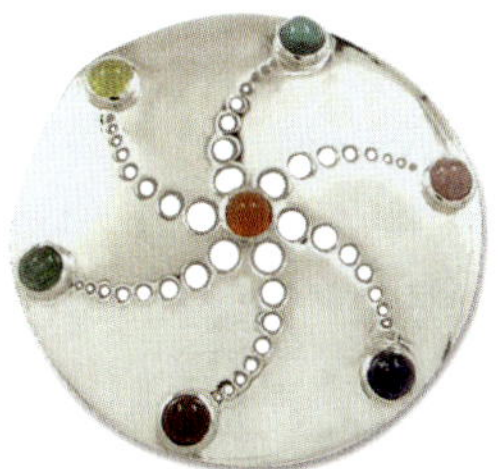

Das besondere *innerwise*-Amulett

Wahrnehmungen zum Flowmaker.

»Die Symbolik bewirkt, dass die Hindernisse in einem Menschen zur Auflösung kommen. Es sind Ängste, Widerstände und Wünsche, die uns immer wieder vom Fluss oder Ganz-Sein fernhalten. Wir sprechen von Blockaden. Diese empfinden wir im Außen, sind es doch tatsächlich Spiegelungen unseres individuellen Seins, also eher in uns.

Werden die drei genannten Punkte gelöst, entsteht genau dieser freie Zustand. Energiefluss findet statt, oder um es ganz anders zu sagen, wir sind in Liebe. Es wird nichts anderes benötigt.

Dabei ist die Besonderheit des intelligenten Systems, dass die Ursache ohne weiteres Zutun geheilt wird, egal, um was es sich handelt. Ursachen sind in unserer Vorstellung so vielseitig, dass wir sie nicht mal eben begreifen, liegen diese doch nicht im Jetzt, sondern in der Vergangenheit, möglicherweise sogar außerhalb unseres Seins in dieser Welt.

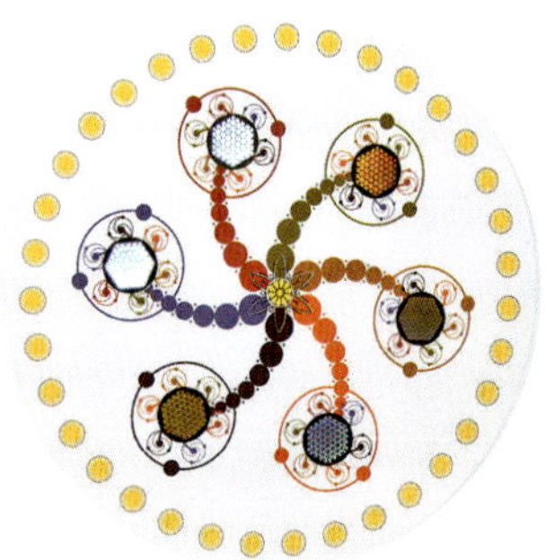

Flowmaker –
der Homo integer in Klein

Mit dieser Systematik wird also erreicht, dass ohne Einsatz des Verstandes Ursachen befreit und damit die Folgen ebenso transformiert werden. Wir könnten auch Bilder wie Verlassen des Rades, Erlösung, Heilung, Ganzwerdung oder was auch immer nehmen. Es trifft alles zu.«

Frank Reinoss

Das vierte System – *innerwise*-Meditationen

Der Heilatem – Heilung der Seele

Wir klären viele Themen in der Realität, auf gedanklicher und emotionaler Ebene und wundern uns dann, dass sie sich immer noch nicht auflösen. Die Wurzeln der Themen liegen oft im Energetischen und Seelischen. Mit dem Heilatem kannst du diese tiefen Ebenen erreichen und heilen. Damit ist der Heilatem geradezu universell anwendbar und in vielen Problemfeldern wie Schmerzen, innerer Leere, Beziehungsproblemen, Aussprachestörungen, Prüfungsstress und tiefen seelischen Verletzungen hilfreich.

Wie die Meditation abläuft

Du atmest durch deine imaginäre Nabelschnur aus der Quelle heilende Energie ein. Und du atmest Themen und Probleme durch diese Nabelschnur aus. Ebenso kannst du auch die Energie der Quelle nutzen, um Verlorengegangenes zurückzuholen, wie deine Seelenanteile. Und du kannst alte Verbindungen auf Seelenebene in der Quelle auflösen.

Mutter Erde – Heilung des Herzens

Die Natur unserer Erde ist eine riesige Heilapotheke. Steine, Pflanzen, Farben, Wasser, Feuer – all das schenkt sie uns, und vieles davon haben wir als Pulver, Tropfen oder Öle in Heilmitteln eingefangen. Mit der Mutter-Erde-Meditation wirst du selbst zu deinem Heilmittel. Du wirst eine Birke, ein Schmetterling, ein

Fluss, ein Vulkan oder eines der vielen anderen Kinder der Mutter Erde. Die Geschenke der Mutter Erde wirken in dir und schenken Harmonie, Klärung und Heilung.

Wir sind nicht getrennt von der großen Mutter, und wir waren es nie, sondern sind eine ihrer blühenden Knospen. Indem wir uns dieser Verbindung wieder ganz bewusst werden, kann sie uns durch ihre Vielfalt von Entsprechungen, wie Tieren, Elementen, Kristallen, Pflanzen, unterstützen zu heilen.

Wie die Meditation abläuft
Voran stehen die Worte: *Mutter Erde, als Teil von dir bist du ganz in mir und lebst durch mich.* Du tauchst ganz in die Worte und so in Mutter Erde ein: Wenn du eins mit der großen Mutter geworden bist, wirst du zu einem Teil von ihr, etwa zu einem Wasserfall, einem Adler oder einem Baum. Dann beginnst du seine Kraft in dir zu fühlen und dich zu heilen.

Nachdem du dich mit Mutter Erde verbunden hast, kannst du das auch mit den anderen kosmischen Kräften und ihren Geschenken tun:
Vater Sonne, als Teil von dir bist du ganz in mir und lebst durch mich …
Himmel, als Teil von dir bist du ganz in mir und lebst durch mich …
Gott, als Teil von dir bist du ganz in mir und lebst durch mich …

*inner**yoga*** – Heilung des Körpers

Ein Schauspieler ist dann in der Lage, uns zu berühren, wenn er ganz in der Rolle aufgeht, die er spielt. Er wird dann zu der anderen Person. Werde du zu dem Heilmittel, identifiziere dich damit, bewege dich wie das Heilmittel, so kann das Heilmittel dich ganz tief berühren und verändern und beschenken.
Beim *inner**yoga*** ist es nicht nur die Identifikation mit den Heilmitteln, wie der Schauspieler beginnst du das Heilmittel zu leben, dich der Bewegung des Heilmittels hinzugeben. So kannst du wie ein Adler deine Flügel ausbreiten und das Gefühl des Fliegens spüren oder dich im Wind als Baum bewegen. Ihre Kräfte werden dich heilen.
*inner**yoga*** ist eine wunderbare Ergänzung zur Mutter-Erde-Meditation, die nur ein geistiges und emotionales Hineinversetzen in das Heilmittel ist. Beim *inner**yoga*** identifizierst du dich auf allen Ebenen – dem Geist, dem Gefühl, dem Körper, der Seele und der Bewegung – mit einem Tier, einer Pflanze, einem Wasserfall, einer jeglichen Entsprechung von Mutter Erde. Diese Identifikation führt dazu, dass in natürlicher Art dein Körper und dein Geist dem folgen und du die Gestalt annimmst.

Wie die Meditation abläuft
Du verwandelst dich in deiner Vorstellung zu Teilen der Natur, etwa zu einem Tier, einem Adler. Du fühlst ihn in dir, fühlst seine und deine Flügel, fühlst, wie der Wind deine Federn hebt. Und du atmest wie ein Adler. Dein Körper wird von selbst beginnen, sich wie ein Adler zu bewegen. Deine Flügel werden sich öffnen. Jeder Adler ist einzigartig, jede Haltung, die du einnimmst, jede Bewegung ist richtig. Alles in der Natur ist in Bewegung, nichts ist statisch, fest eingeübte Positionen sind nicht mehr notwendig.

Der Fluss des Lebens – Heilung des Geistes

Entstanden in Bilderreisen mit vielen Patienten. Bilderreisen können eine große Heilwirkung haben. Durch die Bilder können unser Bewusstes und Unbewusstes gemeinsam mit uns sprechen. Und wir haben die Möglichkeit, durch die Veränderung der Bilder unser Leben zu verändern. Der Fluss des Lebens ist eine Sinfonie aus Bildern, die in zehn Jahren therapeutischer Heilarbeit entstanden ist und dir Heilung und Harmonisierung auf vielen Ebenen schenkt.

Wie die Meditation abläuft
Du begibst dich auf die große Reise der Seele durch das Leben mit all ihren Herausforderungen. Lasse dich vom Text führen und verweile in den einzelnen Bildern, die dich berühren.

dance fingers dance – Wiederentdeckung der Leichtigkeit des Seins

Diese Meditation ist die Befreiung von in unserem Körper gespeicherten Blockierungen und Hemmungen. Kleine Kinder genießen die Freiheit der Bewegung, die Freude daran, sie können über ihren Körper ihre Gefühle mit Leichtigkeit ausdrücken. Doch mit dem Älterwerden, den wirkenden Regeln, Normen, Ver- und Geboten und vor allem den Ablagerungen von Schuld, Trauer, Neid, Verlusten und anderem Ungeklärten in unserem Gewerbe, den Muskeln, Faszien und Knochen, werden wir unbeweglich, schüchtern, scheu. Mit *dance fingers dance* entdeckst du die Freude am Körper und der Bewegung wieder.

Wie die Meditation abläuft
Deine Finger, deine Hände werden zu Tänzern auf einer imaginären Bühne, und du bist der Zuschauer. Die Finger und Hände wandeln die Musik in Bewegungen um, so dass du die Musik sehen kannst, ohne sie hören zu müssen. Die Hände sind frei von all den Begrenzungen, Regeln und Mustern, die du in dir trägst, und ihre Art, Freiheit zu tanzen, geht auf dein ganzes Wesen über und befreit dich.

Das fünfte System – Die Quintessenz

Als Folge der Beschäftigung mit den fünf Grundenergien und dem Prinzip vom Allem und Nichts entstand die Quintessenz im September 2011.

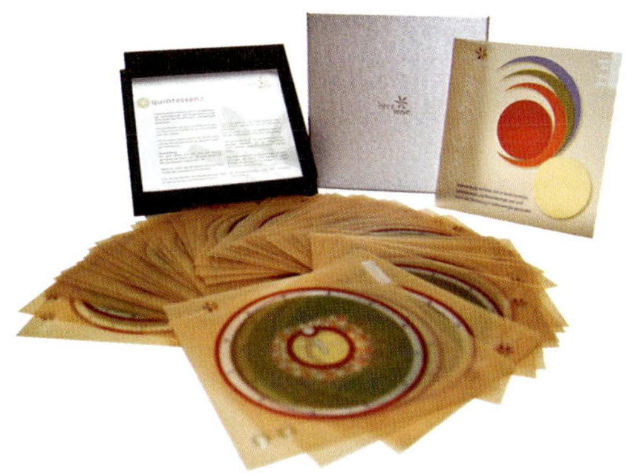

Das Quintessenz-Set

Basierend auf einem Kornkreis und zahlenbasierten Energiemustern sind 45 Heilkarten entstanden, die intuitiv gewählt werden; und durch Auflegen der Hände auf die Karten werden die Energien im Körper aktiviert. Die Heilkarten werden wie alle anderen Heilkarten auf die Amulette kopiert am Ende der Behandlung.

»Am Freitag kam eine Mitarbeiterin zu mir. Wie sie berichtete, hatte sie das Gefühl, dass sie einen Hexenschuss erlitt, der sich gerade in ihrem Rücken ausbreitete und neurologische Defizite im rechten Bein verursachte. Ich bat sie, sich kurz zu setzen, und erzählte ein paar Sätze von der Quintessenz. Trotz etwas Hektik nahm sie ruhig Platz. Ich hatte das Thema Liebesenergie gemessen, sie zog unabhängig davon intuitiv drei Karten und nahm diese über die Handchakren auf. Nach ca.15 Sekunden hatte sie ein starkes Wärmegefühl im LWS-Bereich, welches sich zunehmend auf einen Punkt verdichtete. Es wurde heißer, und nach weiteren 15 Sekunden stand sie beschwerdefrei auf (humpelte vorher) und sagte unbewusst, dass sich die Blockade vollständig aufgelöst habe. Diese Mitarbeiterin ist offen, aber auch sehr bodenständig. Ein Erlebnis einer unmittelbaren Auflösung mit großer Freude.

Die Aura stabilisiert sich sehr stark und die bisherigen Nutzer sind über diese Erfahrung einfach überrascht. Mit den bisherigen Möglichkeiten aus Radionik, Radiästhesie und dergleichen konnten meistens nur stark tempo-

räre Umsetzungen erreicht werden. Bei der Quintessenz ist es bis dato anders, wie gesagt, am ehesten mit den Wirkungen eines sauber eingesetzten Universalpendels vergleichbar.
Es ist tatsächlich wie eine Quintessenz der Erfahrungen, heilsam, angenehm und berührend.«

Walter Schumacher

Das sechste System – Make me an instrument

»Herr, mache mich zum Werkzeug Deines Friedens:
Dass ich Liebe bringe, wo man sich hasst.
Dass ich Versöhnung bringe, wo man sich kränkt.
Dass ich Einigkeit bringe, wo Zwietracht ist.
Dass ich den Glauben bringe, wo Zweifel quält.
Dass ich die Hoffnung bringe, wo Verzweiflung droht.
Dass ich die Freude bringe, wo Traurigkeit ist.
Dass ich das Licht bringe, wo Finsternis waltet.«

Franz von Assisi

Die Geometrie

Die Blume des Lebens

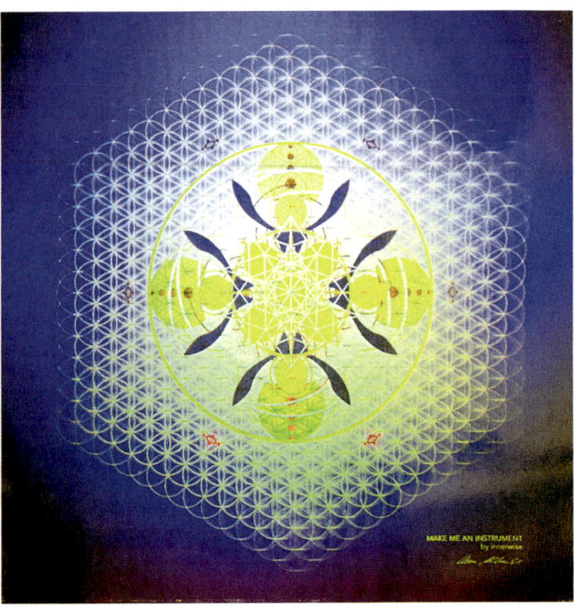

Die Quadratur des Kreises ist gelungen mit der Grundstruktur des Seins, der Blume des Lebens. Ausgehend von einem einzigen Kreis im Mittelpunkt der Blume des Lebens, wird in der dreidimensionalen Konstruktion im Hologramm *Make me an instrument* mit 1729 Kugeln aus dem Kreis ein Würfel.

Kornkreise

Zwei Prinzipien verbinden sich in *Make me an instrument:* das strukturierende Prinzip in Form von acht miteinander verschmolzenen Kornkreisen im Zentrum und das energetisierende Prinzip mit der Blume des Lebens. Kornkreise sind eine energetische Akupunktur der Erde und eine geometrische Bibliothek der Weisheit. Immer wenn ich offene Fragen zum Leben hatte, habe ich in den Symbolen und der Geometrie aktuell erschienener Kornkreise die gesuchten Hinweise und Antworten gefunden.

Der Effekt

Heilung durch Harmonie

Das Universum, das Leben, das Lieben und die Gesundheit sind harmonische Prinzipien. Sie unterliegen einer inneren Ordnung, haben einen harmonischen Klang. Krankheit, Zerstörung und Hass sind disharmonisch und basieren oft auf Erstarrungen und Angst. Das Zusammenspiel aller Elemente ist aufgehoben. Energie fällt ab, anstatt zu steigen. Heilung lässt sich erzielen, wenn Disharmonie wieder in Harmonie und Erstarrungen in Fluss gewandelt werden.

Die Meditation mit Zahlen

Make me an instrument ist ein Heilraum. Du kannst dich in deiner Vorstellung in ihn hineinbegeben und auf dich wirken lassen. Ebenso kannst du in deiner Visualisierung auch deine Haustiere, dein Zimmer, deinen Garten und anderes dort hineingeben und die heilenden Energien durch das Hologramm wirken lassen. Der Effekt wird umso stärker sein, je bewusster und fokussierter du den Raum nutzt. Je konkreter deine Fragestellung, dein Thema ist, desto klarer und kräftiger wird die Antwort sein. Bei der Fokussierung können dich auch die komplexen therapeutisch wirkenden Zahlencodes des *innerwise*-Systems unterstützen. Heilpflanzen, ätherische Öle, Bachblüten – all das sind energetisch betrachtet konkrete komplexe Frequenzmuster. Zahlencodes sind es auch, nur etwas abstrakter.

Sie sind in der Lage, bestimmte Funktionen im Hologramm zu aktivieren, denn im holographischen Raum ist alles vorhanden, und die Zahlencodes sind wie Klänge, wie Musik, die bestimmte Möglichkeiten aktiviert, zum Tanzen bringt.

Anleitung zur Meditation mit dem Hologramm

Wähle aus den nachfolgenden Themen und Heilcodes das- oder denjenigen aus, das oder den du in dem Moment benötigst. Suche dir einen ruhigen Platz, setze dich hin und schließe die Augen.
Visualisiere dazu, dass du dich im Hologramm befindest und den Zahlencode wie eine Klangwolke im Hologramm – und damit auch in dir – wirken lässt. Du musst die Zahlencodes nicht auswendig lernen, sondern nur anschauen oder deine Hand darauflegen und sie virtuell mit dir in das Hologramm nehmen. Die Heilcodes kannst du dir wie Musik vorstellen, die dich erfüllt und verändert. Viele Menschen spüren dabei die Energie, die durch den Körper strömt, und das ursprüngliche Thema, wofür du den Heilcode gewählt hast, sich verändert, geklärt wird. Anschließend fühlst du dich freier, klarer, präsenter.

Zahlencodes zum Hologramm findest du beim Kapitel zum 14. Tester ab Seite 353.
Der Musiker Richard Hiebinger hat die Zahlencodes nach planetaren Gesetzen vertont, und sie sind als CD *Heilende Klänge 1* erhältlich.

Das siebte System – Weltenklang

Dieses ist ein rein virtuelles System, das der Anwender immer selbst erschaffen muss.
Es basiert auf Musik, die durch einen spagyrischen Prozess der Herausarbeitung ihrer Seele gegangen ist.
Die ersten Heilmittel entstanden aus einzelnen Musikstücken von Tom Kenyon, die mittels Frequenzmodifizierung und Oktavierung bis in den für das Ohr unhörbaren Bereich gebracht wurden. Und dennoch erfüllen sie den Raum und wirken.
Nachdem ich so das Prinzip ihrer Erschaffung technisch entwickelt hatte, begann sich das System Weltenklang selbst weiterzuentwickeln.
Die ersten 40 Heilmittel basieren auf Tom Kenyons Musik, alle weiteren Heilmittel existieren in unbegrenzter Anzahl, aber ihr Inhalt ist mir nicht bekannt. Ich konnte so zum Beispiel mit dem Heilmittel 78 oder 96 arbeiten, und es wirkte, ohne dass ich wusste, welche Musik sich dahinter verbarg. Mittlerweile weiß ich, dass auch Musiker und Komponisten wie Mozart, Bach oder Brahms enthalten sind.

Anleitung zur Herstellung der virtuellen Mittel des Weltenklang Systems:

1. Teste die Nummer des Mittels aus. Ich bleibe oft im Bereich 1–100. Es ist aber nach oben nicht begrenzt. Du kannst also auch zum Beispiel die 4278 wählen.
2. Lasse das Feld sich auf deiner Hand manifestieren und teste dann die richtige Oktavierung für den Feinschliff heraus. Dafür verwende ich gerne das Alphabet. Die Buchstaben stehen für Oktavierungsschritte entstsprechend den Primzahlen.
   A=2, B=3, C=5, D=7, ...
   Dann lasse das Feld auf deiner Hand sich durch die ausgetestete Oktavierung modifizieren.

Ich visualisiere den Herstellungsprozess gerne wie ein Kreuz. In der Vertikalen teste ich die Nummer des Heilmittels aus und in der Horizontalen die Oktavierung mittels Buchstaben.

Schon hast du das fertige individuelle Heilmittel zur Verfügung und kannst es dem Patienten schenken und zum Beispiel auf einem Amulett speichern.

Das achte System – Einklang

Dies ist ein sehr einfaches System, denn es besteht aus nur einem Mittel.
Und dieses Mittel erinnert uns an den ursprünglichen Plan hinter der Realität.
Du erschaffst das Heilmittel Einklang nur mit deinen Händen, wie ein Feld zwischen ihnen.

Hier ein Beispiel für die Wirkung:
Eine Frau hatte sich die Hand gebrochen, und auch drei Wochen später schmerzte sie sehr, und ihre Funktion war eingeschränkt.
Ich legte meine Hände an die Hand und visualisierte den Einklang. Daraufhin begannen sich die Knochen in ihrer Hand zu bewegen und wieder auszurichten.
Die Beweglichkeit war unmittelbar danach wesentlich größer.

Das neunte System – Lebe

2014 wurde das Lebe-System geboren.
Die Herausforderung war das tiefere Verständnis der Architektur des Seins und der wirkenden Kräfte.
Wenn du dir einen Donut betrachtest, so besteht dieser aus zwei Anteilen, dem Teigring und dem Loch.
Der Mensch hat nur zwei Möglichkeiten:
Er kann sich wie eine Made durch den Teig fressen und dort Halt und Sicherheit bekommen. Dafür zahlt er allerdings einen sehr hohen Preis, denn er verbindet sich mit illusionären Kräften und dient diesen.
Die andere Möglichkeit besteht darin, sich für das Loch als Lebensraum zu entscheiden und dort frei und eigenverantwortlich zu sein. Teig und Sicherheit gibt es dort allerdings nicht mehr.
Die meisten Menschen fühlen sich im Teig wohl und wollen diesen auch nicht verlassen, denn sie haben dort ihren Punkt der höchsten Stabilität.
Im Loch haben wir die Bereiche, die es im Leben zu erfahren gilt:
im Zentrum das Sein, *ich bin* und *Ich bin ich.*
Drum herum das Leben, die Liebe, der Klang, das Selbst, das Dasein, das Glück, die Kreativität.
Im Teigring befinden sich die Kräfte der Illusion, mit denen sich Menschen verbinden, ihnen dienen und dafür mit Scheinsicherheit bezahlt werden:
Opfergabe & Pakte, Macht, Zerstörung des Selbst, Erleuchtung, Gier, Guru & Priester, Einweihung, Arroganz.
Die Verbindung zwischen Teigring und Loch schafft negative Emotionen, mit denen sich Menschen identifizieren:
Hass, Neid, Lüge, Schuld, Trauer, Angst, Selbstaufgabe, Lethargie.
Zur Verwirrung gibt es dann noch externe Realitäten, die jedoch nur Abbilder des Realen sind und in denen wir uns wie in virtuellen Welten aufhalten können.
Eine weitere Komplizierung entsteht durch die Fragmentationen. Jedes Teil hält sich für das Ganze und verliert sich. Es ist das alte Prinzip des »Teile und herrsche« dahinter. Ziel des Lebe-Systems ist es, im Loch präsent zu sein und dadurch den Kräften der Illusion die Nahrung zu entziehen.
Wenn du ganz im Zentrum ankommst, aktiviert sich ein Torus der Energie und beschenkt dich unerwartet für deinen Mut, integer zu leben.
Zur Auflösung der Irritationen und Zentrierung im Loch habe ich die zehn Heiler als Energiekarten geschaffen, die in der Lage sind, Themen dieser philosophischen Ebene zu unterstützen.
Auf www.lebe.innerwise.com kannst du die Heiler betrachten und die dazu komponierte Musik anhören.

Hier die Anleitung zum Lebe-Spiel *6 Schritte in DEIN Leben:*

1. Teste aus, ob deine Präsenz in deinem Leben fragmentiert ist. Das Zeichen dafür ist ein aktiver äußerer Ring. Wenn dies vorliegt, heile es mit einem oder mehreren der zehn Heiler.
2. Teste aus, ob Illusionen (externe Realitäten) in deinem Leben vorliegen. Das Zeichen dafür ist ein aktiver zweiter äußerer Ring. Wenn sie vorliegen, heile diese mit einem oder mehreren der zehn Heiler.
3. Teste aus, ob dein Sein, dein *Ich bin* und dein *Ich bin ich* komplett präsent sind. Sollte dies bei einem oder mehreren nicht zu 100 Prozent der Fall sein, heile diese mit einem oder mehreren der zehn Heiler.
4. Teste aus, ob alle acht Wesen des Weges der Erkenntnis – Liebe, Klang, Seele, Leben, Selbst, Dasein, Glück, Kreativität – komplett präsent sind. Sollte dies bei einem oder mehreren nicht zu 100 Prozent der Fall sein, heile diese mit einem oder mehreren der zehn Heiler.
5. Teste aus, ob nun immer noch eine oder mehrere der negativen Emotionen des Weges der Verfestigung aktiv sind und ob du noch eine Verbindung zu einer oder mehreren Kräften des Weges der Versuchung hast. Wenn das nach der vollständigen Aktivierung der farbigen Mitte immer noch der Fall ist, dann heile dies mit einem oder mehreren der zehn Heiler.
6. Nun bist du im Zentrum deines Lebens und kannst mit der Aktivierung deines Energiefeldes Glück, Gesundheit und inneren Reichtum erfahren. Leben, was es sein kann.

   Und die Schöpfung lacht vor Freude.

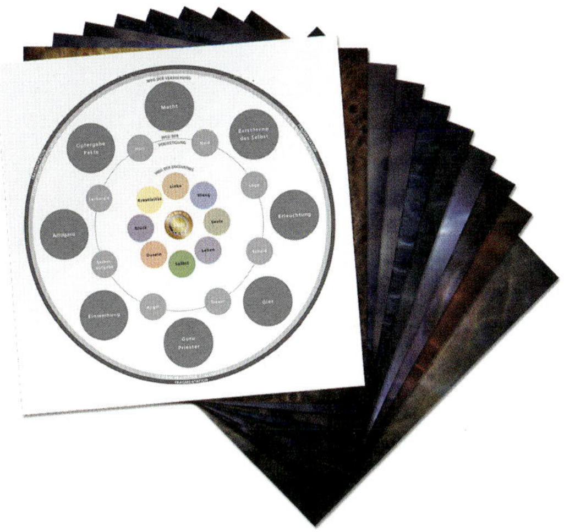

*inner***wise** als App

Bis zum Jahr 2011 habe ich alle Werkzeuge und Systeme aus realen Werkstoffen entwickelt. Die Grundstoffe waren Alkohol, Zucker, Papier, Glas, Kunststoff und Metall.
Und nun stand die Umwandlung in ein Computerprogramm an. Durch die Touchscreen-Technik ist die Übertragung der intuitiven Arbeitsweise in die Technik möglich.
Mit dem iPad oder iPhone sich selbst oder andere behandeln – das ist eine Evolution der Heilung.

Die Idee ist einfach: Vom Patienten wird ein aktuelles Foto gemacht, in ein geometrisches Energiefeld eingebettet sichtbar dargestellt. Der erste Tester wird intuitiv auf dem Bildschirm ausgewählt und bewegt sich auf das Foto. Das heißt, wir nutzen das energetische Abbild, das vom Patienten erzeugt wird. In dem Moment, wo der Tester auf dem Foto liegt, ist der Stress mit dem Armlängentest auch direkt im Patienten testbar.
Nun werden Heilkarten durch Berühren des Bildschirms intuitiv ausgewählt und auch auf dem Foto abgelegt.
Dies führt im realen Patienten sofort zu Veränderungen, so wie es bei der Auflage der Heilkarten direkt auf dem Patienten auch geschieht.
Wenn die Heilsinfonie fertig komponiert ist, kann sie auf einem Symbol ausgedruckt, vom Gerät direkt auf ein Amulett kopiert oder als Symbol im Gerät gespeichert werden, um sie dann regelmäßig in Meditationen zu verwenden.
«Wie hast du dich geheilt?«, »Ich habe mit meinem iPad meditiert«, wird es dann bald heißen.
Die *innerwise*-Heil-App gibt es für jeden Interessierten zur Selbstanwendung. Sie basiert auf den Test- und Heilkarten der Heilapotheke und dann auch als Pro-Version für Therapeuten, die alle *innerwise*-Werkzeuge für die professionelle Anwendung enthält.
Weitere Apps sind die Mediations-Apps *Panta-Rhei* und *Ra.*

PANTA-RHEI
»Alles bewegt sich fort, und nichts bleibt.«
– Heraklit –

Eine Heilmeditation mit *innerwise* 2.0, der *innerwise*-Entwicklungen der Jahre 2013 und 2014.

Heilung ist immer eine Beseitigung von Ladung, ein Auflösen von Verfestigungen, Zurückholen von Verlorenem, das Loslassen der Angst und Wiederöffnen für das Leben. Mit *Panta-rhei* wirst du durch diese Schritte mit Hilfe von Licht, heiliger Geometrie und Musik, kombiniert als fraktale Animation, geführt.

»Alles bewegt sich fort, und nichts bleibt.«

Heraklit vor langer und so naher Zeit.

Beladen haben wir uns mit Eigenem und Fremden, nur um geliebt zu werden.

Festhalten wollen wir, immer wieder einmal Errungenes festhalten.

Verloren haben wir vieles von dem, was unsere Vollkommenheit einmal war.

Verhinderung ist die Folge dessen, verhindern von Beschenktwerden mit Neuem.

Verfestigung des Durchlebten-Vertrauten und doch Beendeten verstopft.

Verstopftes verpfropft unseren Lebensweg, unseren Seelenweg.

Verdunklung ist die Folge dessen, Dunkelheit, die Dunkles einlädt.

Verängstigt verkriechen wir uns in uns selbst und verpassen Leben und verraten.

Alt werden wir so, zu früh, viel zu früh, durch den Verrat an unserem Herzen.

So kann Leben nicht gemeint sein.

Was für eine Verschwendung von Schönheit.

»Alles fließt, und nichts bleibt; es gibt nur ein ewiges Werden und Wandeln.«

RA – DIE SONNE

»Ein Lichtwesen höherer Ordnung«

Eine Heilmeditation mit *innerwise 3.0,* der *innerwise*-Entwicklungen des Jahres 2014.

Ra ist ein geometrischer Raum, basierend auf der Blume des Lebens in 3-D, konstruiert aus zwölf Schichten und über 1700 Kugeln. Dies ergibt einen Würfel. Jede der einzelnen Kugeln ist aktiviert und leuchtet wie eine Sonne. Alle Kugeln zusammen ergeben ein Lichtwesen höherer Ordnung, bestehend aus autarken Einzelstrukturen.

Ein energetisches Werkzeug, das in der Heilung vielfältig unterstützt.

Du kannst dich mit deinen zu klärenden Themen in Ra begeben, und Ra klärt durch seine heilige harmonische Geometrie. Du kannst dir zwei Ra-Strukturen vorstellen und dich mit deinem Chaos in eine davon begeben und nur das Reine

und Klare aus der 1. in die 2. Ra-Struktur transportieren. Du kannst Ladungen und irritierende Energien mit Ra »artgerecht entsorgen«, also transformieren.
Ein Lichtwesen höherer Ordnung.
Die Quelle allen Seins ist in jedem Einzelnen.
Das Einzelne in sich ist vollkommen, ganz, autark und leuchtet. Eine Sonne.
Es gibt viele von den Einzelnen, und wie die Zellen eines Lebewesens bilden die Einzelnen ein komplexes Ganzes höherer Ordnung – wieder eine Sonne.
Die Sonne hat das Leben geschaffen, und sie ist seine Behüterin.
Bringe Licht in dein Leben.

*inner**wise** healing*

*inner**wise*** für die professionelle Anwendung für Therapeuten, Heilpraktiker und Ärzte.

*inner**wise** create*

*inner**wise*** für das Consulting (»Diagnose« und »Behandlung«) von Systemen, Firmen, Teams und Projekten.

Das Testsystem

Das Herzstück des *innerwise*-Systems ist das Testsystem. Es ist ein Abbild der jahrelangen Suche nach effektiven Heilwegen und dem, was die Welt im Innersten zusammenhält.
Ich hatte begonnen, Symptome zu behandeln, wie es jeder Therapeut am Anfang tut. Nur führt das nicht sehr weit, und irgendwann kommt auch die Frage auf, ob man dem Menschen am Ende nicht sogar mehr schadet? Wenn ich Symptome unterbinde, nehme ich dem Körper die Chance, tiefere Störungen anzuzeigen. Ich zerschlage sozusagen die Alarmleuchte.
Das kann auf Dauer nicht gutgehen, auch wenn es im Moment eine Erleichterung bringt. Man kann es mit einem Dampfkessel vergleichen, bei dem aus einem Loch der Druck entweicht. Das Loch zuzuschmieren, ändert nichts am Druck im Kessel, und es wird nicht lange dauern, bis der nun ansteigende Druck sich auf anderen Wegen Erleichterung verschafft. Wie lässt sich also der Druck im Kessel beseitigen?
Das war die entscheidende Frage, die zum Testsystem führte.
Gibt es eine Systematik, gibt es allgemein gültige Aspekte? Und wenn ja, wie lässt sich so ein Testsystem am effektivsten bedienen?
In über 15 Jahren sind so über 300 Testkomplexe entstanden, und ich habe die meisten von ihnen persönlich erfahren dürfen, um sie wirklich zu verstehen, zu ergründen und integrieren zu können.
Als effektivste Art der Handhabung hat sich ergeben, die Tester intuitiv auszuwählen. Nicht der Reihe nach abzuarbeiten, denn das ist schon eine Art der Vergewaltigung des Klienten, die Aufzwingung eines Themas, sondern sich intuitiv führen lassen.

Da *innerwise* ein lebendiges Wesen mit einer eigenen Intelligenz ist, aktivieren sie die Tester auch selbst in der effektivsten Reihenfolge für den Klienten. So als ob vom aktiven Thema ein Klang ausgeht, der wahrnehmbar ist.
Wenn man mit der Hand über die Tester geht und sie fühlt, ist es einer von ihnen, der anders strahlt, sich verschieden anfühlt, dessen Energie aktiv ist.
Eine andere Möglichkeit, den aktiven Tester zu finden, ist der Armlängentest.
Nach einiger Erfahrung mit dem System greift man automatisch nach dem Richtigen, und dann findet der darübergleitende Finger auch sofort das richtige Thema. Und im Tester ist unter den enthaltenen Themen auch nur ein spezifisches, das dann aktiv ist.
Die Tester werden anschließend dem Patienten aufgelegt und der entstehende Stress mittels der Heilkarten ausgeglichen.

Wenn dieses Thema mit dem *innerwise*-System geklärt ist und der Tester zu den anderen Testern zurückgelegt wird, aktiviert sich das nächste Thema in einem der Tester. So führt uns das Testsystem von Punkt zu Punkt auf dem effektivsten Weg durch die Behandlung.

Das kleine Testsystem ist in der Heilapotheke enthalten und das große im großen Cardsystem. Das kleine lässt sich auch mit dem großen Cardsystem ausgleichen, jedoch nicht das große Testsystem mit der kleinen Heilapotheke, da dafür die Fülle und Vielfalt der fast 4200 Heilkarten nötig ist.

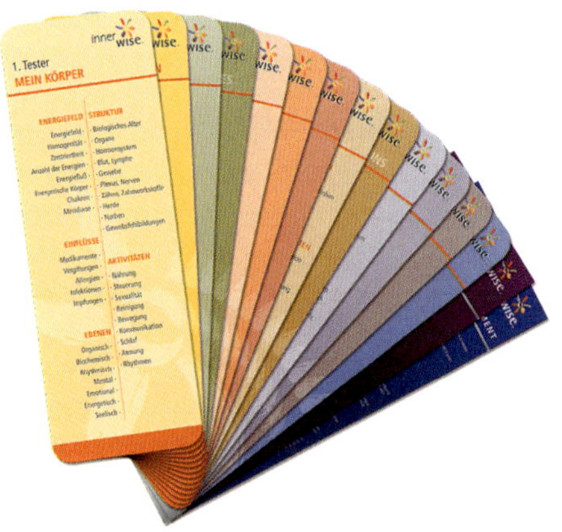

Das große Testsystem

Das kleine Testsystem der Heilapotheke

Aussagen, die es in sich haben. Sie versuchen gar nicht, auf der Symptomebene zu wirken, sondern gehen gleich auf die tiefsten Schichten der Probleme. Faszinierend ist, dass damit die Symptome mit einer ungeahnten Leichtigkeit verschwinden können. Als Testsystem der Heilapotheke sind die Aussagen vor allem zur Selbstbehandlung gedacht.

 Ja zur Veränderung

Ich bin bereit zur Veränderung.

Ich bin bereit, ALLES zu verändern, um gesund und glücklich zu leben.

Im Jetzt sein.

Ich bin dankbar für alle Erfahrungen, integriere sie und lasse damit die Vergangenheit los.

Ich bin es wert.
Ich bin es wert, dass es mir gutgeht, dass ich gesund und erfolgreich bin und das Leben genieße.

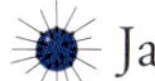 Ja zum Körper
Ich ernähre mich gesund.
Auf allen Ebenen bin ich genährt: emotional, energetisch, seelisch, mental und körperlich.

Ich befreie mich von Giften.
Ich reinige mich von den Giften meines Lebens: Gedanken, Gefühlen, Energien, Erinnerungen, Chemikalien, Metallen, Lebenssituationen.

Mein Körper ist gesund.
Ich bin frei von Infektionen, Allergien und Mangelzuständen. Meine Organe sind in Harmonie, mein Atem frei, mein Körper in Balance.

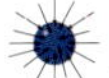 Ja zur Ehrlichkeit
Ich bin bereit, ehrlich zu kommunizieren.
Ich sage, was ich denke und fühle, ungeachtet der Konsequenzen.

Ich lebe authentisch.
Ich bin es mir wert, getreu meinen Werten, aufrichtig mein Leben selbst zu gestalten.

Ich lasse meine Kompromisse los.
Mit Kompromissen lüge ich mich selbst an. Ich bin ehrlich zu mir selbst.

 Ja zur Liebe
Ich liebe und werde geliebt.
Ich erkenne in jedem Menschen seinen liebenswerten Kern und erlaube, dass andere Menschen diesen Kern auch in mir erkennen.

Ich liebe, was ich war, was ich bin und was ich sein werde.
Es gibt keine Fehler, nur Erfahrungen.

Ich öffne mein Herz.
Ich bin bereit, mein Herz zu öffnen und meinen Schutz aufzugeben. Ich bin bereit, Liebe zu geben und zu empfangen.

 Ja zu mir
Ich bin ich.
Ich bin … (mein Vorname).
Ich lebe mein Leben und nicht das eines anderen.

Mein Energiefeld ist klar.
Ich bin frei von Fremdenergien, Manipulationen und Abhängigkeiten. Ich bin frei davon, andere Menschen manipulieren zu wollen.

Ich bin glücklich.
Ich atme frei, meine Augen leuchten, ich tanze durchs Leben.

 Ja zum Leben
Ich gewinne meine Lebensenergie zurück.
Ich nutze meine ganze Energie für meine Lebensaufgabe und höre auf, mich selbst zu zerstören.

Ich lebe mein kreatives Potenzial.
Die Kreativität fließt durch mich und erfüllt mich mit Freude.

Ich bin im Fluss.
Ich vertraue. Es ist für mich gesorgt. Alles, was ich benötige, ist im rechten Moment da. Alle Erfahrungen, die ich mache, sind wichtige Schritte in meinem Wachstumsprozess.

Das große Testsystem

1. Tester: Mein Körper

Ebenen und Energiefeld

Energiefeld

Wir bestehen aus einem anfassbaren physischen Körper, doch nicht nur. Die Körper unseres Gedankenfeldes, Gefühlsfeldes und der anderen Schichten unserer Aura sind wesentlich größer. Wenn wir die einzelnen Auraschichten als Modell akzeptieren und sie als Körper bezeichnen, haben wir zumindest acht Körper: den physischen und sieben energetische.
So könnte man sagen, dass unser physischer Körper höchstens ein Achtel unserer Wirklichkeit ist. Nicht einmal alle schulmedizinischen Medikamente wirken im physischen Körper: Antibiotika zum Beispiel wirken stärker im energetischen Feld. Ebenso ist es wichtig, dass beim Testen auch all unsere Ebenen (strukturell, biochemisch, rhythmisch, mental, emotional, energetisch, seelisch) zu testen sind: die physischen und die energetischen. Der normale Krebs existiert die ersten zehn Jahre nur in der energetisch-emotionalen Ebene, ehe er sich körperlich manifestiert. Und unsere Heilmittel sollten auf allen Körpern wirken. Bachblüten, die der Zeitqualität nicht angepasst wurden, wirken nur noch in einzelnen unserer Körper und sind damit nur noch als »nett« zu bezeichnen. Ihre wirkliche Kraft, die sie in der Zeit von Richard Bach hatten, haben sie längst verloren.
Viele unserer letztendlich körperlichen Störungen und Irritationen finden primär im Energiefeld als emotionale oder energetische Störungen statt. Dort sind sie auch leicht mit der Hand zu fühlen, wenn wir das Feld mit der Hand scannen. Dabei funktioniert die Hand wie ein Sensor. Wie bei der Senderwahl eines Radios stellen wir in uns die Frequenz ein, die wir suchen. Mit der Handfläche zum Körper gerichtet, tasten wir das Feld ab. So können wir Entzündungen, Krebs, Feldrisse, Fremdenergien und vieles mehr finden.

Homogenität

Das Ziel der Heilarbeit ist das Erlangen der Homogenität. Das Gegenteil ist die Fragmentation, Abspaltung. Fragmentation kann generell und lokal bestehen. Sie kann sich auf den physischen Körper und auf alle energetischen Felder beziehen. Dies lässt sich in Prozenten austesten und dann gezielt behandeln.

Zentriertheit

Die Energiefelder sind nicht immer übereinanderliegend. Nach einem Unfall kann sich das Feld zum Beispiel neben dem Körper befinden. Beim Wahrnehmen des Menschen kann man sich darauf fokussieren, es zu spüren, und dann gezielt behandeln.

Anzahl der Energien

Wenn du nicht eine Frau und gerade schwanger bist, so solltest du nur ein einziges Energiefeld besitzen. Das Feld deiner Seele. Jedes weitere Feld ist dann zu viel. Ich habe in der Praxis alles von null Feldern bis zu 25 000 Feldern ausgetestet.

Da unser Behandlungsziel ein klares eigenes homogenes Energiefeld ist, ist dieser Parameter von besonderer Bedeutung.

Die 25 000 Felder hatte sich ein Buddhist aufgeladen, als er nach dem Tsunami in Thailand war und die vielen Seelen in der Zwischenwelt dort sehen konnte. Er wollte ihnen allen helfen und sie ins Licht bringen. Beinahe hätte er sich selbst dabei zum Taxi gemacht, denn er hatte sie sich aufgeladen und hat sie mit nach Deutschland gebracht. Seine Herzenergie war auf fast null gesunken, und er war kurz davor, selbst zu sterben. Nach der Behandlung, bei der wir mit Hilfe des *innerwise*-Systems die Seelen nach Hause gebracht hatten, lebte er wieder auf und war nach zwei Tagen wieder gesund.

Die eine Möglichkeit, sich andere Energiefelder aufzuladen, ist es, den Retter und Kümmerer zu spielen und die Last anderer Menschen mittragen zu wollen. Das passiert oft den Therapeuten, die in ihrem Helfersyndrom die Patienten fast adoptieren.

Die zweite Möglichkeit, zu mehr als einem Feld zu kommen, ist die Manipulation. Es besteht zwar eine Einladung, eine Resonanz, jedoch nutzt der Manipulierer diese aus und installiert bei jemandem weitere Felder, um an dessen Energie zu kommen, ihn zu kontrollieren und manipulieren. Dies ist leider ein weitverbreitetes Gesellschaftsspiel und wird von denen gespielt, die selbst nicht mehr mit der Quelle verbunden sind und nur durch Energiediebstahl überleben können.

Mit null Feldern habe ich nur zwei Menschen in den 15 Jahren erlebt. Das waren Fälle schwerster Manipulation, Menschen, die völlig von einem System absorbiert waren, sozusagen nur noch Schatten ihrer Selbst.

Zum Austesten empfiehlt es sich, so zu beginnen:

»Habe ich nur ein Feld?« Antwortet der Armlängentest dann mit »Nein«, so sind es mehr.

»Mehr als fünf Felder?« Antwortet der Test wieder mit »Nein«, so können es nur noch zwei, drei, vier oder fünf Felder sein. Das lässt sich schnell austesten.

Antwortet er allerdings mit »Ja«, so würde ich als Nächstes fragen: »Mehr als zehn Felder?« So kommt man effektiv zum Ergebnis.

Oft sind es ein bis zehn Felder, zehn bis 40 kommt jedoch auch nicht selten vor. Mehr als 100 haben meist Therapeuten, die die Felder der Patienten aufnehmen und mittragen. »Geteiltes Leid ist halbes Leid« ist doch ein ziemlich blödsinniger Spruch, denn es ist doppeltes Leid.

Energiefluss

Die meisten Heilsysteme gehen davon aus, dass der freie Energiefluss ein gesunder Zustand sei. Dabei geht es nicht nur um die Hauptströme im Körper, sondern um den ganzen Menschen. Was nützt es uns, wenn die Hauptschlagader frei, aber der eine Arm abgebunden ist oder das Bindegewebe so verschlackt, dass die Zellen trotzdem verhungern?

Energetische Körper

Ich habe auf den Begriff »Auraschichten« verzichtet, da der Begriff durch das ganze Esoterik-Blabla seine Neutralität verloren hat. Hinzu kommen die festen Auffassungen, wie eine Aura zu sein habe. Das kann stimmen, muss aber im individuellen Fall nicht zutreffen und verhindert das freie Entdecken der Wirklichkeit.

Ich habe zu den klassischen sieben Auraschichten den physischen Körper hinzugezählt und war dann schon bei acht. Dann habe ich dupliziert und war bei 16 und habe dann auch Themen in allen 16 Schichten gefunden. Genauso ging es bei 32 Schichten, bei 64, 128 …

Also, wie viele Schichten gibt es denn nun, und auf welcher liegt die primäre Störung, und welche Schicht ist nur eine Blaupause davon???

Hier die Lösung all dieser Fragen: Wir duplizieren die Anzahl der Schichten unendlich oft und öffnen damit die Tür für einen n-dimensionalen Raum, den wir als Testfeld zur Verfügung haben.

Damit hatte ich den Raum der Bewusstheit geschaffen, der nötig war, um die Heilatemtechnik zu entwickeln, was dann auch innerhalb von Tagen geschah.

Chakren

Die modernen Esoteriker gehen von sieben aus, die Ägypter kannten 12 Körperchakren (zum Beispiel ein unteres Herzchakra für die persönliche Liebe und ein oberes Herzchakra für die universelle Liebe). In der chinesischen Medizin wird mit Handbreiten (Cun) gemessen, und das macht alles logisch nachvollziehbar. Wenn man das Cunsystem auf die Chakren anwendet, muss es mehr als die sieben Chakren geben.

Dann wurden Chakren über und unter dem Körper beschrieben. Wir haben somit dasselbe Problem wie bei der Aura: Wie viele sind es nun wirklich?

Wir wissen es nicht, aber eines ist klar: Sie existieren, sie verwirbeln Energien, sind Tore und ein wichtiger Bestandteil unseres energetischen Systems. Und sie können irritiert und blockiert sein.

Der Rest ist offen und kann von jedem selbst entdeckt werden.

Meridiane

Die chinesiche Medizin baut sich auf zwölf Hauptmeridianen und acht Extrameridianen auf.
Die Meridiane sind eines der ausgereiftesten und am besten beschriebenen Systeme und stehen damit für jeden Interessierten als Grundausbildung zur Verfügung.
Die chinesischen Medizin betrachtet immer Folgendes: Wird der Energiefluss an einer Stelle des Körpers unterbrochen, kommt es zu einem Energiestau vor dieser Stelle und einem Energiemangel, einer Leere, dahinter.
Auch werden in dieser Medizin verschiedenste Arten der Energien und deren Zusammenspiel beschrieben und auf dieser Basis die Behandlung geplant.
Eines der besten Bücher dazu ist: *Grundlagen der chinesischen Medizin* von Giovanni Maciocia.

Bestandteile

Biologisches Alter

»Du siehst echt alt aus.«
Diesen Satz kann man in jedem Lebensalter zu hören bekommen.
Das biologische Alter ist ein Parameter, der den Alterungszustand des Körpers ausdrückt. Er ist kein konstanter Wert, sondern schwankt wie das Aussehen der Person im Spiegel.
Das biologische Alter zeigt den Zellzustand an, der durch aktuelle Einflüsse beeinflusst wird. Das heißt, das biologische Alter einer 50-Jährigen kann dem einer 30-Jährigen entsprechen oder dem einer 70-Jährigen.
Mein therapeutisches Ziel ist, bei Erwachsenen ein biologisches Alter zu erzielen, das 20 Jahre unter dem Lebensalter liegt.

Organe

Wenn dieser Testpunkt aktiv ist, benötigen einzelne Organe eine Sonderbehandlung:
»Wenn du dich jetzt nicht speziell um mich kümmerst, mache ich nicht mehr mit.«
Besonders sensibel und bedürftig sind oft die Aussscheidungorgane Niere, Leber, Lunge und Darm. Es kann aber auch jedes andere Organ des Körpers sein.
Das Thema kann wieder auf allen Ebenen liegen: physisch, biochemisch, mental, emotional, energetisch, seelisch.
Bei dem Testpunkt Organe checkst du die Organe mit Hilfe des Armlängentests durch, und das Bedürftige bekommt eine Sonderbehandlung.

Hormonsystem

Du willst eine E-Mail mit einer Bestellung oder einem Auftrag verschicken, und das Internet funktioniert nicht. Da geht nichts mehr. Das gleiche Problem hast du, wenn das Hormonsystem oder Teile davon streiken. Der Empfänger bekommt die Nachricht nicht und kann nicht handeln.
Unser Gehirn produziert Steuerhormone, die die Arbeit im Körper machen oder die Arbeitsanweisungen an andere Organe weiterreichen. Dadurch haben wir eine Zentralsteuerung vieler Prozesse, die eine Abstimmung aufeinander ermöglicht.
Durch äußere Einflüsse, zum Beispiel elektrische Wechselspannung, wird die Hypophyse nachts irritiert, denn der Strom wird als Tageslicht fehlerkannt und die nur in der Nacht laufende Produktion von Melatonin blockiert.
Drogen und andere Gifte können ebenfalls die Hormonsysteme blockieren.
Bei diesem Punkt sollte man die zentrale Hormonproduktion in den Hirnbereichen und hormonelle Zentren im Körper wie Schilddrüse und Nebennieren austesten und dann behandeln.

Blut, Lymphe, Gehirnwasser

Das sind ebenfalls Organe des Körpers – auch wenn sie oft nur als Flüssigkeiten betrachtet werden.
Wir wissen einiges über deren Funktion, aber wahrscheinlich das meiste nicht. Ich habe noch die ausleitenden Heilverfahren nach Hufeland und Aschner erlernt, wie Blutegel anlegen, Aderlässe, Schröpfen, Cantharidenpflaster und Baunscheidtieren. All das sind Reinigungsverfahren von Blut und Lymphe, und sie sind hoch wirksam.
Neurodermitis beginnt an den Stellen, wo die Lymphe am oberflächlichsten ist: in den Ellenbogenbeugen und Kniekehlen. Wenn die Lymphe keine weiteren Gifte aufnehmen kann, kommen sie über die Haut heraus. Bei toxischen Belastungen des Blutes findet der Körper auch Wege, Notreinigungen durchzuführen, wie zum Beispiel offene Beine bei Alkaloidvergiftungen. Alkaloide sind die stimulierenden Stoffe in Kaffee, Tee, Schokolade, und sie sind hochgiftig. Nicht jeder Mensch kann sie ausreichend über die Nieren ausscheiden, und dann suchen sie sich einen anderen Weg.
Das ist auch oft der Schweiß. Stinkt dieser, sollte man Kaffee, grünen und schwarzen Tee und Schokolade komplett streichen, dann ist der Geruch innerhalb von Tagen natürlich verschwunden. Das trifft auch auf Schweißfüße bei anderen Nahrungsmittelunverträglichkeiten zu.
Das Blut hat oberste Priorität im Körper. Dort wirken die Enzyme und Hormone, und diese brauchen dafür ein perfektes Milieu. Der pH-Wert muss in einem

speziellen Bereich liegen, sonst wirken sie nicht mehr. Deshalb sorgt der Körper dafür, dass dieser Wert so lange wie möglich eingehalten wird. Die Gifte werden dann ausgeschieden, egal wo, oder im Gewebe gespeichert. Hauptsache ist, dass der Blut-pH-Wert stimmt.

Das erklärt schmerzendes Gewebe, denn es ist einfach ein voller Sondermüllspeicher. Deshalb funktionieren auch Therapien, die nur Wasser als Therapiemittel verwenden. Die Gifte werden verdünnt und ausgeschieden. Und Wassertabletten, die dem Körper das Wasser entziehen (oft zur Blutdrucksenkung eingesetzt und bei Wasser in den Beinen), bringen einen eher ins Grab, denn sie führen zu einer noch weiteren Giftkonzentrierung im Körper, da das Verdünnungswasser herausgepumpt wird. Bei Wasser in den Beinen ist es also besser, alle Nahrungsgifte, und das sind alle Genussmittel, zu streichen und mehr gutes Wasser zu trinken, um die Gifte herauszuspülen, als in alter Dummheit weiter auf dem Symptom herumzuhauen. Das ist kein neues Wissen, sondern durch pharmakologische Gehirnwäsche verlorengegangenes Wissen.

Das Blut übernimmt auch den Sauerstofftransport und sorgt dafür, dass die Gewebe und Zellen nicht verhungern. Dazu muss es sich durch die feinsten Kapillaren bewegen. Das kann es aber nur, wenn die Blutbestandteile gut beweglich sind und sich verformen können. Wenn das Blut zu sauer wird, kleben die roten Blutkörperchen wie Geldrollen aneinander. Hast du schon einmal erlebt, dass eine Menschenkette durch eine Passkontrolle kam? Das geht nur einzeln.

So kommt es zu Verstopfungen der Gefäße und verhungernden Bereiche. Das zeigt sich zum Beispiel in grauer Haut, schmerzenden Muskeln, Entzündungen.

Die Lymphe ist das Gewebswasser und hat ein eigenes Gefäßsystem. Diese Gefäße haben auch Klappen zum Pumpen, die von den vegetativen Nervengeflechten gesteuert werden. Sind diese Geflechte blockiert, kann sich das Lymphwasser auch in den Lymphgefäßen stauen. Der Überlauf des Lymphsystems sind die Mandeln. Der manchmal stinkende Dreck (schlechter Geschmack im Hals), der von ihnen kommt, ist also die Müllentsorgung des Lymphsystems.

Bei Allergien spitzt sich die Situation im Körper noch weiter zu. Der Körper produziert durch die allergische Reaktion selbst Säuren. Da hilft es auch nur vorübergehend und mit zwei verbundenen Augen, die Zellen mit Cortison zu bekiffen.

Besser ist es, die Auslöser der Allergie zu finden (Nahrungsmittel, Kosmetika, selbst Medikamente, Zahnwerkstoffe, Wohnraumgifte) und sie zu eliminieren. Das Auffinden der Auslöser ist mit dem Armlängentest sehr einfach und in einigen Minuten getan.

Ein Patient hatte Neurodermitis. In der Behandlung hatten wir herausgefunden, dass er auf Milcheiweiß und auf ein spezielles Waschmittel reagiert. Milch- und

Rinderprodukte verschwanden aus seiner Nahrung, das Waschmittel wurde gegen ein mit dem Armlängentest als gut ausgetestetes ausgetauscht. Nach zwei Wochen war seine Haut abgeheilt.

Gewebe

Wie groß wäre wohl der Mensch, wenn jede Zelle ihre persönliche Blutpipeline und einen leibeigenen Nerv hätte, um immer die neuesten Informationen zu bekommen? Wir wären ungefähr so groß wie ein Mammut. Da wir das nicht sind, muss es eine andere Versorgungsart der einzelnen Zellen geben. Bis auf ganz große Ausnahmen, die VIPs, enden die Gefäße und Nerven am Bindegewebe. Und dieses verteilt Informationen und Nährstoffe dann auf die Zellen.

Wenn das Gewebe in Giften und Säuren erstickt, verliert es seine Flexibilität und ist damit nicht mehr in der Lage, die einzelnen Zellen zu versorgen.

Wenn du mit Daumen und Zeigefinger die Haut am anderen Unterarm kräftig zusammendrückst, sollte es absolut schmerzfrei sein. Dann ist dein Bindegewebe in einem guten Zustand. Tut es jedoch weh, ist es übersäuert. Basisches und isotones Gewebe ist schmerzfrei, immer wenn es jedoch weh tut, sind Säuren am Werk. Dann heißt es, alle säurebildenden Nahrungsmittel einzuschränken und viel Wasser zu trinken, bis das Gewebe normalisiert ist. Säurebildend sind nicht die sauer schmeckenden Lebensmittel, sondern die, bei derem Abbau im Körper Säuren entstehen: Zucker, Fleisch, süße Getränke, Kaffee …

Eine weitere wichtige Quelle der Säuren sind die allergischen Reaktionen auf Lebensmittel. So erzeugt eine Milcheiweißallergie nicht nur das typische aufgedunsene Milchgesicht, sondern auch übersäuertes Bindegewebe im ganzen Körper.

Da ist es sinnvoll, alle Lebensmittel und Getränke auszutesten und diejenigen, die eine Allergiereaktion beim Armlängentest hervorrufen (beim Mehrfachtesten immer größer werdende Differenzen), nicht mehr zu sich zu nehmen.

Zu den Geweben zählen alle Gewebe im Körper: Knochen, Schleimhäute, Nerven, Organe …

Es kann auch sein, dass den Geweben Nährstoffe wie Fettsäuren, Vitamine und Mineralien fehlen.

Oder sie sind vergiftet mit Holzschutzmitteln, Pflanzenschutzmitteln, Geschirrspülmittelresten auf Geschirr, Formaldehyd, Waschmittelresten auf Baumwollkleidung oder pyrethroidhaltigen Insektenvernichtern (hochwirksame Nervengifte).

Die Gewebe können aber auch irritiert werden, zum Beispiel durch Hochfrequenz- und Wechselspannungsfelder oder durch geopathologische Irritationen am Arbeits- oder Schlafplatz.

Ein Sonderfall ist mikrowellenbehandelte Nahrung. Diese wird vom Bindegewe-

be nicht mehr erkannt, da die Moleküle verändert sind. So verhungern die Zellen dahinter, da das Bindegewebe sie nicht transportiert: »Dich kenne ich nicht. Kann ja jeder behaupten, er wäre Vitamin C. Du klingst anders, riechst anders und siehst anders aus.«
Bei einem Versuch hatte man das gesamte Futter und die Getränke zuvor in der Mikrowelle behandelt. Die 5000 Katzen konnten essen, so viel sie wollten, und doch ist am 28. Tag die letzte Katze verhungert, weil Mikrowellennahrung wertlos ist.

Struktur

Unser Körper besteht aus Rhythmen und Strukturen, die sich in diesen Rhythmen bewegen. Nicht alle Themen können energetisch geklärt werden. Ein Eiterherd unter einem Zahn muss oft operativ entfernt werden, ein Tumor verkleinert oder beseitigt, durch Osteopathie müssen die Rhythmen direkt wieder aktiviert, ein Fremdmaterial in den Zähnen oder nach Knochenbruchoperationen muss entfernt werden. Wenn diese Testfrage Stress erzeugt, ist das ein Hinweis darauf, die Struktur direkt zu behandeln.

Nervengeflechte

Sie sind die großen Steuerzentren unseres Körpers und meine Lieblingsstrukturen. Jedes von ihnen hat einen eigenen Klang. Wenn sie blockiert sind – und sie sind schnell mal eingeschnappt –, sind die Organe, die von ihnen abhängen, arm dran. Die Organe sind verwöhnt, denn die Nervengeflechte steuern und koordinieren sie untereinander.
Um die Geflechte zu spüren, greifen wir mit der Hand virtuell in sie. Unsere Hand wird zu dem Geflecht und kann dann durch die Beweglichkeit der Hand den Freiheitsgrad des Geflechts spüren. Bei einem blockierten Geflecht ist kaum eine Bewegung möglich, es ist unendlich zäh. Ein freies Geflecht ermöglicht eine Bewegung der Hand wie in Schwerelosigkeit. Zwischen beiden Extremen gibt es alle Abstufungen.

Die wichtigen Nervengeflechte des vegetativen Nervensystems sind:

- Beckengeflecht
- Nabelgeflecht
- Sonnengeflecht
- Halsgeflechte beidseits
- Vagussystem entlang der Wirbelsäule.

Das Beckengeflecht steuert alle Unterleibsorgane. Seine Blockierung kann durch körperliche Traumen wie einen Sturz auf das Steißbein erfolgen, denn es liegt genau darüber. Aber auch emotionale, energetische und seelische Verletzungen wie gewaltsamer Sex können blockieren. Folgen sind oft Menstruationsstörungen, Blasenprobleme und Einschränkungen des sexuellen Erlebens bei der Frau oder Prostata-, Blasen- und sexuelle Probleme beim Mann.
Das Nabelgeflecht ist beim Erwachsenen ein eher untergeordnetes Geflecht. Beim Ungeborenen und Neugeborenen hat es durch die Nabelschnur eine entscheidende Bedeutung. Deshalb ist besonders bei der Behandlung von Ungeborenen die Kontrolle dieses Geflechts entscheidend, denn nach der Geburt ist die Durchtrennung der Nabelschnur die erste große Verletzung. Beim Erwachsenen steht es in Verbindung mit Urvertrauen und Genährtwerden.
Das Sonnengeflecht steuert alle Oberbauchorgane und große Teile des Darms. Bei seiner Blockierung, die oft durch emotionale und energetische Belastungen eintritt, kommt es zu Fehlfunktionen dieser Organe, denn sie sind es einfach nicht gewohnt, selbst zu denken und sich untereinander abzustimmen. Das übernimmt ja sonst Mama Sonnengeflecht.

Bevor wir also anfangen, die einzelnen Organe zu therapieren, ist es sinnvoll, erst einmal die Steuerung in Ordnung zu bringen und nachzutesten, welche Organe dann noch etwas persönlich benötigen.

Die beidseitigen Halsgeflechte kann man in untere, mittlere und obere unterteilen, man kann es aber auch einfach sein lassen.
Sie steuern Kopf, Gesicht und Gehirn, die Arme, Schultern, den Brustkorb mit der Lunge und das Herz.
Wenn zum Beispiel nach einem Handgelenkbruch die Durchblutung der Hand gestört ist und die Hand verkümmert – das nennt man Morbus Sudeck –, so ist das nur ein Steuerungsproblem. Die Neuraltherapeuten spritzen lokale Betäubungsmittel an das jeweilige Halsgeflecht, machen es damit betrunken und versuchen dadurch, den Resetknopf zu drücken, damit die Blutgefäße sich wieder öffnen.
Wenn Blut aus beiden Ellenbogen simultan abgenommen und ins Labor zur Untersuchung geschickt wird, erhält man bei einigen Werten ganz unterschiedliche Ergebnisse, so beim Hämoglobin, Hämatokriten und bei den Leukozyten. Die Antwort der Labors ist normalerweise: »Die Proben wurden verwechselt, können nicht von einem Patienten stammen.«
Doch, das tun sie. Ich habe es während meiner Arbeit im Krankenhaus ausprobiert. Die Erklärung liegt in den Halsgeflechten. Denn der Wert der weißen

Blutkörperchen, der Leukozyten, wird nicht durch die Bildung der Blutkörperchen bestimmt, sondern durch ihren Zerfall. Auch die Blutdicke ist auf beiden Seiten verschieden und wird durch die Geflechte gesteuert. Wenn zum Beispiel ein Entzündungsherd unter einem Zahn oder in den Mandeln vorliegt, wird die Steuerung dieses Bereichs irritiert, und damit sind auf dieser Körperseite die Blutwerte verändert.

Das sind schon alte Forschungen von Prof. Pischinger und Prof. Perger in Wien aus der zweiten Hälfte des letzten Jahrhunderts. Leider fast vergessene Forschung.

Das letzte große »Geflecht« ist der Vagusnerv mit seinen Verzweigungen, der sich entlang der Wirbelsäule nach unten durch den Körper zieht. So bedeutet *vagus* (lateinisch) auch »der Umherziehende«. Er steuert die Sinne und Reflexe und koordiniert damit im übergeordneten Sinne.

Bei seiner Blockierung und Irritation wird das große Zusammenspiel aller Abläufe gestört.

Zur Wahrnehmung des Vagusnervs mit den Händen nimmt man diese am besten beidseits längs der Wirbelsäule wahr und stellt sich vor, die Hände seien der Vagus mit seinen Ästen. Dann kann man an der Beweglichkeit der Hände den Freiheitsgrad und damit den Zustand des Vagus feststellen.

Die Behandlung und Befreiung der Nervengeflechte ist neben der Behandlung des Craniosacralrhythmus die Königsdisziplin der Therapien.

Zähne, Zahnwerkstoffe und Herde

Wusstest du,

- dass mindestens die Hälfte des Knochens unter einem Zahn zerfressen sein muss, ehe auf einem Röntgenbild etwas sichtbar wird?
- dass ein Entzündungsherd unter einem Zahn die Hälfte des Immunsystems binden kann, nur um ruhig gehalten zu werden?
- dass die Gifte von Entzündungen im Zahnbereich über die Mandeln wieder ausgeschieden werden? Es gab einen Versuch, wobei Tusche unter einen Zahn gespritzt wurde. Sie kam an den Mandeln wieder heraus.
- dass der Wurzelkanal eines Schneidezahns 5000 Meter lang ist und nicht nur 1,5 Zentimeter? Das liegt daran, dass es kein Kanal, sondern ein unendlich verzweigtes Flussdelta ist. Damit ist eine Wurzelkanalbehandlung, die nur diese 1,5 Zentimeter sauber macht, schon sehr fraglich.
- dass ein toter Zahn Leichengifte absondert? Das sind die stärksten Gifte, die es im menschlichen Organismus gibt. Sie haben so nette Namen wie Propion- und Buttersäure, Putrescin, Cadaverin,Thioether. CADAVERIN in unseren Zähnen klingt doch lecker, oder?

- dass die Kombination aus edlen und unedlen Metallen im Mund zum Fließen von Strömen führt, die die Nerven demoralisieren können? Somit ist die Verwendung von Gold und Amalgam in einem Mund ein Kunstfehler, denn bei 80 mV werden die Nerven bereits irritiert. Das ist der sogenannte Mundbatterieeffekt. So können Trigeminusneuralgien, Kopfschmerzen, Nebenhöhlenirritationen und Augenstörungen darauf zurückzuführen sein, ebenso wie auf Zahnherde.
- dass viele Menschen die im Mund verwendeten Werkstoffe nicht vertragen? Teilweise zeigen sie sogar allergische Reaktionen. Diese zeigen sich jedoch nicht direkt im Mund, sondern können als Symptom überall im Körper auftreten. Dramatisch ist es bei in den Kieferknochen eingesetztem Schweinekollagen, um den Knochen für Implantate aufzubauen. Das kann dann nicht mehr entfernt werden. In Füllungen eingesetzte Metalle lassen sich leicht beseitigen. Bei verwendeten Klebern ist es schon schwieriger, denn sie müssen wieder abgeschliffen werden. Wenn Allergien auf die Werkstoffe vorliegen, im Armlängentest eine immer größere Differenz beim Testen auftritt, müssen die Materialien, wenn möglich, entfernt werden. Zum Testen kann der Patient seine Zunge auf die Füllung legen, und dann kann getestet werden. Oder man legt eine Werkstoffprobe auf den Körper, und der Patient stellt sich vor, diesen Werkstoff dauerhaft im Mund zu haben. Optimal ist es, wenn die Werkstoffe vor dem Einsetzen direkt in der Zahnarztpraxis ausgetestet werden. Das kann der Zahnarzt und auch der Patient selbst tun. So lassen sich viele Odysseen des Leidens vermeiden.
- dass man die Verträglichkeit der meisten Kleber und Kunststoffe mit einer Tube Sekundenkleber testen kann? Die Kleber und Kunststoffe beim Zahnarzt basieren auf Cyanacrylat. Das ist genau der gleiche Grundstoff, der bei den Sekundenklebern verwendet wird. Durch das blaue Licht, das der Zahnarzt anwendet, werden Kleber und Kunststoff polymerisiert und damit ausgehärtet. Der Körper reagiert nur auf die nichtpolymerisierte Form. Somit kann manchmal durch Nachhärten mit dem blauen Licht die Reaktion auf die Stoffe reduziert oder gar beseitigt werden.
- dass Implantate der Goldesel der Zahnärzte sind? Durch die Vergütungsreduzierungen der letzten Jahre fällt es Zahnärzten immer schwerer, wirtschaftlich zu arbeiten und die hohen Schulden ihrer immens teuren Ausstattung abzuzahlen. Aber zum Glück gibt es ja noch Implantate. Da bleiben schon mal 500 bis 1000 Euro für den Zahnarzt übrig. Dass viele Menschen auf die verwendeten Materialien reagieren, ist dabei nicht wichtig und schulmedizinisch auch schlecht nachweisbar. Schweinefleisch in den Magen zu füllen ist ja noch okay für viele, und es verweilt ja auch nicht lange dort. Aber im Knochen verbleibt

es ein Leben lang. Circa die Hälfte aller Menschen reagiert beim Armlängentest auf Titan, das implantiert wird. Okay, die Chance beträgt immer noch 50 Prozent, dass man selbst nicht betroffen ist. Wenn die Zahnärzte nicht so viel damit verdienen würden, würde es nicht so viele Implantate geben. Im Zweifelsfall ist es besser, die herausnehmbare Variante für die Zweiphasentablette in der Nacht wählen.

- dass Amalgam gut ausgeleitet werden muss, wenn es entfernt wird? Und dass Chlorella-Algen zur Entgiftung, wenn man sie allein anwendet, gemeingefährlich sind? Mit diesen Algen staut sich der aus dem Bindegewebe herausgelöste Dreck vor den Nieren, und diese gehen damit in die Knie. Wird die Alge jedoch mit einem Nierenblasentee, der Goldrute enthält, kombiniert, kann die Niere die Belastung verkraften. Den Zeitplan der Amalgamentfernung (wie viele Füllungen in wie viel Sitzungen entfernt werden können, in welchem Abstand) und die nötigen Ausleitungsmaßnahmen lassen sich exzellent mit dem Armlängentest austesten.
- dass Zahnwerkstoffe nicht lange auf dem Markt bleiben? Dass sie vor ihrer Einführung in die Praxis nicht lange und gründlich getestet wurden? Somit ist der Patient das Versuchskaninchen. So kann es schon vorkommen, dass die Kunststofffüllung aufquillt und den Zahn sprengt, hochgiftiges Quecksilber in Deutschland noch immer in Zähne eingefüllt wird, obwohl es in anderen Ländern absolut verboten ist. Auch wird hochwertiges Gold mit viel Palladium gemischt. So erweist man sich keinen Gefallen, wenn man Amalgam gegen dieses Gold austauscht. Nur, dass beim Palladium nicht Nieren und Gehirn betroffen sind, sondern die Bauchspeicheldrüse.
- dass an den Zähnen die Meridiane enden und jeder Zahn auch mit speziellen emotionalen Themen verbunden ist? Daraus ergibt sich, warum bestimmte Zähne kaputtgehen, wenn bestimmte Themen vorliegen.
- dass man die Entzündungen der Zähne des Unterkiefers sehr gut tasten kann? Wenn man mit dem Daumen am Unterkieferknochen von unten versucht, die Zahnwurzeln zu tasten, kann es Stellen geben, die sehr druckempfindlich sind. Alte Regel: DAWOS – DA, WO ES weh tut, ist eine Entzündung.
- dass sich Zahnstörungen sehr gut mit dem Armlängentest aufspüren lassen? Zunge auf einen Zahn und testen.
- dass sich Zahnfehlstellungen gut mit *innerwise* behandeln lassen? Zähne können sich normalerweise in alle Richtungen frei bewegen, auch wenn es nur minimale Bewegungen sind. Das kann man austesten und mit den Heilkarten behandeln, bis der Zahn in keiner Richtung mehr Probleme hat, die Arme im Test immer gleich lang bleiben. Es macht einfach keinen Sinn, Zähne mit Spangen dorthin zu schieben, wohin sie nicht wollen. Das ist eine Vergewalti-

gung von Zähnen und hat oft zur Folge, dass es zu Verspannungen und Blockierungen der Halswirbelsäule kommt, Skoliosen entstehen und durch die Verspannungen im Nacken wichtige Gefäße bedrängt werden, die das Hirn durchbluten. So kann ein Jugendlicher wegen einer Spange schon mal ein bis zwei Schulnoten abfallen. Es gibt auch ganzheitliche Kieferorthopäden, die erst energetisch therapieren und dann nur noch mit Spangen etwas unterstützen. In der Kombination reduziert sich die Behandlungszeit auf die Hälfte.

Zur Testung der Schwere eines Zahnherdes – das sind die oft im Röntgenbild unsichtbaren Entzündungen unter den Zähnen – wird ein Test verwendet, bei dem die Konzentrationen der Zersetzungsgifte gemessen werden. Hier folgt eine Skala, mit der du das ohne Labortest tun kannst:

Zähne

1. Quadrant (rechts oben)	2. Quadrant (links oben)
18 17 16 15 14 13 12 11	21 22 23 24 25 26 27 28
48 47 46 45 44 43 42 41	31 32 33 34 35 36 37 38
4. Quadrant (rechts unten)	3. Quadrant (links unten)

Das Zahnschema

Tox-Test
für Zahnherde: Bakteriengifte und Zersetzungsgifte
(Propion- und Buttersäure, Putrescin, Cadaverin,Thioether)
Skala zur Beurteilung eines Zahnherdes:

0 = gesund
1 = unbedenklich
2 = Behandlungsbedarf
3 = Behandlungsbedarf
4 = Behandlungsbedarf
5 = Behandlungsbedarf
6 = Behandlungsbedarf
7 = chirurgische Entfernung des Herdes nötig
8 = chirurgische Entfernung des Herdes nötig

Narben, Herde, Tonsillen

Mit der Neuraltherapie habe ich jahrelang alle gestörten Narben mit Procain infiltriert und großartige Heilungen erlebt.
Ein Mann hatte seit dem Krieg Phantomschmerzen im Arm, den er verloren hatte. Ihm tat die nicht mehr vorhandene Hand fast dauerhaft weh, so dass er nur mit Scherzmitteln über die Runden kam. Die Narbe an der Schulter war immer noch teilweise violett verfärbt und wetterempfindlich. Bereits nach dem ersten Unterspritzen mit dem lokalen Betäubungsmittel Procain, das selbst nur ein paar Minuten betäubt, war er seit Jahren das erste Mal anhaltend schmerzfrei.

Narben sollte man alle mit dem Armlängentest austesten: über die Narbe streichen und die Arme testen. Wenn die Arme mit Stress reagieren, irritiert die Narbe noch den Körper und muss behandelt werden.
Vor allem das vegetative Nervensystem mit den Nervengeflechten ist von irritierenden Narben betroffen. Mittlerweile entstöre ich die Narben nur noch mit den *innerwise*-Heilkarten. Einfach die Karten heraussuchen, die den Stress beseitigen. Das ist dadurch möglich, weil der eigentliche Stress einer Narbe von den immer noch vorhandenen Ladungen ihrer Entstehung ausgeht.
Weitere wichtige Herde sind die Mandeln. Sie sind oft mit altem Eiter, der mittlerweile verhärtet ist, gefüllt. Sie sehen wie ein Schwamm aus, und da sitzen in den Vertiefungen die Stippchen oder, deutlicher ausgedrückt, die stinkenden kleinen Eiterstücke. Mundgeruch kommt meist von Zahnherden oder den Mandeln. Selten stimmt die Verlegenheitsaussage, es komme aus dem Magen. Früher hat man noch darauf geachtet, dass die Mandeln gereinigt wurden. Das ist ganz einfach: mit dem Zeigefinger die Mandeln ausmassieren. Das macht man am besten allein im Bad, da es zu Würgereiz führen kann. Es schmeckt abscheulich, der alte Eiter muss aber aus den Mandeln raus. Man hat auch sofort eine Entspannung im Schulter- und Nackenbereich. Der Dreck in den Mandeln kommt aus zwei Quellen: aus Zahnherden und aus Unverträglichkeitsreaktionen auf Eiweiße. Dabei ist es vor allem Hühnereiweiß und Rindereiweiß (Milchprodukte). Wenn es in den Mandeln bleibt, streuen die Gifte in den Körper und belasten ihn schwer.

Gewebsfehlbildungen

Wir müssen drei Arten von Tumoren unterscheiden: die normal langsam wachsenden, die mittelschnell wachsenden und die ultraschnell wachsenden. Generell spielen bei Tumoren folgende Faktoren eine Rolle:

- ein starkes unverarbeitetes emotionales Trauma
- eine Resonanz mit dem Tumor
- eine energetische Manipulation

Die normal langsam wachsenden Tumoren

Langsam bedeutet 15 bis 20 Jahre.
Nach einem schweren emotionalen Trauma, bei dem etwas in uns stirbt, entwickelt sich der Tumor circa zehn Jahre nur energetisch. Dann beginnt er, sich auf der strukturellen Ebene zu manifestieren, Zellen entstehen. Es vergehen wieder einige Jahre, bis drei bis vier Millionen Zellen entstanden sind und der Tumor damit für Ultraschall und andere bildgebende Verfahren sichtbar ist, denn damit hat er eine Größe von 0,5 Zentimetern. Nun bekommen die Menschen die Diagnose mitgeteilt, und oft geben sie sich mit diesem Tag auf. Dabei leben sie schon 15 bis 20 Jahre in friedlicher Koexistenz mit dem Tumor.

Die mittelschnell wachsenden Tumoren

Mittelschnell bedeutet drei bis fünf Jahre. Eine Erklärung für die Entstehung dieser Tumoren habe ich bisher noch nicht finden können.

Die ultraschnell wachsenden Tumoren

Innerhalb von Tagen entwickelt sich an einer Stelle ein physisch manifester Tumor. Auf die Testfrage »Hast du Krebs?« antworten die Patienten beim Armlängentest mit »Nein«. Auf die Frage »Nährst du Krebs?« antworten sie mit »Ja«. Da können schon mal große Fragezeichen im Kopf entstehen. Denn das bedeutet, dass ihr eigenes Energiefeld, ihre Seele, den Krebs nicht hat. Wer dann? Woher kommt er dann? Wir finden regelmäßig Risse im Seelenfeld, durch die der Krebs sich von außen manifestiert. Ich habe mehrere Fälle erlebt, bei denen innerhalb von 36 Stunden der Krebs physisch manifest war. In diesen Fällen liegen immer schwerste Manipulationen vor. Auf der anderen Seite muss es von dem betroffenen Menschen auch eine Einladung dazu gegeben haben, eine Resonanz mit der Manipulation.
Solange die Tumoren noch energetisch existieren, wobei feinfühlige Menschen sie natürlich als unangenehme Energien spüren, lassen sie sich leicht mit *innerwise* auflösen. Problematisch ist es, wenn sie bereits Zellen im größeren Maße ge-

bildet haben. Dann brauchen wir eine andere Strategie: Wir müssen die Struktivenergie und alle anderen Grundenergien (Seelen-, Lebens-, Kreativ- und Herzenergie) so weit erhöhen, dass die Grundstruktur sich wieder manifestieren kann und fremde Strukturen erkannt und beseitigt werden können. Hinzu kommen das Klären aller Grundthemen, die Beseitigung der Kompromisse und schulmedizinische Unterstützung, wenn hilfreich.

Aktivitäten

Nährung

Das ist viel mehr als essen, als Nahrung zu sich nehmen.
Sich nähren im Körperlichen: Bewegung, Nahrung, Vitamine, Mineralien, Wasser, Entgiftung.
Sich nähren im Mentalen: Geisteshaltung, Kraft der Gedanken, Programme und Konditionierungen.
Sich nähren im Emotionalen: Gefühle, Herznahrung, Abhängigkeiten, Erwartungen, Selbstliebe, Selbstwert, Selbstbewusstsein.
Sich nähren im Energetischen: Fluss/Blockaden, Fremd- und Eigenenergien, Vertrauen in die Notwendigkeit aller Erfahrungen.
Sich nähren im Seelischen: Demut und Dankbarkeit für alles.

Steuerung

Funktioniert der Körper in Harmonie mit sich selbst? Und wer gibt den Ton an? Wenn zum Beispiel Teile des Körpers eine andere Identität tragen oder in einer anderen Zeit sind (Herz gebrochen mit 18, Wut in der Leber seit 25, tiefer Verlust sitzt in den Nieren seit 32) und damit die Organe im Schock des Ereignisses gefangen sind, ist der Mensch ein fragmentiertes System, und damit ist eine harmonische zentrale Koordination und Steuerung nicht mehr möglich. Doch das ist für Heilung und den vollen Genuss des Lebens nötig. Am Ende der Behandlung sollten alle Fragmentationen beseitigt sein.

Sexualität

Von Lustempfindung über Orgasmusqualität bis zu Spermadruck – bei dem Punkt gehört alles auf den Tisch, was Sexualität betrifft.
Und da ist es wieder gut, dass es Tester gibt, denn so kann der schüchterne Therapeut sich immer auf den Tester berufen, dass dieser das Thema gezeigt hat.
Wie wurde Sexualität das erste Mal erfahren? Was haben die Eltern vorgelebt?

Welche Werte wurden vermittelt? Gab es Gewalterfahrungen? Gab es Situationen, die Schamgefühle hinterlassen haben?
Sind Sex und Lust an Schmerz gekoppelt? Bedeutet Partnerschaft Leibeigenschaft? Welche gesellschaftlichen oder religiösen Gefängnisse sind noch verinnerlicht? Besteht noch Lust auf Berührung zwischen Partnern? Gab es Schwangerschaftsabbrüche?
Wie wird der Orgasmus erfahren? Kann der Orgasmus des Partners auch mit gespürt werden oder warum nicht?
Gab es Affären, Unterdrücktes, das die Sexualität in der Beziehung getötet hat?
In den Sexualorganen werden die verschiedensten Energien gespeichert, sie sind oft eine Bibliothek des Liebeslebens, und alles wird übereinander gelagert. Gebärmutter und Prostata tragen oft die manipulierenden Energien. Sie sind dann dunkel und schwer in der Imago. Risse im Seelenfeld sind auch nicht selten im Unterleib nach Gewalterfahrungen.
Wunderbare Hilfsmittel sind bei diesen Themen die Organ-Imago. Dabei wird eine Art virtuelle Organaufstellung durchgeführt, und die Themen werden gereinigt.

Reinigung

Zu Goethes Zeiten war es noch üblich, den Stuhlgang in Briefen zu beschreiben. »Habe heute gut geschissen.« Auch Kinderaugen haben noch ein Leuchten, wenn sie stolz darüber berichten. Bei diesem Punkt ist es an der Zeit, sich hemmungslos über die Ausscheidungen zu unterhalten: Urin, Schweiß, Scheiße, Sperma, Ausflüsse, Atemgeruch, Körpergeruch, Fußschweiß.

Bewegung

Lust auf Körper? Lust auf Bewegung? Wie wäre es denn mal wieder mit durch die Pfützen rennen, wild und frei tanzen, auf Berge steigen? Wie nehmen die Menschen ihre Körper, ihre Muskeln, Sehnen und Knochen wahr? Welche Traumen sind in den Geweben gespeichert und blockieren die Bewegung? Die Körperpanzer nach Wilhelm Reich spielen dabei eine große Rolle. Bewegen sich die Menschen fast schwerelos, oder ist eine Zähigkeit, Schwere und Steifigkeit vorhanden, die in den Sessel hinunterzieht?
Wie geschmeidig bewegt sich ein Mensch? Ist es schön, ihm beim Laufen und Tanzen zuzuschauen?
Zum Tanzen empfehle ich folgende Übung: Mache eine gute Musik an und schließe die Augen. Bleibe so lange still stehen und beobachte dich, bis du wahrnimmst, welcher Körperteil Lust bekommt, sich nach dieser Musik zu bewegen, und zu welchem Rhythmus er sich inspirieren lässt. Dieser Körperteil leitet den

Rest deines Körper bei diesem Tanz. Beim nächsten Song bleibst du wieder ruhig stehen, bis wieder ein Körperteil sich angesprochen fühlt und dich führt. Das können zum Beispiel die Schultern, das Becken, die Knie oder Füße oder auch die Genitalien sein.

Kommunikation

Sagst du immer die Wahrheit? Hast du den Mut, das auszusprechen, was dir auf der Zuge liegt? Hast du wirklich etwas zu sagen, wenn du sprichst?

Bei Bekannten zog die Oma ins Haus der jungen Familie ein. Das kleine Mädchen hat dann ein halbes Jahr später begonnen, wie die Oma zu sprechen, gleiche Wörter zu verwenden, die gleichen Ängste und Muster zu repräsentieren. Das Mädchen selbst war nach einem Jahr nicht mehr zu hören, sondern nur noch die Oma durch das Mädchen. Das nennt man in der netten Version soziale Vererbung und in der ehrlichen Variante Kindesmissbrauch.

Nun machen wir den Abc-Test: Du spürst in dich hinein und sprichst ein A. Dann spüre in dich hinein, wo das A in dir klingt. Das machst du mit dem ganzen Alphabet und den Zahlen 0 bis 9. Im Optimalfall klingt jeder Buchstabe und jede Zahl im ganzen Körper. Der ganze Körper geht in Resonanz, wird zum Klangraum und gibt seine ganze Kraft hinein.
Alle Buchstaben und Zahlen, die nur in einem Körperteil klingen oder schwach sind, kannst da dann mit *innerwise* behandeln. Du spürst die Veränderungen sofort und bekommst bei den Buchstaben oder Zahlen auch keine Differenz beim Armlängentest mehr. Wenn du das Programm absolviert hast, kannst du dir als Belastungstest vorstellen, deine Eltern auf einen Kaffee zu besuchen. Du wiederholst den ganzen Test des Alphabets und der Zahlen. Da wir bei den Eltern oft in eine Regression gehen und wieder Kind werden, bricht dann die Kraft der Sprache auch wieder weg.
Dann gleichst du das wieder mit *innerwise* aus.
Du wirst danach eine deutliche Veränderung deiner Stimme feststellen. Auch die Reaktionen der Umwelt auf dich ändern sich. Plötzlich bist du mit deiner ganzen Kraft zu hören, und dann hören sie auch hin.

Schlaf

Ich bringe seit 18 Jahren meine Kinder zu Bett. Immer wenn eines so alt war, allein einzuschlafen, kam das nächste. Es ist immer wieder faszinierend zu spüren, wie sich die Ausstrahlung der Kinder komplett ändert, wenn sie eingeschlafen sind. Sie sind dann wirklich in einer anderen Welt. Oft ließ sich das Einschla-

fen unterstützen, wenn ich das Feld, das sie im Schlaf ausstrahlen, schon vorher erschuf.
Bei bestimmten Tests bekommt man unterschiedliche Ergebnisse, je nachdem, ob der Mensch wach ist oder schläft. Es reicht auch aus, wenn der Therapeut sich vorstellt, dass der Patient schlafe oder wach sei. Die Antworten im Schlafmodus sind oft die ehrlicheren.
Ein gesunder Schlaf bedeutet, nach fünf Minuten eingeschlafen zu sein, durchzuschlafen und morgens klar, frei beweglich und frisch aufzuwachen. Alles andere ist ein Kompromiss. Die beiden großen Themen Elektrosmog und Geopathologie bespreche ich beim 11. Tester Umwelt. Vorab aber schon: Bei der Vorstellung, im Bett zu liegen, darf mit dem Armlängentest keinerlei Stress entstehen. Auch nicht beim Partner neben dir oder beim Kind zwischen euch.

Atmung

Wenn du tief einatmest und dich dabei auf die Ausbreitung der Luft und die Weitung deines Körpers konzentrierst, so wirst du oft Asymmetrien feststellen. Auf beiden Körperseiten ist die Weitung nicht identisch. Wenn du dich mehr auf die Ausbreitung der durch den Atem eingezogenen Energie konzentrierst, wirst du verschiedenste Unterschiede zwischen den Körperseiten, aber auch in verschieden Lebenssituationen feststellen.
Unsere Einatmung sollte unbegrenzt, leicht und frei sein, und sie steht symbolisch für die Zukunft. Haben wir Angst vor der Zukunft, ist die Einatmung blockiert.
Unsere Ausatmung sollte unbegrenzt tief und entleerend sein und steht symbolisch für das Loslassen der Vergangenheit. Halten wir etwas fest, ist die Ausatmung blockiert.
Ist die Atmung auf der linken Körperhälfte blockiert, ist es eine Blockade unserer weiblichen Seite. Ist die Atmung der rechten Seite blockiert, ist die Blockade auf unserer männlichen Seite zu finden.

Rhythmen

Wir bestehen nur aus Rhythmen. Alles andere ist eine Illusion. Feste Körper sind nur besonders verdichtete Felder.
Jedes unserer Organe hat seinen eigenen Rhythmus, und dieser steuert die Funktion. Herzschlag, Atem, Schädelatem, Craniosacralrhythmus sind nur einige davon. Der Körper ist wie ein Orchester, und entscheidend ist ein harmonisches Zusammenspiel.
Die Rhythmen lassen sich gut mit den Händen wahrnehmen: Stelle dir vor, deine Hand sei die Lunge des Patienten, und atme die Luft mit ihr ein. Du wirst jede Blockade und Einschränkung spüren. So können deine Hände auch zu den

Nervengeflechten werden oder das Becken und dessen Beweglichkeit ausloten. Oder du stellst dir vor, mit deinen Händen den Schädel des Patienten von den Seiten und von vorn und hinten zusammenzudrücken. Dazu legst du die Hände nicht direkt an den Schädel, sondern 30 Zentimeter weg und vollziehst die Bewegung in der Luft. Normalerweise lässt sich der Schädel wie ein praller Gummiball leicht zusammendrücken. Du hast aber vielleicht eher das Gefühl, einen Betonklotz zusammendrücken zu wollen. Dann ist der Schädel blockiert, und der Patient hat vermutlich Kopfdruck.
Den Schädel solltest du zumindest in drei Dimensionen auf seine Beweglichkeit mit den Händen prüfen. Wenn du dir mit den Händen nicht sicher bist, kannst du jederzeit den Armlängentest dazunehmen und kontrollieren. Du drückst also virtuell den Schädel zusammen und kontrollierst mit den Händen des Patienten. So einfach kann Learning by Doing sein.

Einflüsse und Reaktionen

Medikamente

Bei diesem Kapitel muss ich aus rechtlichen Gründen und aus der Erfahrung noch mal darauf hinweisen: Änderungen der Medikation müssen mit einem verständisvollen Arzt vorher besprochen werden.

Schadet es mir? Nützt es mir? Das sind die entscheidenden Fragen.
Wahrscheinlich sterben mehr Menschen an Medikamenten, als dass Menschen daran gesunden.

In der Praxis ergibt sich oft folgendes Bild: Von zehn eingenommenen Arzneimitteln reagiert der Patient auf drei schwer allergisch, zwei verträgt er nicht, drei braucht er nicht, und nur zwei sind verträglich und sinnvoll.
Ich habe einige Zeit in einer Fastenklinik gearbeitet. Nach einigen Tagen Fasten benötigten die Patienten fast keine Medikamente mehr.
Auch in der Geriatrie ließ sich die Anzahl der Medikamente oft halbieren, ohne den geringsten negativen Effekt.
Als Arzt empfehle ich kein Medikament mehr, das ich nicht vorher getestet habe. Und dazu muss es zwei Testfragen positiv bestehen:

1. Es darf bei der Vorstellung der Anwendung durch den Menschen keinerlei negative Reaktionen beim Armlängentest hervorrufen.
2. Die Frage, ob der Mensch es benötigt, muss mit »Ja« beantwortet werden.

Viele eingenommene Medikamente erzeugen eine Stressreaktion oder eine Allergiereaktion beim Armlängentest.
Medikamente, die eine Allergiereaktion erzeugen, dürfen nicht weiter genommen werden. Sie haben mit Sicherheit mehr Nebenwirkungen als erwünschte Hauptwirkungen.

Medikamente, die einen Stress im Sinne von »Das mag ich nicht!« erzeugen, sollten ersetzt oder, wenn das nicht möglich ist, mit anderen Mitteln kombiniert werden, damit der Stress verschwindet. Das können Ausleitungsmittel für Niere, Leber-Galle oder Darm, Vitamine oder homöopathische Mittel sein.
Wenn man diese Kompensationsmittel mit dem Medikament zusammen testet, verschwindet der Stress.

Die meisten Medikamente bekämpfen Symptome und haben gar nicht den Ansatz zu heilen. Auf der Ebene der Symptome ist Heilung aber nicht möglich, sondern nur bei den zugrundeliegenden Kernthemen.

Testfragen

- An all die Medikamente denken, die eingenommen werden, und diese austesten. Die Pille, Vitamine, Bachblüten und homöopathische Mittel nicht vergessen.
- Wenn Stress entsteht, alle einzeln testen.
- Alle die Mittel, die diesen Test überleben, auf ihren Nutzen testen: «Ich brauche dieses Mittel ...«

Vergiftungen

Was war wohl das größte Gift in deinem Leben? Diese Frage habe ich in vielen Workshops gestellt. Die Antwort war selten Amalgam, Holzschutzmittel oder Impfungen. Die am häufigsten genannte Gifte waren: nicht geliebt werden, Wertvorstellungen, Regeln, Worte und Energien.
Wenn diese Testfrage kommt, heißt es, Detektiv zu werden und Vergiftungen aller Art in dem Leben des Menschen zu finden.
Es können die Holzschutzmittel bei einer Dachgeschosswohnung sein. Das bekommt man heraus, indem sich die Person vorstellt, die Luft der Räume einzuatmen und der Armlängentest mit Stress reagiert. Es kann aber auch das Nichtgewolltsein bei der Zeugung scin.
Um effektiv zum Ziel der Suche zu kommen, kann man abfragen, aus welchem Zeitraum im Leben die Vergiftung stammt. »Ist es eine Vergiftung im Jetzt?« »Ist es eine Vergiftung aus der Jugend?« »Ist es eine Vergiftung aus der Kindheit?«

Oder wir testen das Lebensalter heraus, in dem die Vergiftung eintrat. Beispiel: »Warst du 40 bis 30 Jahre alt, als die Vergiftung stattfand?« Antwort der Arme beim Test: »Nein.«
»Warst du 30 bis 20 Jahre alt, als die Vergiftung stattfand?« Antwort der Arme beim Test: »Ja.« So lässt sich der Zeitpunkt sehr genau bestimmen.
Wir könnten auch nach der Art der Vergiftung fragen: »War es eine stoffliche (emotionale, energetische …) Vergiftung?«
Je präziser wir die Ursache ermitteln, desto mehr kann der Mensch Eigenverantwortung übernehmen und Derartiges in Zukunft meiden. Und er kann die Zusammenhänge in seinem Leben besser verstehen. Für uns Therapeuten ist es die Möglichkeit zu lernen, wie der Mensch funktioniert, denn nach der Auflösung des Vergiftungsthemas mit den Heilkarten kann der Therapeut den Körper, die Organe, Felder und Parameter nachtesten und somit die Zusammenhänge im Körper verstehen. Lebendige Heilkunst. Learning by Doing.

Allergien

Die allergische Reaktion ist wie der Versuch, schreiend wegzurennen. Nur kann der Körper nicht weg, wenn das Grauen als Milch hineingeschüttet, als Metall in die Zähne geklebt, als Shampoo in die Haare geschmiert wird.
Der Aufschrei bleibt, und die permanente Selbstzerstörung folgt.
Wenn man Medikamente testet und diese eine allergische Reaktion beim Armlängentest (immer größer werdende Differenz der Armlänge bei mehrfachem Testen) erzeugt, ist eines sicher: Die Nebenwirkungen sind größer als die erwünschten Hauptwirkungen. Allergien sollte man auf keinen Fall dulden oder versuchen, energetisch auszugleichen. Hier gilt nur: Ursache herausfinden und eliminieren.

Die Quellen in der Reihenfolge ihrer Bedeutung:

- Nahrungsmittel und Getränke
- Medikamente
- Zahnwerkstoffe
- Kosmetika
- Wasch- und Reinigungsmittel
- Raumluftbelastungen

Nahrungsmittel und Getränke

Das häufigste Allergen ist Rindereiweiß. Wir nehmen es ständig nicht nur als Fleisch, sondern vor allem als Milch und Milchprodukte zu uns: Milch, Quark, Joghurt, Käse, Schokolade, Eis …
In Mode ist derzeit, eine Laktoseintoleranz zu haben. Mode deshalb, weil clevere

Unternehmen dagegen Tabletten verkaufen. Doch in den meisten Fällen reagieren die Betroffenen allergisch auf die Eiweiße und nicht auf den Zucker (Laktose). Und da bleibt nur die Abstinenz oder lebensnäher: das bewusste Sündigen. Zu wissen und auszutesten, wann man sich mal wieder einen Milchkaffee leisten kann. Und eine Reinigungsphase nach den kleinen Sünden.
Es besteht in vielen Fällen die Möglichkeit, auf Milch und Milchprodukte anderer Tiere auszuweichen: Schaf, Ziege. Mandelmilch, Haselnussmilch oder Hafermilch verwenden.

Die hohe Rate der Milcheiweißallergien hat zwei Ursachen: Ersatznahrung und Zufüttern bei Babys sowie Impfungen.
Der Darm des Neugeborenen ist in der ersten Zeit noch durchlässig für Eiweiße. Werden zu früh artfremde Eiweiße gegeben, gehen diese ins Blut über. Sie können als Fremdeiweiße erkannt werden, gegen die der Körper eine Immunreaktion aufbaut. Diese Prägung bleibt lebenslang erhalten. Die zweite Möglichkeit sind Impfungen. Mich hat in der Praxis immer gewundert, warum ich so oft Allergien auf Milcheiweiße in Verbindung mit Impfschäden austeste. Ein Anruf bei der verantwortlichen Ärztin für die Impfstoffherstellung eines Pharmaunternehmens löste das Rätsel: Es gibt Impfstoffe, die auf Rinderbouillon gezüchtet werden. Auch Impfstoff gegen Diphtherie gehört dazu. Mittlerweile haben sich die Herstellungsverfahren in den letzten Jahren geändert, die bisherigen Generationen haben jedoch mit dem Impfstoff Rindereiweißpartikel eingespritzt bekommen. Und dann hat der Körper das getan, was er bei einer Impfung tun soll: eine Immunantwort gegen die Eiweiße aufbauen. Und so auch gegen Rindereiweiß.
Die Symptome bei einer Milcheiweißunverträglichkeit sind klassisch: Mittelohrentzündungen, Nasennebenhöhlenentzündungen, Schnupfen, Polypen, Bronchitis, Asthma, Durchfall oder Verstopfungen. Das alles ist bedingt durch Aufquellungen der Schleimhäute. Sekundär lagern sich die durch die allergische Reaktion entstehenden Säuren im Gewebe ab, und es entstehen das aufgedunsene Milchgesicht und generelle schmerzhafte Gewebsschwellungen.
Viele Menschen glauben dann, es sei Fett. Im Unterschied zu Fett sind die säurebedingten Schwellungen schmerzhaft. Oft kommt es natürlich zu Mischformen. Lässt man die Allergieauslöser weg, verschwinden die säurebedingten Falten und Ringe schnell.
Wichtig ist es, Kinder nie zu zwingen, etwas zu essen, was sie nicht wollen. Es hat immer einen Grund, warum sie etwas nicht essen oder trinken möchten. Milch ist eben nicht immer gesund und gut für das Knochenwachstum. Eine Untersuchung an Tausenden schwedischen Krankenschwestern hat sogar gezeigt, dass

die Hüftknochen desto öfter brechen, je mehr Milch die Krankenschwestern getrunken hatten.

Das nächste wichtige Nahrungsmittel ist das Hühnerweiß. Die gute Nachricht ist, dass das Gelbe vom Ei meistens verträglich ist. Die Ursache für diese Allergien liegt ebenfalls in Impfungen begründet, denn einige Impfstoffe wurden und werden teilweise noch auf Hühnerembryonen gezüchtet: die gegen **Röteln, Mumps, Masern und Grippe.** Mit dem Impfstoff wird dann wieder Resteiweiß eingespritzt. Nun stellt sich auch sozialmedizinisch langsam die Frage, ob Impfungen wirklich zur Verbesserung der Volksgesundheit beigetragen haben?
Die häufigsten Symptome sind Ekel gegen weiches Eiweiß, Mandel- und Darmentzündungen.
Diese Allergie ist der Freibrief, sich nur noch das Gelbe vom Ei im Leben zu gönnen.
Wachteleier können einen Ersatz bieten.

Das dritte große Nahrungsmittel ist Weizen und speziell das Eiweiß des Weizens. Hier ist die Ursache wieder eher die zu frühe Gabe an das Baby. Weitere Ursachen konnte ich noch nicht herausfinden, auch wenn es sie sicherlich gibt. Die Symptome sind eher »heiße« Entzündungen, wie kräftige Darmentzündungen und Neurodermitis. Mit »heiß« meine ich der Nomenklatur der chinesischen Medizin entsprechend rote, juckende, blutende Entzündungen.
Normal ist es, mit der Hand so tief in den Bauch drücken zu können, dass man dabei bereits die Hauptschlagader und die Wirbelsäule spüren kann, und dabei keinerlei Scherz hervorzurufen. Nur dann ist der Darm frei von Entzündungen. Diesen Zustand erreichen die meisten Menschen nur beim Fasten. Wer wieder einmal Freiheit im Körper erfahren will, sollte einige Tage fasten. Dann weiß er, wie es sein kann und soll, um sich daran zu erinnern, was Gesundheit eigentlich ist.
Bei Weizeneiweißallergien besteht die Möglichkeit, auf andere Getreidesorten auszuweichen: Die Weizenvorform Grünkern kann schon verträglich sein. Beim Brot gibt es ein Problem: Die meisten Roggenbrote enthalten Weizen, da das Weizeneiweiß ein so hervorragender Kleber ist.
In Süßigkeiten sind viele Farbstoffe enthalten, die giftig oder allergieauslösend sind. Da helfen nur das Austesten im Laden mit dem Armlängentest und das Lesen der Inhaltsstoffe auf der Verpackung.

Ein großes Problem sind die Zuckerersatzstoffe. Aspartam, Azuflam, … sie sind hoch allergen. Es gibt fast keine Kaugummis, die davon frei sind. Von trockener

Zunge über Hautreaktionen bis zu Veränderungen der Gehirnfunktion ist alles möglich an Körperreaktionen. Du trinkst einen kalorienreduzierten Saft und hast anschließend mehr Durst als vorher – das ist typisch. Hier heißt es Inhaltsstoffangaben durchlesen beim Einkaufen und alle »light«- und »kalorienreduzierten« Produkte meiden.
Übrigens: Schlanker wird man davon nicht! Allein das Süßschmecken reicht aus, Insulin zu produzieren und damit alles, was den Blutzuckerspiegel erhöht (auch Fette und Eiweiße tun dies), schneller im Gewebe zu speichern. Süß ist das Signal: «Speisekammern (Fettringe) füllen.«

Medikamente
Bei Medikamenten, Nahrungsergänzungsmitteln, Homöopathie … bitte in Zukunft keine halsbrecherischen Selbstversuche unternehmen. An das Mittel denken, oder die noch geschlossene Packung anschauen und mit dem Armlängentest austesten. Macht das Mittel eine Differenz, mag der Körper es nicht, wird die Differenz bei wiederholtem Testen immer größer, ist es Rattengift für dich, du bist allergisch darauf. Dann darfst du es nicht einnehmen und musst eine Alternative finden (verständnisvollen Arzt kontaktieren!)

Zahnwerkstoffe
Zahnwerkstoffe, die eine allergische Reaktion beim Armlängentest hervorrufen, müssen entfernt werden.
Vorsicht bei Amalgamentfernung: Der Zeitplan und die Entgiftungsmittel sind wichtig. Wie viele Füllungen können mit einem Mal entfernt werden, wie groß sind die Abstände zwischen den Zahnarztsitzungen, und welche Entgiftungsmittel müssen genommen werden? Der Zahnarzt muss bei der Entfernung eine spezielle Absaugung benutzen, die als Kappe auf den Zahn gesteckt wird, damit die entstehenden hochgiftigen Quecksilberdämpfe direkt am Zahn abgesaugt werden. Quecksilber verdampft bereits bei 36 Grad Celsius, und beim Ausbohren wird es wesentlich wärmer. Wenn der Zahnarzt dies nicht kann oder sich weigert, es zu tun, darf er dein Amalgam nicht entfernen. Es sei denn, du möchtest dein Gehirn mit einer Extraportion Quecksilber konservieren, das mit einer Halbwertszeit von 16 Jahren dort verweilt.
Zum Austesten legst du deine Zunge auf jeden Zahn, in dem sich fremdes Material befindet, und testest mit dem Armlängentest. Es kann sogar sein, dass ein Zahnarzt gewissenlos und faul war und unter einer Goldfüllung die alte Amalgamfüllung abgeschliffen und belassen hat. Da bleibt dann nur: Krone abnehmen und nachschauen und dem vorherigen Zahnarzt für diesen Kunstfehler die Freundschaft kündigen.

Und in Zukunft beim Zahnarzt alle Werkstoffe vom Zahnarzt vorher testen lassen oder es selbst tun. Alle meint alle: Betäubungsspritze, Medikamente, Kleber, Kunststoffe, Metalle, Keramik.

Kosmetika

Der allergenste Stoff in Kosmetika und Körperwaschmitteln sind die Parabene. Davon gibt es vier Arten, die verwendet werden: Ethyl-, Butyl-, Propyl- und Methylparaben.
Sie erzeugen das klassische Augen- und Hautjucken nach dem Haarewaschen. Doch es gibt noch mehr Scheußlichkeiten, die in Kosmetika verwendet werden. Auch hier gilt: Immer Inhaltsstoffliste anschauen (auch bei Bioprodukten, die teilweise hemmungslos Parabene enthalten) und austesten.

Wasch- und Reinigungsmittel

Es gibt Kinder, die Neurodermitis durch die Geschirrspültabs bekommen. Bei nur 20 Liter Wasserverbrauch bleiben immer Chemikalienreste auf dem Geschirr und Besteck, und diese gelangen mit dem nächsten Essen in den Körper.
Die Waschmittel für Kleidung und die Weichspüler verbleiben ebenfalls in der Kleidung, es sein denn, du spülst die Kleidung in einem sauberen Fluss nach. Die Taste Extraspülen sollte immer benutzt werden. So können die durch den Wassersparwahn erzeugten Vergiftungen reduziert werden. Stelle dir vor, Toilettenpapier würde rationiert. Nur noch einmal abwischen würde erlaubt. Das kann auch nicht sauber werden. Sinnvoll ist es, alle im Haushalt verwendeten Reinigungsmittel auszutesten, ob sie von allen Menschen, die im Haushalt leben, vertragen werden.
Bei Baumwollkleidung ist zu bedenken, dass sie fabrikmäßig häufig mit Chemikalien behandelt wird, damit sie im Laden gut aussieht und sich weich anfühlt. Dazu werden unter anderem Formaldehyde verwendet. So kann man nach dem Tragen einer neuen und ungewaschenen Jeans schon mal ein halbes Jahr brauchen, bis die Kniekehle wieder abgeheilt ist. Das habe ich selbst erlebt, als ich 20 Jahre alt war.

Raumluftbelastungen

Ich hatte einen Wollteppich in einem Raum verlegt und habe den Raum wegen des Geruchs einige Tage nicht betreten. Der im Raum vergessene Orangenbaum konnte nicht flüchten und ist an der Vergasung gestorben. Wollteppiche, auch aus Bio-Materialien, enthalten giftige Mottenschutzmittel.
Eine Patientin kam wegen Kopfschmerzen zu mir, die immer auftraten, wenn sie zu Hause war, besonders nach dem Schlafen. Sie hatte sich eine schöne Dach-

geschosswohnung gekauft. Bei der Vorstellung, die Luft aus ihrer Wohnung einzuatmen, bekam sie eine allergische Reaktion beim Armlängentest. Das Problem waren die Holzschutzmittel der Dachkonstruktion. Besonders schlimm war es im Sommer, wenn sich das Dach erhitzte. Nun konnte sie nicht einfach ausziehen, wie es Mieter tun können. Wir fanden eine Lösung: Mehrfach am Tage werden effekive Mikroorganismen in die Luft gesprüht, denn diese sind in der Lage, die giftigen Stoffe zu neutralisieren.
Zum Austesten ist es das Beste, sich Folgendes vorzustellen: Zuerst stellt man sich vor, im Freien zu atmen und im Haus/in der Wohnung alle Fenster und Türen geschlossen zu haben. Nun kann man in der Vorstellung in den ersten Raum eintreten und atmen und es mit dem Armlängentest austesten. Dann stellt man sich vor, in den nächsten Raum zu gehen, dort zu atmen, und testet wieder. So lässt sich der Raum, dessen Raumluft belastet ist und irritiert, leicht ermitteln.
Nun kann man sich vorstellen, einzelne Möbelstücke oder Teppiche zu entfernen, danach einmal kurz virtuell durchzulüften, zu atmen und nachzutesten. Ist der Verursacher entfernt, verschwindet der Stress beim Test.
Wie schon gesagt, geschieht alles nur in der Vorstellung und genügt bereits zur Diagnostik. Natürlich muss dann in der Wirklichkeit auch der Verursacher entfernt werden.

Infektionen

Die Bedeutung des Wortes »Infektion« ist eine nach innen gehende Beeinflussung. Das kann natürlich alles sein.
Wir verbinden Infektionen durch jahrhundertealte Prägungen gleich mit Viren, Bakterien und Pilzen, die uns angreifen und gegen die wir zur Generalmobilmachung übergehen müssen.
Dabei sind viele dieser Tierchen ganz lieb und leben oft in Symbiose mit uns. Sollte jedoch unser Milieu entgleisen, helfen sie aufzuräumen. Streptokokken, die die Mandelentzündung hervorrufen, gehören immer in unseren Mund. Der Hefepilz Candida, der Darm oder Scheide okkupiert, ist ein normaler Darmkeim, der bei der Herstellung von Vitaminen im Darm eine wichtige Aufgabe hat. Es gibt natürlich auch Keime, die uns nur selten besuchen kommen. Aber sie alle benötigen die Irritation des Körpers und die Verfangenheit in der Blockade, um ihre Hilfe anbieten zu können. Diese Hilfe besteht in der Unterstützung von Reinigungen wie Rotz, Schleim, Durchfall, Ausfluss. Andererseits provozieren sie die Immunabwehr mit einem Antikörper-Bodybuilding und erregen den Körper so lange, bis er so heiß ist, dass man es Fieber nennt.
Bei Fieber werden durch die Temperaturerhöhung andere hormonelle und enzymatische Prozesse angeregt und damit ein wichtiger Selbstheilmechanismus aus-

gelöst. Wir kennen diese Reaktionen von Kindern, die abends kränkeln, nachts kurz hoch fiebern und morgens wieder gesund sind.

Andere Infektionsarten sind energetischer und emotionaler Art und blockieren unser Regulationssystem. Diese sind die entscheidenden und primären Infektionen. Denn sie verpassen unserem harmonisch schwingenden System eine Teil- oder Totalblockade. Und diese ist gegen das Leben gerichtet, das auf Schwingung beruht.

Es gibt auch mentale Infektionen. Dazu gehört der Schulbesuch oder das Zeitungslesen.

Dabei wird der aktuelle Stand des Unwissens oder gezieltes Falschwissen zur Erziehung und Manipulation genutzt.

Auch frequenzbedingte Infektionen sind möglich. Werden elektronische Geräte von energetisch unsauberen Entwicklern hergestellt oder die Systeme mit Frequenzmustern von Sektenstrukturen gespickt oder Mantren, die energetisch geladen sind, dazu benutzt, Menschen in Aschramstrukturen abhängig zu machen, dann sind das Infektionen.

Infektionen können auf allen Ebenen stattfinden: körperlich, mental, emotional, energetisch und seelisch.

Die entscheidende Frage ist aber, welche Resonanz geht von dem betroffenen Menschen aus, warum lädt er oder sie die Infektion ein?

Impfungen

Als Jungmediziner habe ich mal an sie geglaubt. Doch als meine erste Tochter fast daran gestorben ist, hat keines meiner Kinder je wieder eine Impfung erhalten.

Während des Medizinstudiums wurde im Fach Sozialmedizin Folgendes zum Sinn der Impfungen gelehrt: »Ihr Ziel ist die Erhaltung der Volksgesundheit, nicht die Individualprophylaxe.« Nur so sind Artikel in medizinischen Zeitschriften zu verstehen, dass in der Testphase nur eins von 4000 Kindern daran gestorben ist und deshalb der neue Hepatitisimpfstoff als verträglich zugelassen wird. Es ging also laut Definition bei Impfungen noch nie darum, den einzelnen Menschen zu schützen, sondern eine hohe Durchimpfungsrate der Bevölkerung zu erzielen, um die Ausbereitung von Krankheiten einzuschränken, auch wenn es einzelnen Menschen schadet. Wir haben keine Kinder bekommen, um dem Staat Diener zu produzieren, sondern weil wir unsere Kinder lieben und ihnen die optimalen Voraussetzungen für ein erfülltes Leben geben möchten. Damit sind wir auch verantwortlich, sie vor Schäden zu bewahren.

Wenn Eltern zu mir kommen und wissen wollen, ob sie ihr Kind impfen lassen sollen, teste ich die Impfstoffe einzeln aus und sage ihnen dann, welcher verträg-

lich ist, von welcher Firma und in welchen zeitlichen Abständen es vertretbar ist. Wenn Impfstoffe beim Testen durchfallen, kann ich zumindest noch austesten, welche Organe im Körper geschädigt werden. Von Sechs- bis Siebenfach-Impfungen rate ich komplett ab, da sie eine viel zu große Belastung für das Kind sind (wer bekommt schon sechs bis sieben schwere Krankheiten mit einem Mal).
Auch schulmedizinisch sind diese Impfungen Unfug, da die Antikörperproduktion bei einer solchen vielfachen Herausforderung nicht ausreichend und der erhoffte Schutz nicht zu erzielen ist beziehungsweise nicht lange genug anhält. Oder warst du eventuell schon mal in der Lage, eine wirklich tiefe Beziehung zu sieben Partnern gleichzeitig zu haben? Ich meine, sich wirklich aufeinander einzulassen und aneinander zu wachsen.
Ich empfehle den Eltern noch Bücher und Videos auf Youtube – und dann müssen die Eltern selbst entscheiden, denn sie müssen die Entscheidung auch der Familie, dem Kinderarzt und der Schulbehörde gegenüber vertreten können.
Noch eine kleine Geschichte zu Impfungen:
Die Pocken wurden durch die Pockenimpfung besiegt. Das weiß doch jedes Kind und steht in jedem Schulbuch. Nur weiß das nicht die WHO, die Weltgesundheitsorganisation. Die WHO war Auftraggeber der Impfungen und hat diese ein halbes Jahr vor der Ausrottung der Pocken im Jahr 1980 wegen unzureichender Wirksamkeit eingestellt. Der damalige Leiter der WHO sagte, dass die Isolation der Kranken und die Verbesserung der Lebensbedingungen es geschafft hätten, die Pocken zu besiegen. Übrigens war der letzte Pockenerkrankte ein gegen Pocken geimpfter Koch.
Peinlich, peinlich.

Das Thema Impfungen meint im Tester mehr als die Spritzen oder das Stückchen Zucker. Es meint auch alles Eingeimpfte, wie die Lügen über die Pockenimpfung oder dass die Berliner Mauer die Menschen vor dem bösen Westen geschützt habe, eine Armee aus Jungs richtige Männer mache und starke Rücken keine Schmerzen kennen würden.
Gut, dass wir den Armlängentest haben, den Lügendetektor für die Hosentasche.

2. Tester: Liebe und Beziehungen

Liebesfähigkeit

Viele Menschen haben nie erlebt, was es bedeutet, bedingungslos geliebt zu werden. Bedingungslos kann nur ein Mensch lieben, der in der Lage ist, hinter allen Masken und durch Verletzungen erzeugten Narben die vollkommene Seele eines Menschen zu sehen.

Wir können keinen Körper an sich lieben, wir können ihn begehren. Wir können keine Gedanken an sich lieben, wir können uns in ihnen erkennen. Wir können kein Gefühl an sich lieben, wir können eintauchen darin. Wirklich lieben kann man nur die Seele, denn sie ist ein Abbild der Schöpfung. Gedanken, Gefühle und den Körper lieben wir als Ausdruck der Seele.

Keiner von uns ist vollkommen, doch wir alle haben die Möglichkeit, der eigenen Vollkommenheit wieder ein Stück näher zu kommen. Wenn wir die Vollkommenheit in einem anderen Menschen sehen, geben wir ihm den Raum, sich ihr zu nähern.

Wenn wir uns auf das Defizit in einem Menschen fokussieren, wird dieser Mensch uns gegenüber immer das Defizit leben.

Beziehung – Besitzen und Benutzen

Es ist schon erschreckend, wie schnell aus der Verliebtheit Besitzansprüche abgeleitet werden. Und vor allem auch Versorgungs- und Kümmeransprüche. So verkommt die Liebe zu Beziehung im wahrsten Sinne des Wortes: aneinander ziehen.

Aus geachteter Freiheit und Unabhängigkeit entsteht ein gegenseitiges Benutzen zum Stopfen der Löcher der Seele, Kompensieren der erlebten Lebensverletzungen und Projizieren der eigenen Themen.

Ganz oft verlieren die Partner dabei sogar ihre Identität.

Eines Tages kam ein Paar zu mir, das eine Paarbehandlung vor der Hochzeit wünschte. Die Frau hatte bereits die Identität des Mannes angenommen und er ihre. So versuchten sie gegenseitig, das Leben des anderen zu leben, den anderen zu retten.

Das kann nur schiefgehen.

Es ist auch interessant, Paare zu beobachten und ihnen zuzuhören, welche Muster in der Kommunikation, der gegenseitigen Kontrolle und sogar im Körper und in der Art, sich zu bewegen, sie angenommen haben. Und die Menschen tun so etwas sogar noch freiwillig, geben sich und ihre Freiheit auf, um ein bisschen Sicherheit zu erhalten, sich der Eigenverantwortung und dem permanenten Neubeginn im Leben nicht stellen zu müssen.

So erschaffen viele aus Angst vor der Ehrlichkeit sich und anderen gegenüber selbst die Hölle.

Der wichtigste Beweggrund für das Zulassen und Spielen dieser Abhängigkeiten ist neben dem Ausweichen vor der Eigenverantwortung das Leben von der Energie des anderen.
Wer nicht seinen eigenen Lebenssinn gefunden hat und dadurch nicht energetisch genährt wird, muss vom Energiediebstahl leben. Und wer bietet sich da besser an als ein erpressbarer Partner und die eigenen Kinder. »Du bringst mich noch um!« Dieser Satz kann so wahr sein. Ich selbst hatte während einer Beziehung ständig Herzschmerzen. Mit der Trennung sind sie vollkommen verschwunden. Viele Menschen blühen nach dem Beenden einer Abhängigkeitsbeziehung auf, tun wieder Dinge, auf die sie seit Jahren dem Partner zuliebe verzichtet hatten.

Generell führt jeder Verzicht einem anderen zuliebe dazu, dass energetisch eine Schuld bleibt. Tief im Inneren wird der andere dafür verantwortlich gemacht, dass man auf etwas verzichtet hat, was wichtig war, oder etwas getan hat, was nicht passte.
So baut sich über Jahre ein Berg an Ladungen auf, der zu Erkrankungen führt oder nur noch durch eine befreiende Trennung gelöst werden kann.
Extrem ist dies, wenn es der Berg zwischen Eltern und Kindern ist. Kindern, die nicht erwünscht waren und denen zuliebe das Leben der Eltern anders verlief als gewollt, wird damit eine Last aufgebürdet, die schwer zu tragen ist.

Jedes »Ich würde ja gerne, aber wegen dem Kind kann ich nicht« ist unterschwellig ein »Wegen dir, Kind, kann ich nicht!«. Die Antwort von Freunden: »Du wolltest den Sex, nun musst du da durch!«, erweitert die Schuldzuweisung dann nur noch auf die gelebte Lust und wird bei jedem Orgasmus als unbewusster Ohrwurm das »Sahnehäubchen« der Ekstase geben.

Bevormundungen

Dieses Wort bedeutet, einem anderen Menschen die Hand vor den Mund zu halten.
Wenn jemand die eigene Schwäche und Inkompetenz kompensieren will, kontrolliert er/sie andere Menschen. Eine der üblichen Spielarten ist die Entmündigung. Jemandem die Freiheit abzusprechen, selbst über das eigene Leben zu entscheiden, zu glauben, es besser zu wissen, was richtig und gut ist.
Viele Eltern sind der Meinung, dass man Kinder generell bevormunden muss, um ihnen Werte beizubringen, sie zu erziehen. Und dieses Verhalten ändert sich dann auch nicht, wenn die Kinder bereits längst erwachsen sind.
Partner spielen dieses Spiel oft mit großem Vergnügen, wie es wohl schon fast jeder am eigenen Leibe erfahren hat.

Dann bleibt noch der dritte große Bereich, in dem Bevormundungen stattfinden: die Arbeitswelt.

Unter Freunden sind Bevormundungen weniger üblich, dort akzeptieren diese nur wenige Menschen. Die große Frage: Warum akzeptieren die Menschen Bevormundungen bei den Partnern oder Eltern? Wie viel Selbstwertgefühl ist bereits verlorengegangen, um das erpresserische Verhalten der Bevormundung zu akzeptieren, oder wie groß ist die Angst vor Veränderungen, wenn sie nicht mehr zugelassen wird?

Und wo überall bevormunden wir selbst Menschen?

Ganz bevormundungsfrei geht es nur in einer Gesellschaft freier, integrer Menschen.

Sexualität

Sexualität als gemeinsames Erleben erschafft mit verschiedenen Partnern auch verschiedene Arten von Erleben und Orgasmusqualitäten.

Ich behandle zum Beispiel auch Patienten, die wegen eines Nachlassens des Spermadrucks zur Behandlung kommen. Die Ursache liegt immer in der Beziehungsdynamik, Schuldgefühlen, Ungeklärtem.

In der chinesischen Medizin fragt man nach der natürlichen Erektion am Morgen beim Mann. Ist diese normal, sind damit die aus chinesischer Sicht dafür verantwortlichen Energien der Niere stark. Gibt es dennoch beim Sex Probleme mit der Erektion, so sind es die Leber, unterdrückte Wut, Zorn und andere emotionale Komponenten, die zu der Störung führen. Bei einer anderen Partnerin wird die Störung dann meist nicht vorhanden sein.

Sexualität sollte beiden Partnern Energie geben.

Es gibt aber auch Fälle, bei denen das Vergnügen einseitig ist. Wenn der Mann beim Sex Energie an die Frau verliert, so lässt die Lust auf Sex schnell nach, und es kann zur Erschöpfung seiner Energien kommen.

Das geschieht auch aufseiten der Frau, wenn sie nur zur Entladung benutzt wird. Der Mann geht mit entspannten Lenden und einer Reduktion des aufgeladenen inneren Drucks davon, und in der Frau bleibt das alles kleben – mit oder ohne Kondom.

Bei diesem Thema sind alle Arten von sexuellem Missbrauch präsent, Blockaden des sexuellen Erlebens, die mit Sex verbundenen Manipulationsthemen, die Geheimnisse dazu, die ungelebten Wünsche und Sehnsüchte.

Misstrauen

»Ich vertraue meinem Partner vollkommen.« Diese Aussage können die meisten Paare nur in der ersten Phase der Verliebtheit mit »Ja« beantworten (mit dem Armlängentest ausgetestet). Nach der ersten Enttäuschung ist die Unschuld dahin und das bedingungslose Vertrauen erloschen. Und damit ist das schleichend wirkende Gift injiziert. Völliges Öffnen füreinander ist damit nicht mehr möglich. Damit fängt der innere Rückzug an.
Misstrauen hat immer eine Wurzel in einem enttäuschenden Erlebnis, einem Verrat. Ob das Gefühl objektiv wirklich berechtigt ist oder aus Erwartungshaltungen entsteht, die aus Besitzansprüchen resultieren, lässt sich an einem einfachen Parameter bestimmen: Gab es dabei eine Lüge, eine Unehrlichkeit?
Wenn nicht, so hat sich jeder Partner die zustehende Freiheit genommen und ist nicht für die Erwartungen des anderen verantwortlich.

Freiheit und Enge

- Mache mit geschlossenen Augen einige tiefe Atemzüge und achte genau darauf, wie sich der Atem anfühlt. Achte auf die rechte und die linke Lungenseite, auf die Einatmung und die Ausatmung bis zum Maximum. Achte auf die Ausdehnung des Brustkorbs.

- Nun stelle dir vor, du bist allein auf einer Insel. Wie ist dein Atem dann?

- Stelle dir vor, deine Schwiegereltern kommen zu Besuch. Wie ist dein Atem dann?

- Du bist mit deiner Partnerin/deinem Partner zusammen. Wie ist der Atem dann?

- Du bist in vier Jahren immer noch mit deiner Partnerin/deinem Partner zusammen. Wie ist der Atem dann?

Ist er in all den Situationen optimal frei, herzlichen Glückwunsch. Wenn nicht, liegt ein Freiheitsverlust vor, du hast dich in eine Enge manövriert.

Selbstaufgabe

Einem anderen Menschen oder einer Idee zuliebe sich selbst aufzugeben ist das Normalste der Welt. Die Arbeit nicht lieben, aber gut dafür bezahlt werden;

nicht allein in den Urlaub fahren, weil der Partner enttäuscht sein könnte; zu Weihnachten zu den Eltern fahren, weil es so üblich ist; obwohl man gar nicht möchte, sich einen schlechten Vortrag bis zum Schluss anzuhören, weil man doch nicht einfach zwischendrin aufstehen kann; einen Traum nicht leben, weil er keine Sicherheit bietet; sich vom Partner noch nicht trennen können, weil das Haus noch nicht abbezahlt ist.
Die Freiheit, die sich kleine Kinder nehmen, zu sagen, was sie möchten, zu tun, wonach ihnen ist – wann und warum haben wir dies aufgegeben?
Meine Kinder dürfen im Garten und auf der Straße nackt sein, im Garten hinpinkeln, wo sie wollen, drei Tage nicht nach Hause kommen, wenn die Partys so gut sind, Sex haben, mit wem sie wollen, mit den Fingern essen und vom Esstisch aufstehen, wenn es ihnen beliebt. Ich habe auf Erziehung verzichtet und ihnen vertraut, dass sie selbst ihren Weg finden, und ihnen vorgelebt, ehrlich zu mir selbst zu sein und meine Träume zu leben. Die Ergebnisse sprechen für sich: Ich habe wunderbare Kinder, die eigenverantwortlich sind und die ihre Träume auch leben.

Ich hatte einige Patientinnen, die noch nie während ihrer Ehe allein in den Urlaub gefahren sind, 25 Jahre immer alles mit dem Partner zusammen getan hatten. Ihre Hausaufgabe nach den Behandlungen war, dieses Muster zu durchbrechen und ein paar Tage mit sich selbst zu sein. Plötzlich allein im Urlaub und neu entdecken können, was sie selbst erleben möchten, wohin sie gehen möchten.
Meine schönsten Zeiten in Paris hatte ich allein, als ich einfach dem Gefühl nach durch die Straßen gelaufen bin und überall Magie entdeckt habe. Ohne ein »Wo möchtest du jetzt hingehen?«, »Was möchtest du jetzt tun?«. Schlussfolgerung?

Selbstliebe

Wie willst du einen anderen Menschen wirklich lieben können, wenn du dich selbst nicht lieben kannst?
Das ist mehr, als dich nackt vor dem Spiegel schön zu finden. Es ist die Fähigkeit, auf alles in deinem Leben blicken zu können und dich für alles, das du erlebt hast, lieben zu können.
Es ist die Fähigkeit, dir selbst zu genügen. Allein sein zu können und es als Fülle und Reichtum zu erleben.
Grundvoraussetzung ist die eigene Identität, gefolgt von der Klärung der alten Ladungen, der Verletzungen des Lebens, und die Verbindung mit der Quelle.
Ich habe viele Menschen erlebt, die andere Menschen als Liebesobjekte dafür benutzen, da sie sich selbst nicht ausstehen können. Dafür müssen dann sogar die Enkel herhalten.

Ungelebtes

Sich irren dürfen
verwirren dürfen
unlogisch handeln
sich lernend verwandeln
der Sehnsucht vertrauen
Seltenes schauen
unbequem werden
Feind sein der Herden
Träume auch machen
wach sein und lachen
phantasiereich leben
Freiheit auch geben

André Heller

Einer Patientin habe ich die Aufgabe gegeben, im Flur des Haues ein großes Papier hinzuhängen und für sich und ihren Partner je eine Spalte einzuzeichnen. Sie sollte auf das Papier alles schreiben, was sie noch erleben möchte und was noch nicht gelebt wurde. Ihr Mann konnte dann seine Spalte ausfüllen. Da sie mit ihrem Mann nicht direkt darüber reden konnte, hatte sie damit die Möglichkeit, ihre Wünsche auszudrücken und die des Partners wahrnehmen zu können, ohne das »Ja aber« im Gespräch.

Heimliches

»Ich habe da seit vier Jahren jemanden, aber keiner weiß davon …«
Nichts frisst mehr Energie, als ein Geheimnis zu hüten.
In Kursen haben wir oft Runden durchgeführt, in denen alle Teilnehmer den Satz vervollständigten: »Etwas, das ich nie jemandem erzählt habe, ist …«
Jeder redete, wenn er das Gefühl hatte, etwas sagen zu wollen, und für alle gab es Heilungen. Diebstahl, Betrug, abnorme Sexpraktiken, Lügen, jeder teilte etwas Geheimes mit den andern. Es war gar nicht wichtig, welche Details preisgegeben wurden, sondern wie das Reden darüber eine seit Jahren gefangene Energie befreit hat, wie es jedem danach besserging, wie die Macht des Geheimnisses gebrochen wurde.

Ex-Partner

Partner schaffen in Beziehungen vielerlei Verbindungen untereinander. Auch wenn offiziell die Trennung vor Jahren stattgefunden hat, bleiben im Energetischen die Verbindungen bestehen.

Das gemeinsame Liebesfeld bleibt bestehen.
Die Anwendung des Heilatems kann hier ein Wunder bewirken.

Partner

- Gibt es etwas Ungeklärtes?
- Steckt ihr gerade in einem Prozess?
- Liebst du ihn/sie noch?

Freunde

Der und die ist mein Freund/Freundin, und ich kann ihn/ihr vertrauen.
Lasse eine Liste anfertigen und den Patienten sie selbst austesten.
Bei Freunden ist es wie bei jedem anderen Menschen, wir helfen ihnen nicht wirklich, wenn wir ihre Lasten mittragen.

Geschwister

Das können die bekannten Geschwister sein, aber auch Geschwister, die dem Patienten unbekannt sind. Zwillinge, von denen einer es nicht ins Leben geschafft hat, Kinder, die verloren wurden, Kinder, die nicht kommen sollten, die weiteren Kinder des leiblichen Vaters, Kinder, an die der Vater nur einmal monatlich auf dem Kontoauszug erinnert wird oder von denen er nie erfahren hat.

Kinder

Wenn sich das Thema nicht von selbst offenbart, hilft es immer, eine intuitive Zeichnung, eine Imago, anzufertigen, in der die Familie gezeichnet wird: Wer steht wo in dem Bild? Wie sieht das Gesamtbild aus?

Offene Vereinbarungen

Ich wusste in den letzten Jahren immer, dass noch offene Kindesverträge bestehen. Und diese Kinder sind dann auch gekommen. Doch es geht bei diesem Punkt um mehr: alle Arten von offenen Seelenverträgen, die wir für dieses Leben erschaffen haben und die noch gelebt werden wollen. Erfahrungen, die unsere Seele machen möchte, um wachsen, erkennen zu können.
Vor diesen Erfahrungen wegzulaufen ist unsinnig.
Jedoch sind diese offenen Vereinbarungen keine Gesetze, sie sind veränderbar. Wenn die nötigen Erfahrungen in anderer Art integriert wurden, können sich die offenen Verträge auch ändern.
Der Erkenntnis ist es nicht nur egal, wann du sie erlangst, sondern auch, wie.

Wenn wir etwas für die Zukunft austesten, können wir immer nur sagen: Wenn alles so bleibt, wie es jetzt ist, wird wahrscheinlich dies oder jenes eintreten. Ändert der Mensch jedoch etwas, entscheidet er sich an einer Kreuzung für eine Richtungsänderung, so ändert sich auch die Zukunft.
Wir können zwar austesten, was in der Zukunft geschehen könnte, aber es ist nur die Zukunftsvision, die wir sehen können, wenn der Weg gerade weitergegangen wird.
Wichtig ist das Thema offener Vereinbarungen bei Kinderwunschbehandlungen. Besteht überhaupt noch ein Vertrag mit einer neuen Seele? Haben beide Partner den Vertrag mit der Seele?
Es gibt viele Fälle, bei denen am Beginn der *innerwise*-Behandlung nur ein Partner den Vertrag mit einer neuen Seele hatte und durch die Arbeit miteinander und die Klärung von Themen anschließend beide Partner den Vertrag hatten. Zwei Wochen später sind die Paare dann normalerweise werdende Eltern.
Aufgrund dieser Erfahrungen der Variabilität der Zukunft kann man nur sagen: »Wenn sich nichts ändert, könnte dies oder jenes eintreten.« Alle anderen Zukunftsvorhersagen, die sagen: »Dies oder jenes wird geschehen«, sind unseriös und höchst manipulativ.

Eltern

Hast du dich schon befreit aus den Lebens- und Wertmustern deiner Eltern?
Warst du von beiden Eltern gewollt?
Lieben dich deine Eltern als Abbild der Liebe, die es einmal zwischen ihnen gab, bist du das Museumsobjekt dessen, oder lieben sie dich, wie du bist?
Trägst du in der Ahnenfolge die Last deiner Eltern und deiner Großeltern und der ganzen Ahnen einfach nur weiter? Deren ungeklärte Traumen, die sie an die Kinder weiterreichen?
Fühlst du dich für deine Eltern verantwortlich?

 *Schließe deine Augen und stelle dir einen Raum vor, in dem du mit deinen Eltern bist. Wie groß sind die einzelnen Personen dann? Bist du in Augenhöhe mit deinen Eltern? Bist du kleiner oder größer?*
Augenhöhe bedeutet Gleichwertigkeit; kleiner ist eine Entmündigung, wenn du bereits erwachsen bist; größer bedeutet, dass du die Verantwortung für sie übernommen hast.

Ahnen

Oft lange tot und doch noch präsent. Circa zehn Prozent aller Störungen und Probleme tragen wir für die Ahnen.

Die im Krieg vergewaltigte Großmutter, die Ursache von Menstruationsbeschwerden bei der Enkelin ist, der Brudermord vor sieben Generationen, der sich als Ausschlag im Gesicht zeigt, die Vertreibung aus der Heimat des Ururgroßvaters, die sich als Sprachlernprobleme des Ururenkels zeigt.

All das sind erlebte Beispiele für durch Ahnenketten erzeugte Störungen.

Da wir Probleme nur dort lösen können, wo sie entstanden sind, müssen wir die Ahnen behandeln.

Alternativ könnten wir den Patienten aus der Ahnenkette herauslösen. Das ist jedoch nur als Notlösung akzeptabel, wenn therapeutisch kein anderer Weg möglich ist und wir auf die mit dem Kugelblick gestellte Testfrage »Darf ich das tun?« eine Ja-Antwort erhalten.

3. Tester: Erkenntnissuche

Seelenenergie

Was und wie viel deiner Seele ist präsent? Das ist in Prozent auszutesten. Wichtig ist nur, dass wir uns über den Vergleichswert klarwerden. Was sind 100 Prozent? Wann haben wir dies jemals erreicht?

Bei der Zeugung wohl kaum, da die Seele da bereits Abspaltung vom EINEN erfahren hat, Ladungen aufgenommen hat. Je weiter wir in dem Prozess der Entstehung der individuellen Seele zurückgehen, desto vollständiger wird sie dabei.

Ich schlage als 100-Prozent-Wert den Moment der ersten Abspaltung von der Quelle, dem EINEN, vor. Es ist der erste Moment, an dem die Seele zu sein beginnt, und der Moment mit den geringsten Ladungen. Also der Moment der Geburt der Seele. Mit diesem Vergleichswert kommt es bei den Testungen zu frustrierenden Ergebnissen: Oft sind nur ein bis fünf Prozent der ursprünglichen Seele im Hier und Jetzt.

Aber auch im Vergleich zum Seelenzustand bei der Zeugung oder bei der Geburt ist der vorhandene Anteil oft sehr gering.

Ziel ist natürlich, 100 Prozent zu erlangen, auch wenn dies kaum zu erreichen ist. Jede Erhöhung der Seelenenergie ist ein Riesenerfolg.

Struktivenergie

Die Energie, die Struktur entstehen lässt und sie in der Form hält.

Je höher sie ist, desto besser.

Unter zehn Prozent zerfließt der Körper zu einem Zellhaufen, und nur durch Essensdoping kann die nötige Energie bereitgestellt werden.

Zehn bis 20 Prozent: Die Alterung schreitet immer noch zügig voran, aber der Körper geht nicht mehr so aus dem Leim.

20 bis 30 Prozent: Erste Frühlingsgefühle werden wach. Die innere Form und Haltung kommen wieder in einen besseren Zustand.

30 bis 40 Prozent: Das Gefühl der Verjüngung beginnt zu wachsen. Ein neues Gefühl von Freiheit und Leichtigkeit setzt ein.

Alles darüber hinaus erleben die meisten Menschen nicht.

Der wirkliche Jungbrunnen setzt bei permanent mehr als 70 Prozent ein. Dann kann der Körper gestörte Strukturen neu erschaffen.

100 Prozent haben wir nur einmal im Leben erlebt: bei der Verschmelzung von Samen und Eizelle.

Lebensenergie

Es ist die in uns fließende Energie, die alle Organe, Gewebe, Strukturen und Funktionen nährt.

Sie sollte bei über 90 Prozent liegen.

Lebensenergieskala

100 Prozent: Ist wie fliegen, frisch verliebt.
80 Prozent: Voll leistungsfähig, man erreicht seine Ziele.
70 Prozent: Normal leistungsfähig, es war schon besser.
50 Prozent: Man hält durch, aber Spaß macht es nicht mehr.
40 Prozent: Vier bis sechs Stunden leistungsfähig.
30 Prozent: Erschöpft nach zwei Stunden Arbeit, weinen.
25 Prozent: Schwere Erschöpfung, alles wird egal.
20 Prozent: Die Batterie ist leer.

Ich frage Patienten oft, wie hoch ihre Lebensenergie zwischen null und 100 Prozent liege, und teste sie dann aus. Dann frage ich immer: »Und was ist mit der Energie, die nicht vorhanden ist? Was hast du damit gemacht?«

Kreativenergie

Es ist der Strom an Kreativität, die durch uns fließt.
Auch diese sollte so hoch wie möglich sein. Besonders bei Menschen, die von ihrer Kreativität leben.
Unter 30 Prozent ist sie für jeden Menschen zu gering.

Herzensenergie – Liebesenergie

Unsere Fähigkeit, zu lieben und Liebe zu erfahren. Liebesenergie entsteht, wenn wir unseren Lebenssinn leben und Liebe ausstrahlen.

Herzensenergieskala

0–3 Prozent: Herzinfarktgefahr
4–30 Prozent: geringe Leistungsfähigkeit, ein Mensch mit einem »kleinen Herzen«
30–60 Prozent: der Normalzustand
60–100 Prozent: ein gesundes, kräftiges und liebendes, ein goldenes Herz.

Akzeptanz der Lebensaufgabe

Ja, es gibt sie für jeden Menschen. Und jeder hat seine eigene. Und jeder Mensch kann sie auch leben, denn sonst wäre es sinnlos, dass er überhaupt existiert.

Mitgebrachte Grundladungen

Das sind alle Ladungen, die wir in diese Inkarnation bereits mitbringen. Egal, ob wir an Vorleben, Karma oder den göttlichen Suppentopf glauben.

Sie ermöglichen uns spezielle Erfahrungen und sorgen dafür, dass diese im Leben auch gemacht werden können.
Ich habe auf den Begriff »Karma« an dieser Stelle verzichtet, da er nicht neutral genug ist, zu viel an Wertungen und Einschränkungen damit verbunden werden.

Sinnfindung

Du erinnerst dich: Auf der Lebenslichtung ergreife die Machete und suche den eigenen Weg in den Dschungel. Er ist vorgezeichnet, aber noch nicht gegangen. Nicht den bereits ausgetretenen Pfaden anderer folgen, sondern den Mut aufbringen, ins Unbekannte zu gehen.

Sinngebung

Den Weg dann auch zu gehen, ihn im Gehen mit zu erschaffen, bedeutet auch, andere Wege nicht mehr gehen zu können. Es erfordert die Entscheidung zum eigenen Weg, was auch immer das im Leben bedeutet.

Sinnlebung

Bedeutet Vertrauen haben, geführt werden, energetisch genährt werden und die eigene Erfüllung und Erkenntnis finden. Den Versuchungen widerstehen, die einen scheinbar oft einfacheren Weg anpreisen, Abkürzungen offerieren, Instant-Erleuchtungen versprechen.

Der Weg der Erkenntnis

Es ist der Weg der Eigenverantwortung, der Weg des eigenen Lebenssinns, der Weg der Liebe und Manipulationsfreiheit. Es ist ein Weg, den man nur dann bis zum Ende gehen kann, wenn man zu 100 Prozent den Lebenssinn, die Lebensaufgabe, die Quintessenz lebt.

Den eigenen Weg gehen

Ist der Weg, den du gehst, dein Weg? Hast du den Mut dazu, auch wenn alle anderen Menschen einen anderen Weg gehen? Es ist nicht wichtig, wie steinig oder unbequem dir dein Weg erscheint, sondern nur, dass du deine Lektionen beim Gehen des Weges lernst und weitergehst. Denn nur dieser Weg führt dich ins Licht.

Die Versuchung der Macht

Dies ist die Folge, wenn man dem Weg anderer folgt, ausgetretene Pfade geht und damit in keiner Weise aus der göttlichen Quelle genährt wird. Um dann die notwendige Energie zu erhalten, bleibt nur der Diebstahl der Energie von anderen.

Mit allen Methoden der Manipulation wird dann gespielt: vom Opfer bis zur Schwarzmagie.
Jeder Mensch, der diesem Weg folgt, wird energetisch dunkel bis hin zu schwarz. Er muss zu einem energetischen Vampir werden, um den Energiebedarf zu stillen, und öffnet damit alle Türen für dunkle und manipulative Energien.

Den Wegen anderer folgen

Es sieht einfacher aus, diese zu wählen, denn sie sind bequem: ausgetreten, von allen Stolpersteinen befreit, nicht so einsam. Aber sie führen nirgendwohin. Wir bleiben immer klein, unerfüllt, hoffend und verlieren mit der Zeit unsere Kraft und Vitalität.
Wann willst du endlich erwachsen werden und beginnen zu leben?

4. Tester: Meins – deins – unsers

Ich trage gerne für andere, dann bin ich etwas wert

Die meisten Menschen sind der Meinung, nur dann etwas wert zu sein, geliebt zu werden, wenn sie für andere Menschen da sind und ihnen helfen, die Last ihres Lebens zu tragen.

95 Prozent aller Menschen finden eine Erfüllung darin, die Last anderer sich selbst auf die Schultern zu packen.

Das Problem daran ist, dass wir keinem Menschen damit helfen, ihm etwas abzunehmen.

Wir verringern nur die Notwendigkeit der Veränderung. Der Mensch kann einfach so weiterleben, ein Leben, mit dem er die Probleme, die Last selbst erschaffen hat.

Das Symptom in meinem Buch *Ein Kurs im Heilen* sagt: «Du hältst mich für DIE KRANKHEIT? Blödsinn.

Weißt du, was DIE KRANKHEIT wirklich ist? Das bist du selbst und deine Art zu leben.«

Ursache für das Übernehmen von Lasten ist die Suche nach Liebe. Wenn schon nicht dafür geliebt zu werden, wie man ist, dann doch wenigstens dafür, was man für andere Menschen tut.

Der Kümmerer

Ich hatte einmal einen Kunden mit einer Fahrradfirma. Er hatte für alle Angestellten T-Shirts anfertigen lassen mit dem Aufdruck: »Ich bin ein Kümmerer«.

Ich kenne viele Menschen, die so ein T-Shirt gerne tragen würden.

Wer sich selbst nicht gefunden hat, seinen eigenen Lebenssinn nicht kennt oder lebt, versucht, sich über andere Menschen zu definieren und den Sinn darin zu sehen.

Ich bin kein Kümmerer, sondern versuche, als Inspiration zu leben.

Geprägte Werte

Bohre nicht in der Nase, Sex erst nach der Hochzeit, du musst deine Eltern ehren und achten – egal was sie tun, die Kinder in Afrika hungern, also iss auf.

Werte sind Verhaltensregeln, die Menschen benötigen, die selbst kein Gefühl für Demut, Selbstwert, Achtung und Liebe ausgeprägt haben. Für Menschen, die ihren Lebenssinn nicht leben und sich wie Hyänen benehmen würden, wenn sie tun könnten, wie sie wirklich wollen.

Werte werden und wurden auch geschaffen, um Menschen zu kontrollieren und leichter halten zu können.

Die Wertesysteme sind somit ein äußeres Stützgerüst für Amöben, eine Struktur für Strukturlose. Eine Auflösung und Ablösung davon ist nur möglich, wenn das

innere Stützgerüst die Funktion übernimmt. Erst dann lassen sich mit Leichtigkeit die Werte abstreifen.
Am schwierigsten ist es, Wertesysteme fanatisch religiöser Systeme und Sekten aufzulösen, da sie durch tiefe Minderwertigkeits- und Kontrollprogramme installiert wurden.

Glaubenssätze

Ja, wessen Glauben denn bitte? Der des Patienten oder die von ihm angenommenen und anerzogenen Glaubenssätze?
»Ich bin nicht gut genug. Ich bin nicht liebenswert. In unserer Familie ist noch nie jemand etwas geworden. Der Lehrer weiß es besser. Den Kindern zuliebe musst du in der gestorbenen Liebe aushalten.«
In der Behandlung ist es wichtig, an dieser Stelle die entscheidenden Glaubenssätze zu ermitteln, sie herauszutesten, auch wenn dies einige Arbeit macht, um sie gezielt auflösen zu können.

Akzeptierte Regeln

«Mein Gefühl sagt zwar etwas anderes, aber ihr werdet schon recht haben.« Oder auch: »Unterordnen und sich anpassen macht das Leben einfacher.«
Aber jeden Verrat an uns selbst bezahlen wir teuer.
Wach werden, die eigenen Gedanken und das Verhalten hinterfragen ist hier angesagt. Noch besser ist es, eine Weltreise zu unternehmen, fremde Kulturen kennenzulernen und damit den Horizont zu weiten.
Ich habe schon viele Patienten als Therapie in die Welt geschickt. Drei Monate Indien, sechs Monate SOS-Kinderdorf in Mittelamerika, ein Schuljahr in Schweden, Oliven ernten in Italien, Jakobsweg in Spanien … Geistige Weite und andere Lebenskonzepte zu erfahren ist die beste Art, Regeln zu überprüfen und unbrauchbare loszulassen. Ich persönlich finde Regeln überflüssig und habe meine Freude dabei, die unsinnigen zu brechen. Wie soll man auch etwas ganz Neues entwickeln, wenn man ängstlich versucht, alle Regeln einzuhalten.

Erziehung

Es gibt nichts Unsinnigeres und Zerstörerisches als die Erziehung. Damit wird den Kindern nur das kranke Wertesystem der vorherigen Generation aufgezwungen. Einer Generation, die die Welt an ihre Kinder in einem schlechteren Zustand übergibt, als sie sie bekommen hat. Pfui Teufel, wie verlogen.
Kinder wollen entdecken, Erfahrungen machen, mit den Fingern essen, an Bäume pinkeln … nur eines nicht, dressiert werden.
Kinder kann man nur lieben und ihnen ein Beispiel sein. Das ist alles.

Und wer es mit Erziehung versucht, bekommt als Dank eine deftige Pubertät, die nichts weiter ist als der Schrei: »Ich finde eure Lügen und euer verlogenes Leben zum Kotzen. So will ich nie werden.« Wie großartig ist das doch, ein Aufschrei, der besser ist als zehn Jahre Psychotherapie und wonach die Jugendlichen erstmals die Chance haben herauszufinden, was sie wirklich wollen. Und da kann man nur hoffen, dass sie Beispiele dafür erlebt haben, denn sonst war dies nicht nur die erste, sondern auch oft schon die letzte Chance dazu.

Ererbtes

Schmuck von der Oma, die Minderwertigkeit vom Papa, das Familiengeheimnis aus der Mutterlinie, das Trauma der abgetriebenen großen Schwester. Nicht die Millionen auf dem Konto erzeugen den Stress, sondern das Blut, was noch daran klebt.

Bei diesem Thema ist es immer gut, das Haus, die Wohnung radikal auszuräumen. Alles, was der Mensch nicht lebt und benötigt, gehört da nicht mehr hin. Danach fällt es den Menschen oft leichter, das Leben aufzuräumen.

Themen des Partners

Es gibt kaum Paare, bei denen es nicht zu gegenseitigen Übernahmen von Themen kommt.

Durch die Vermischung und Überschneidung der Energiefelder, die gemeinsame Erschaffung von Themen und das Sich-für-den-anderen-verantwortlich-Fühlen entsteht ein Mischfeld, eine Mischrealität, ein Mischleben.

Also im Grunde genommen eine riesige Verknotung, die kaum noch zu klären ist.

Wenn beide Partner zur Therapie zusammenkommen und sie auf zwei Therapieliegen nebeneinanderliegen, kann man fasziniert feststellen, wie die Arbeit bei einem Partner etwas beim anderen verändert.

Da wir die Themen immer nur bei der Quelle klären können, müssen wir heraustesten, wessen Thema es ist, und dann an der Quelle arbeiten. Stellvertretend beim Partner zu arbeiten, der es mitträgt, ist sinnlos, denn das Thema wird sofort wiederkommen.

Wenn die Themen bereits in der Therapiesitzung oder kurz danach wiederkehren, haben wir die Wurzel des Übels nicht erwischt.

Themen des Ex-Partners

Das Entheddern der Verknotungen mit Ex-Partnern findet oft gar nicht statt. So wie auch die Ex-Partner oft in neuen Beziehungen mit präsent sind, bleiben die alten Mischfelder bestehen.

Der einfachste diagnostische Weg herauszufinden, wann ein Thema entstanden oder übernommen wurde, ist das Testen. Damit ist in den meisten Fällen, ausgenommen bei sexuell sehr umtriebigen Menschen, die Quelle schnell offengelegt. Hatte der Patient mehrere Partner, ist das Feld oft wie ein chaotisches Wollknäuel aus verschiedenen Farben und erfordert eine gründliche Klärungsarbeit, um wieder frei zu sein und eine neue Liebe auch tief erfahren zu können.

Themen der Eltern

Auf die soziale Vererbung hätten viele Menschen gerne verzichtet. Wir erlernen den Schmerzkörper unserer Eltern, ihre ungeklärten Themen schon in frühester Kindheit, oft bereits in der Schwangerschaft. Hinzu kommen die Werteprägung durch die Familie und die Erlebnisse mit den Eltern, die nicht integer waren.
Wenn die Eltern aufgrund einer geringen sozialen Reife sich nicht wie verantwortungsvolle Erwachsene benehmen und die Kinder schon früh versuchen, diese Rolle zu übernehmen, adoptieren sie ihre Eltern und fühlen sich auch für deren ungelöste Themen mitverantwortlich.
Wenn Kinder zur Behandlung kommen, ist es meine Regel, dass erst die Eltern behandelt werden. Oft ist eine Therapie der Kinder dann nicht mehr nötig.
Das Kind kann in einer Starre sein und Symptome haben. Bekommen die Eltern Heilkarten, verschwinden die Starre und die Symptome in 90 Prozent der Fälle beim Kind von selbst. Dann braucht man beim Kind nur noch die entstandenen Folgeschäden ausgleichen. Ein Kind zu behandeln, obwohl die Themen der Eltern für die Probleme verantwortlich sind, ist therapeutischer Missbrauch.

Themen der Kinder

Anders herum versuchen überbesorgte Eltern, ihre Kinder vor dem Leben und Erfahrungen zu beschützen, und laden sich das Thema lieber selbst auf. Oder aufgrund eines Schuldgefühls, dass sie das Kind einmal verletzt haben, erbetteln sie mit dem Übernehmen der Themen der Kinder einen Ablass.

Themen von Bekannten

»Ich würde alles für dich tun, damit es dir wieder bessergeht.« Würden sie auch dafür sterben?
Es ist keine Freundschaft, Leid mitzutragen, sondern ein gegenseitiges Benutzen. Es kann auch sein, dass Menschen mit manipulativer Absicht ihre Last auf andere verteilen und sich damit Luft und Energie verschaffen.
Hier kann man einerseits an der Bereitschaft arbeiten, Themen mitzutragen, andererseits Heilkarten für die Seele des anderen Menschen ziehen, wenn es erlaubt ist, und diese ohne Absicht als Geschenk virtuell übergeben.

Themen der Ahnen

Die Großmutter hat im Krieg Schlimmes erlebt, hat Kinder und Mann verloren. Die Last wurde in der Familie von Mutter zu Tochter weitergegeben und die Urenkelin kommt mit Eierstockzysten zum Therapeuten. Wenn die Zysten Ausdruck der ungeklärten Ladungen der Uroma sind, kann man sie bei der Urenkelin nicht behandeln.

Dann behandeln wir die Uroma. Wir suchen die nötigen Heilkarten mit Hilfe des Testsystems heraus, und die Urenkelin übergibt diese virtuell ihrer Mutter, damit diese sie an ihre Mutter übergibt, bis sie bei der Uroma angekommen sind. Nimmt die Uroma sie an, was die Patienten oft sehen oder wahrnehmen, dann ist das Thema bei der Enkelin oft geklärt oder benötigt nur ein wenig therapeutische Unterstützung.

Zeit und Raum sind in energetischen Therapien keine Grenzen mehr.

Manipulativ erzeugte Themen

Um jemanden zu manipulieren, werden oft verschachtelte Feld- und Kontrollsysteme aufgebaut, so dass der Manipulierte in dem Netz gefangen ist.

Es gibt wenige Menschen, die in der Lage sind, frei von Manipulation zu kommunizieren.

Viele verwenden unterschwellige Erpressungen und Schuldvorwürfe, um Abhängigkeiten aufzubauen. Die 20 Euro von der Oma im Briefumschlag zum Geburtstag des Kindes mit dem begleitenden Satz: »Schade, dass ihr so weit weg wohnt, denn so kann ich euch so selten sehen«, ist eine Gemeinheit dem Kind gegenüber. Es erzeugt ein Schuldgefühl im Kind, dass die »arme« Oma leiden muss. Da sollte man das Geld lieber zurücksenden und dazuschreiben, dass Geschenke erst dann wieder angenommen werden, wenn sie ohne Absicht gegeben werden.

Themen des Hauses, des Ortes

Häuser und Orte haben genauso eine Seele wie auch Menschen. Und sie sind in der Lage, Energien und Felder zu speichern.

Der Mensch begibt sich somit wie in eine Art Klangfeld, das ihn permanent beeinflusst. Es ist möglich, sich dagegen eine Zeitlang zu wehren, viel zu meditieren, für sich zu sorgen, aber am Ende gewinnt das Feld, denn es wirkt permanent weiter – auch über den Partner oder die Kinder, die eventuell nicht so diszipliniert für die Klarheit des Feldes sorgen.

So ist es wichtig, den Ort und das Haus zuerst zu spüren, sich vorzustellen, darin einige Jahre zu leben, ehe man den Miet- oder Kaufvertrag unterzeichnet.

Therapeutisch können wir Häuser, Gärten und Orte behandeln. Sollte das je-

doch nicht genügen, kann auch ein Umzug eine sinnvolle Therapie sein. Eine Patientin in Neuseeland sagte, als mein großer Sohn sie mit *innerwise* therapierte und Stress im Schlafbereich feststellte: «Na, dann verkaufe ich mein Haus.« Wie wundervoll einfach kann das Leben doch sein. Solche Reaktion wird man in Europa kaum erleben.
Störungen in Häusern und Orten kommen nicht nur von geopathologischen Gegebenheiten, Elektrosmogbelastungen und chemischen Verseuchungen, sondern vor allem von den ungeheilten Verletzungen, die dort stattgefunden haben, auch wenn es lange zurückliegt.
Wer möchte schon auf einem blutigen Schlachtfeld des 30-jährigen Krieges leben und sich nachts von den Seelen der Getöteten besuchen lassen?

Themen der Region, des Landes

Das gilt auch im Großen. Geschehnisse, die ganze Regionen geprägt haben und nicht geheilt sind, hinterlassen ein Feld, welches Einfluss auf alles dort hat.
Die auf Europa durch die zwei Weltkriege lastende Schwere merken die Europäer nicht mehr, so wie man einen Rucksack nach ein bis zwei Tagen kaum noch spürt, wenn man ihn dauerhaft trägt. Nur wenn man von einem anderen Kontinent nach Europa kommt, ist die Schwere zu spüren.
So ist es wichtig, viel zu reisen, um die Irritationen identifizieren zu lernen und den Platz zu finden, an dem man sich wirklich wohl fühlt.

Themen der Sprache, der Kultur

Wenn man Patienten Worte in verschiedenen Sprachen sprechen lässt, kann man sehr schnell feststellen, welche Sprache mit Stress verbunden ist.
Ich musste 13 Jahre versuchen, die russische Sprache zu lernen, die mir nicht lag und eine Quälerei war. Noch immer erzeugt die Sprache Stress in mir, und ich weigere mich, sie zu sprechen. Ich habe aber auch nicht das Gefühl, mich dazu behandeln zu wollen. Es darf sich alles zur rechten Zeit auflösen, wir müssen und dürfen es nicht erzwingen, wenn die Zeit noch nicht reif ist.
Oft lässt sich der Auslöser für den Stress finden, und auch hierbei hilft uns die Testung des Entstehungszeitpunktes am meisten.

Themen von Systemen, Firmen

Wenn wir uns als Teil eines Systems, einer Firma verstehen, in der wir arbeiten, unterliegen wir den Feldwirkungen der Firma. Das kann sehr positiv sein, wenn Klarheit, Ehrlichkeit und Integrität dort gelebt werden.
Es kann aber auch die Hölle sein, die durch den Arbeitsplatz zu einer scheinbaren Zwickmühle wird.

Wir können auch Systeme und Firmen behandeln, jedoch nur, wenn die Verantwortlichen für die entsprechenden Bereiche uns auch die Erlaubnis dafür geben. Wenn ein Angesteller mit seinem Lohn nicht zufrieden ist und seinen Chef nicht leiden kann, ist es uns untersagt, in dem System energetisch herumzupfuschen. Wer das als Therapeut oder Coach doch tut, wird erleben dürfen, dass man Grenzen zu manipulatorischen Zwecken nicht ohne Auswirkungen überschreitet. Das fällt immer auf den Therapeuten, Coach zurück.

Liegt jedoch die Erlaubnis des Verantwortlichen vor, kann man das ganze System energetisch mit *innerwise* coachen und so auf eine einfache Art Veränderungen in vielen Bereichen bewirken.

Themen von Glaubensrichtungen

Alle Religionen haben einen inneren Kreis, eine magische Lehre, die sich mit den energetischen Feldern und den sich daraus ergebenden Einflussmöglichkeiten beschäftigt. Das kann im Positiven genutzt werden, wird und wurde aber auch zur Manipulation und zum Machterhalt eingesetzt. Besonders problematisch sind sektenartig organisierte Strukturen. Die Mitglieder ordnen sich den Regeln unter und unterliegen den energetischen Strukturen gleichsam. Die Regeln geben den Halt, die energetischen Strukturen melken die Schäfchen.

Es kann auch sein, dass die energetischen Strukturen vor Jahrhunderten beim Erschaffen der Religion installiert wurden, wie bei bestimmten Einweihungsmantren üblich, und die heutigen Anwender sind sich dessen gar nicht mehr bewusst.

Und doch wirken sie, denn für Energien haben Raum und Zeit keine große Bedeutung.

Und nur weil wir sie nicht sehen können oder nicht wahrhaben wollen, schützt uns das nicht vor ihnen.

Nach meiner Erfahrung ist es fast unmöglich, Menschen aus dem Einfluss dieser Energien zu befreien, wenn sie immer noch den Halt der Religion benötigen. Denn für diese äußere Strukturgebung und damit scheinbare Sinngebung ihres Lebens sind sie bereit, fast alles zu geben.

Politisches Gedankengut

Werden die energetischen Konstellationen von diktatorischen Systemen analysiert, so wird man feststellen, dass im Fall von Nazideutschland auch hohe Magie zur Manipulation verwendet wurde.

Heute werden eher die Nachrichten manipuliert, was mit dem inneren Gefühl und dem Armlängentest sofort zu identifizieren ist.

5. Tester: Hausaufgaben

Kompromissliste

Erstelle eine Liste aller Kompromisse, die du lebst. In den nächsten Wochen und Monaten ist es deine Aufgabe, einen nach dem anderen davon zu beenden.
Wenn Partner nicht darüber sprechen können, ist es sinnvoll, für beide eine Spalte auf der Liste zu machen und sie in den Flur zu hängen.

Wohnung aufräumen

Wie oft benehmen wir uns wie Museumsverwalter in unserem häuslichen Umfeld. »Das kann man doch nicht wegschmeißen. Wenn Mutter zu Besuch kommt, muss die Kommode von Uroma da sein, sonst wäre sie ganz traurig.«
«Das könnte man noch mal irgendwann gebrauchen.«
Es ist einfacher für die meisten Menschen, zuerst ihr Umfeld aufzuräumen und auszumisten. Jeden Tag, jede Woche einen Raum, bis alles sauber ist. Und dann das eigene Leben. Der Schritt ist dann meistens nicht mehr so groß.

Leben aufräumen

Wie in deinem Haus, deiner Wohnung beende auch das Chaos im Leben. Zeichne es als Imago auf, erschaffe dir einen Überblick, sortiere neu, beende.
Schaffe dir wieder Luft zu atmen und den Freiraum, um dich auf das Wesentliche zu konzentrieren.

Alles loslassen, das du nicht liebst

Ob es Bücher sind, die nur noch wegen ihres Wertes oder der Erinnerung im Regal stehen, der Partner, mit dem dich nur noch Gewohnheit verbindet, die Arbeit, die zwar gut bezahlt und sicher ist, aber dich nicht mehr mit Liebe erfüllt …
Egal, was es ist, das Leben ist zu schade, etwas festzuhalten, wofür du keine Liebe mehr empfinden kannst.
Auch im Leben gilt: Beende alles, was du nicht liebst.
»Aber das kann ich doch nicht tun, da muss man doch durchhalten …«
Gut, dann leide eben länger. Ist ja nicht mein Leben.
Der Therapeut ist nur für sich selbst verantwortlich!
Auch hier hilft eine Liste mit drei Spalten:
Ich liebe/Ich hasse/Ist mir egal.
Der Rest liegt in der Verantwortung des Patienten.
Der Therapeut kann ihm allerdings zeigen, wie es sich anfühlt, wenn Dinge im Leben geklärt sind und was das verändert.
»Stelle dir vor, dies und jenes aufgeräumt und geändert zu haben.« Wie fühlt sich jetzt dein Körper an? Wie ist deine Energie?

Oder mit dem Armlängentest aufzeigen, welchen Einfluss die nicht geliebten Lebensaspekte auf den Patienten haben.
»Wie fühlt sich dein Herz an, wenn du dich von deinem Partner trennst, was du schon seit sieben Jahren machen wolltest?«
»Was wird aus deinem Kopfschmerz, wenn du die Arbeitsstelle wechselst?«

Nahrungsmittel austesten

Nicht erst, wenn sie eingekauft und im Kühlschrank eingelagert sind, sondern bereits beim Kaufen solltest du die Lebensmittel austesten. Ebenso im Restaurant. Das Austesten der Lebensmittel übergibt in einfachster Art dem Menschen die Verantwortung für sein Leben.
Wenn er allergisch auf ein Produkt ist und es trotzdem weiter zu sich nimmt, ist es sinnvoll, die Behandlung zu unterbrechen und eine Weiterbehandlung an die Bedingung des Verzichts auf das Produkt zu koppeln.
Am häufigsten liegen Allergien auf Milchprodukte, Hühnereiweiß und Weizen vor.
Danach kommen die Farb- und Konservierungs- sowie Zuckeraustauschstoffe.
Dann folgen Kaffee, Tee und Schokolade durch die hochtoxischen Alkaloide, die auch Geruchsveränderungen des Schweißes verursachen.
Ich habe auch schon Patienten wieder nach Hause geschickt und ihnen gesagt, dass sie wiederkommen dürfen, wenn sie drei Monate nur Wasser getrunken und auf Alkohol, Kaffee und Limonaden verzichtet haben.
Es ist die Aufgabe des Therapeuten, die Grundreaktionen auf Nahrungsmittel und Getränke sauber auszutesten und danach die Verantwortung in die Hände des Patienten zu geben.

Löffelliste und Lebenslustliste

Die Idee zu dieser Hausaufgabe kommt aus dem Film *Das Beste kommt zum Schluss* mit Jack Nicholson und Morgan Freeman. Zwei krebskranke Männer erstellen eine Liste dessen, was sie noch erleben wollen, bevor sie den Löffel abgeben. Und sie leben ihre Löffelliste aus und verlängern damit ihr Leben.
»Stelle dir vor, du hast nur noch drei Monate zu leben. Was möchtest du noch erleben?«
Und nun verwandle es in deine Lebenslustliste, damit du dafür nicht sterben musst und es trotzdem lebst.

Kreativität leben

Mache etwas Kreatives: male, tanze, musiziere, singe …
Und das einmal täglich.
Lasse Kreativität durch dich strömen.
Mache es nur für dich. Zeige es keinem, genieße dich, ohne Wertung.

Auf etwas Unbekanntes einlassen

Mache das, wovor du am meisten Angst hast, denn dort wartet das größte Geschenk auf dich.

Körperliche Aktivität

Holz hacken, Garten umgraben, tanzen, rennen, Sex – genieße deinen Körper in Aktion. Spüre wieder jede Zelle. Benutze ihn dafür, wofür er gemacht ist.

Gesang

Zuerst vielleicht im Auto, dann im Zimmer, dann auch auf der Straße.
Hier ist es hilfreich, wenn der Therapeut die Tonleiter durchtestet und jeden blockierten Ton analysiert: Wann ist die Blockade entstanden, welches Thema verbirgt sich dahinter, und dann die Blockaden auflöst.
So ist Singen wieder möglich, und die Schönheit der Stimme kann wieder entdeckt werden.

Freier Tanz

Tanze. Tanze einfach nur dich. Tanze so frei, wie du im Auto allein singst. Vergiss alle Regeln, Schritte, Muster. Lasse die Musik dich bewegen.

Lügenliste klären

Also erst einmal die Lügenliste erstellen und dann all den Mut aufbringen, die Lügen zu beenden.
»Du, ich muss dir etwas sagen …«
Jede beendete Lüge befreit, nimmt eine Last von den Menschen.
Es gibt nichts im Leben, was mehr Energie verbraucht, als ein unterdrücktes Geheimnis oder eine Lüge, die nicht gefunden werden soll. Manche Menschen brauchen dafür bis zu 60 Prozent ihrer Lebensenergie.

Den Armlängentest im Alltag anwenden

Im Supermarkt, am Kleidungsschrank, im Restaurant, bei der Arbeit …
Es gibt ständig Entscheidungen, die zu treffen sind.

Farbatmung

Farben sind Frequenzmuster, wie Klänge.

 Schließe die Augen und stelle dir vor, du stehst mitten in einem runden Raum. Die Wände bestehen aus dem ganzen Farbspektrum. Drehe dich zu der Farbe, die dir guttut, gehe an dieser Stelle durch die Wand in diese Farbe hinein und dann atme sie, bis du damit gesättigt bist. Nun tritt zurück in die Mitte des runden Raumes. Wenn nötig, kannst du weitere Farben atmen.

Erdungsübungen

Earthing, Erdung, ist essenziell für den Menschen. Wir sind aus Mutter Erde gemacht, ein Teil von ihr, und vergessen das oft. Mit den Händen in Erde greifen, mit nackten Füssen durch Pfützen tanzen, barfuß laufen so oft wie möglich. Ich grabe auch gerne mal tiefe Löcher in die Erde, bis ich kaum noch zu sehen bin.

Erdung ist Reinigung, Verwurzelung und Klärung gleichzeitig. Und in der Stadt hilft notfalls auch der Blumentopf. Im Wald kann man Bäume umarmen und sich vorstellen, mit dem Baum zu verschmelzen, zu seinen Wurzeln zu werden und auch zu seiner Krone.

Wasser trinken

Unsere Körper sind oft vergiftet durch Kaffee, Tee, Süßstoffe, Alkohol … und das Einzige, was dann hilft, ist, reichlich stilles Wasser zu trinken. Wasser ist ein Verdünnungs- und Entgiftungsmittel. Wasser ist das einzige Getränk, dass den Durst stillen kann. Ob es gutes Leitungswasser, gefiltertes Wasser, basisches Wasser oder Quellwasser ist, hängt vom Geldbeutel und Geschmack ab.

Kohlensäurehaltiges Wasser sollte es nicht sein, da dies zu viel Säure besitzt.

Das Wasser lässt sich auch gut energetisieren und beleben. Schon allein durch das Segnen mit den Händen.

Entsäuern

Wenn die Beine schon dick werden, sich dort Wasser einlagert, ist es höchste Zeit. Der Körper muss den pH-Wert im Blut im Optimum halten, da sonst die Enzyme und Hormone nicht mehr funktionieren.

Wenn die Ausscheidungsorgane wie Nieren, Leber, Darm, Lunge und Haut mit der Flut der Säuren nicht klarkommen, bleibt nur noch ein Weg für den Körper, um nicht zu sterben: die Säuren ins Gewebe verlagern. Aufgrund des Konzentrationsgradienten und damit sie dort nicht das Gewebe zerfressen, werden sie mit

Wasser verdünnt. So kommt das Wasser in die Beine. Aber auch an den Armen findet man die Einlagerungen: Wenn man die Haut mit Daumen und Zeigefinger zusammendrückt, darf es nicht weh tun. Tut es das doch, ist das Gewebe sauer. Und das Gewebe sollte dünn sein, keine aufgequollene dicke Wulst. Die Säuren kommen fast immer aus den Nahrungsmitteln: säureproduzierende Fleischprodukte, Zucker, die zu Säure abgebaut werden, säurehaltige Getränke wie Kaffee, Tee, Sprudelwässer sind wichtige Quellen.
Die zweite große Ursache sind allergische Reaktionen auf Nahrungsmittel, bei denen Massen von Säuren im Körper produziert werden.
Und die dritte Ursache ist es, auf das Leben sauer zu sein.

Die beste Entsäuerung ist weniger essen (wenn man nicht mehr furzt, isst man genau die Menge, die der Körper verarbeiten kann), reichlich Wasser trinken, basische Bäder machen, Basenprodukte einnehmen.
Entsäurerung ist essenziell für die erfolgreiche Therapie vieler körperlicher Beschwerden.

Die Person im Spiegel morgens anlächeln

Sie wird zurücklächeln.

Sich nackt vor dem Spiegel betrachten

Liebe dich, liebe deinen Körper, so wie er ist. Auch die Röllchen und die Rippen. Streichle ihn, schenke ihm Liebe. Höre auf, ihn zu hassen, zu bekämpfen.
Menschen, die ihren Körper lieben, egal welches Gewicht sie auf die Waage bringen, strahlen Schönheit aus.
Es ist egal, wie du aussiehst, es ist nur entscheidend, wie du dich fühlst.

6. Tester: Das Ich

Ich bin ich

Wer, wenn nicht ich.
Wessen Leben lebe ich, wenn ich nicht ich bin?
Die Kernfrage aller Therapien. Ich stelle sie immer offen und laut, um dem Patienten die Bewusstwerdung zu ermöglichen.
Ist die Identität nicht klar, wissen wir als Therapeuten auch nicht, wer uns wirklich antwortet. Welche der Identitäten?

Ich liebe meinen Namen

Es gibt zwei Möglichkeiten, wenn das Aussprechen des Namens bei einem Menschen beim Armlängentest Stress erzeugt:

1. Die eigene Identität ist nicht vorhanden.

2. Es besteht eine negative Ladung auf einem oder mehreren Buchstaben, die im Namen vorkommen.

Ein Junge bekam beim Aussprechen seines Namens (Max) eine allergische/panische Reaktion beim Armlängentest. Die Reaktion bestand auf den Buchstaben A. Ursache war ein Trauma, sieben Jahre zuvor. Nach Auflösung der alten Traumaladung bereitete ihm sein Name auch keinen Stress mehr.
Es ist wichtig, alle Vornamen auszutesten.
Auch wenn der Name zum Beispiel in einen spirituellen Namen geändert wurde, ist es notwendig, den Stress mit den ursprünglichen Vornamen zu beseitigen. Wir können davor nicht wegrennen im Leben.

Ich bin glücklich

Nicht nur einen Moment, sondern als Zustand, der keinen geschützten Raum, keinen Alkoholrausch oder andere besondere Bedingungen benötigt und im alltäglichen Leben immer wieder erreichbar und lebbar ist.

Ich bin gut

Das haben zwar weder die Eltern gesagt noch die Lehrer, noch die Ex-Partner. Aber ich bin gut. Ich bin sogar das Beste für mich.

Ich vertraue

Ich vertraue mir selbst, dem Leben und allen Erfahrungen, die mir begegnen. Vertrauen bedeutet auch, jegliche Form der Kontrolle abzugeben und anzunehmen, was auch immer kommt.

Ich lebe authentisch und ehrlich

Ein unschuldiges und sehendes Kind kann mir in die Augen, die Seele und in das Herz schauen, und ich brauche nichts zu verstecken.
Nur so kann ich andere Menschen inspirieren und sie im Herzen berühren.

Ich bin offen für Neues

Sonst wird das Leben ja auch langweilig. Im Osten Deutschlands wusstest du bereits mit 20, was du bis 65 machen wirst. Glaubst du, das war spannend und hat wirklich Lust auf Leben gemacht?

Ich lasse meine Kompromisse los

Kompromisse sind gelebte Lügen.
Wie lange willst du dich weiter anlügen?

Ich liebe mich, wie ich war

»Ich liebe alles, was in der Vergangenheit in meinem Leben und mit mir geschehen ist und was ich getan habe.« Es gab keine Fehler, sondern nur Lernaufgaben. Wenn man eine Leiter erklimmt, ist es auch sinnlos und unlogisch, jede erklommene Stufe zu zertreten und sie als FEHLER zu beschimpfen.

Ich liebe mich, wie ich bin

»So wie ich jetzt bin, liebe ich mich. Alles ist richtig, um zu wachsen.«

Ich liebe mich, wie ich sein werde

Alles, was ich im Leben noch tun werde, wozu ich mich entschließen werde, wie ich sein werde, ist richtig. Auch die Falten, grauen Haare, Fettringe, Abschiedsbriefe, Neuanfänge …

Ich bin bereit und willens zur Veränderung

Ich bin bereit, ALLES zu verändern, um wieder gesund und glücklich zu sein. Die Betonung liegt auf ALLES. Keine Sicherheiten, keine *backup solutions,* einfach alles loslassen.
Wärst du bereit, auch in ein anderes Land zu gehen, deine Familie loszulassen, nur mit dem, was du am Leib trägst, und mit deinen inneren Fähigkeiten irgendwo anders neu zu beginnen?

Ich bin für mein eigenes Leben verantwortlich

Wer denn sonst? Mutti? Vati?

Ich liebe meine weiblichen/männlichen Energien

Den Satz können noch viele Menschen ohne Probleme aussprechen. Die männlichen, in der rechten Körperhälfte und der linken Hirnhälfte repräsentierten sind die logischen, analytischen, aktiven Eigenschaften. Und die weiblichen, repräsentiert auf der Herzseite und im rechten Hirn, sind die kreativen, nährenden, liebenden und intuitiven Eigenschaften. Jeder Mensch hat beide.

Ich liebe es, eine Frau/ein Mann zu sein

Bei dieser Aussage bekommen jedoch sehr viele Menschen Stress. Denn plötzlich kommt das alte Rollendenken ins Spiel, das so unmodern geworden ist. Speziell für Männer, die weichgewaschen ihren Biss verloren haben. Dann brauchen sie sich aber auch nicht wundern, wenn ihre Partnerinnen immer härter und männlicher werden. Denn ein Zusammenleben von Mann und Frau benötigt die Balance beider Energien, und wenn der Mann seinen Part nicht übernimmt, muss es die Frau tun. Und damit sind beide nicht glücklich. Männer brauchen dringend eine Männerbewegung, um ihre Rolle im Leben wieder klären und annehmen zu können.

Ich liebe meine Sexualität

Was sollen eine Nonne oder ein Priester wohl darauf antworten? Kann uns auch egal sein. Nur leider haben sie über Jahrhunderte uns alle geprägt und blockiert. Sie haben Sexualität in etwas Dreckiges, Unanständiges verwandelt. »Erst nach der Hochzeit und dann auch nur mit dem einen Partner.« Dass das alles nicht gesund sein kann, zeigen die vielen Missbrauchsfälle durch Priester.

Ein Freund beschrieb mir seine Vereinbarung mit seiner Frau. Er sagte zu ihr: »Ich möchte nicht, dass du wegen mir auf etwas verzichten musst. Die Verantwortung übernehme ich nicht.« Recht hat er.

Ich liebe die Ekstase

Tanze dich in die Ekstase, liebe dich in die Ekstase, lebe die Ekstase. Denn irgendwann ist es zu spät dazu, und dir bleibt nur das: »Ach, hätte ich doch damals …« »Hätte ich doch nur nicht so viel Rücksicht auf andere genommen und getan, was ich wirklich wollte.«

Ich vergebe, und mir wird vergeben

Die meisten Menschen sind noch dazu bereit, anderen zu vergeben. Aber dass ihnen vergeben wird, können sie nicht einmal aussprechen.

Ich habe bei dieser Aussage mehr offen stehende Münder gesehen, die keinen Ton herausgebracht haben, als bei irgendeinem anderen Thema.

Worauf warten sie? Auf die Zeit nach der Buße im Suppenkessel in der Hölle?

Ich liebe das Leben und die Freude

Was hast du heute schon getan, das es rechtfertigt, diesen Satz auszusprechen?

Ich bin verbunden mit der Quelle

Ja, welche Quelle nur? Eine Freundin sagte mir, als ich für einige Zeit von zu Hause wegfuhr, dass sie dann auch wegfahren werde, denn dann sei es »so langweilig, gar nicht mehr dramatisch«. Daraufhin war meine Antwort: »Du brauchst dein Drama, du liebst dein Drama.«
Also die Quelle der Dramaqueens meine ich nicht, sondern die Schöpfung, die sich durch uns manifestiert.

Ich befreie mich von Ladungen und Mustern

Muster geben Halt, sie erschaffen eine Routine, die dem Alltag Struktur gibt.
Alle machen es so.
Habe den Mut, einzigartig zu sein, anders zu sein, du zu sein.

Ich lebe nicht für andere, noch erwarte ich von anderen, dass sie für mich leben

Dieser Satz ist dem Buch von Ayn Rand *Wer ist John Galt?* in leicht veränderter Form entlehnt. Dort heißt er im Original:
I swear – by my life and my love for it – that I will never live for the sake of another man, nor ask another man to live for mine.
Es lebe die Eigenverantwortung!
So wie ich dieses Buch auch nicht für den Leser schreibe, sondern weil es mir eine Freude ist, es zu tun, weil es mir Freude bereitet.
Als meine Doktorarbeit nach zwei Jahren praktischer Forschung fertig war, habe ich die abgabefähige Version in die Mülltonne geschmissen.
Ich wollte doch nur etwas herausfinden, verstehen, mir beweisen. Und das hatte ich. Meine Theorie war richtig, und es hatte mir Spaß bereitet, sie in einer praktischen Anwendungsstudie zu beweisen. Nur wollte ich sie keinem anderen beweisen. Und ich wollte schon gar nicht Patienten bekommen, die wegen des Doktortitels zu mir kommen, sondern nur mit Menschen arbeiten, die die Resonanz zu dem fühlen, was ich anzubieten habe.
Kein Mensch in meinem Umfeld hat verstanden, warum ich auf den Doktortitel verzichtete, aber das war und ist mir auch egal.
Das klingt alles sehr egoistisch. Ja, das ist es, denn ich liebe mein Ego, mein Selbst, das Wertvollste, was ich habe, und das Instrument, durch das sich göttliche Kreativität entfalten kann. Wenn wir das Ich aufgeben, verleugnen, was soll dann als Instrument der Schöpfung dienen?

7. Tester: Mein Leben

Ich will leben

Bei Menschen mit schweren und lebensbedrohlichen Erkrankungen ergibt der Armlängentest auf die Aussage »Ich will leben« oft ein Nein als Antwort des Unbewussten.
Die Gegenaussage »Ich will sterben« wird mit Ja beantwortet.
Bei dieser Konstellation hat eine Therapie keine Chance.
Die Wurzeln für die Ablehnung des Lebens liegen auch in diesem Fall im Unbewussten: ein internes Selbstzerstörungsprogramm, dessen Ursache immer individuell ist.
Damit gibt es keine pauschalen Lösungen, um dies zu verändern. Es ist Aufgabe des Therapeuten, in der Zeitlinie die Ursache zu finden und zu klären. Hinzu kommt die durch die Erschöpfung bedingte Resignation. Je geringer die Lebensenergie ist, desto geringer auch der Lebenswille.

Verrat am Herzen

Es kommt normalerweise nicht oft im Leben vor, dass wir unser Herz verraten, denn wenn wir es tun, verletzen wir uns selbst sehr tief. Vor Jahren habe ich diesen Spruch gehört: »Du alterst nicht mit den Jahren, sondern mit dem Verrat am Herzen.« Ein Verrat an unserer Liebe zu uns selbst, an unserer Lebensaufgabe, ist wie ein kleiner Selbstmord, eine ewig klaffende Wunde, die nicht heilen kann.
Therapeutisch gehen wir in die Zeit des Verrats zurück durch Austesten des Alters, in dem er stattgefunden hat, und behandeln das Thema an seinem Ursprung.

Angstfaktor

Er ist ein Parameter, der sich in Prozent austesten lässt. Viele Menschen leben mit einem Angstfaktor von 60 bis 80 Prozent. Das heißt, sie geben der Angst ein Manifestationspotenzial in der gleichen Höhe. So können nur weiterhin Angst und Negativerfahrungen erschaffen werden. Um erfolgreich zu sein, ist ein Angstfaktor unter 60 Prozent Voraussetzung. Je niedriger wir den Faktor therapeutisch bekommen, desto einfacher und schöner wird das Leben. Ob wir als Mensch je den Wert von null Prozent Angst erreichen und leben können, kann ich bisher nicht beantworten. Vermutlich können wir dann auch über das Wasser laufen.
Der Angstfaktor wird nur teilweise durch persönliche Erfahrungen genährt. Lokale (beispielsweise Erdbeben- und Kriegsregionen) und globale Ängste (Krieg, Nuklearkatastrophen, 9/11) haben einen ebenso großen Einfluss.
Dadurch ist es schwierig, den Angstfaktor in der individuellen Therapie zu reduzieren.
Mit Hilfe des *innerwise*-Symbols *Make me an instrument* können wir die größten Erfolge bei dem Thema erzielen.

Mein inneres Kind

Wann hast du das letzte Mal barfuß in Pfützen getanzt, bist rückwärts gelaufen, hast einfach laut gelacht? Unser inneres Kind ist gut versteckt, denn all die Erziehung, Ernsthaftigkeit und Verklemmtheit unserer Zeit hat es mit Peitschen geschlagen. »Das macht man nicht. Das gehört sich nicht. Was sollen die Leute denken. Du bist peinlich.«
Schuhe ausziehen und die nächsten Pfützen suchen, ohne sich vorher Mut anzutrinken, sondern aus der Lust auf Leben. Sei unvernünftig, sei töricht!

Soziale Reife

Wir können 50 Jahre alt sein, uns aber wie 13 verhalten. Viele Frauen klagen, dass der Partner sich vom Verhalten in die Reihe der Kinder einfüge. Andererseits gibt es viele Kinder, die sich bereits wie Erwachsene verhalten beziehungsweise verhalten müssen, da es ihre Eltern nicht tun.
Die soziale Reife wird als Parameter in Jahren ausgetestet und sollte ungefähr dem realen Alter entsprechen.
Es ist ein wichtiger Parameter, um Beziehungs- und Familienkonstellationen zu verstehen und die Verantwortungsfähigkeit eines Menschen einschätzen zu können.
«Ich bin dein viertes Kind«, sagte ein Mann seiner Frau. Sie antwortete: »Mit seinem Kind hat man aber keinen Sex«, und verließ ihn.

Realitätsflucht

»Ich halte es hier nicht mehr aus.«
Die üblichen Wege, um der Realität zu entfliehen, sind Drogen und Alkohol. Aber auch die Flucht in spirituelle Scheinwelten, in Persönlichkeitsrollen und soziale Netzwerke sind gebräuchlich.
Ausnüchtern und sich dem Leben stellen. Ärmel hochkrempeln und aufräumen sind dann die nächsten Schritte.

Im Hier und Jetzt leben

Das Hier und Jetzt entsteht im Moment des Lebens. Es ist frei von allem, was wir aus der Vergangenheit herumtragen.
Es hat keine Krankheiten, Ängste, Lügen, Minderwertigkeiten.
Es erfordert nur den Mut, alle vermeintlichen Gewohnheiten und Sicherheiten loszulassen.

Ich bin mutig und stark

Gebrochene Menschen können nicht aufrecht stehen, angstvolle nicht mutig, kraftlose nicht stark sein.
Auch hier ist es am effektivsten, die Auslöser zeitlich zu ermitteln und diese zu therapieren.
Wenn das Problem das Nichtgewolltsein bei der eigenen Zeugung ist, dann behandelt man die Situation der Zeugung. Dabei kann es sein, dass nur die Seelen der Eltern Unterstützung benötigen.

Es ist für mich gesorgt

Es ist immer genug da für mich. Alles, was ich benötige, bekomme ich auch. Das heißt nicht, dass ich immer im Luxus lebe, sondern dass ich die Erfahrungen machen kann, die wichtig für mich sind.
»Ich kann loslassen und vertrauen.«

Beruf oder Berufung

Machst du einen Job, hast du einen Beruf, oder lebst du deine Berufung?
Liebst du die Arbeit, die du machst, erfüllt sie dich, inspiriert dich, fördert dich? Oder hast du längst innerlich gekündigt, benimmst dich wie eine Hure für das Geld am Monatsende, meinst, wegen Verpflichtungen durchhalten zu müssen, oder hältst dich für unfähig, etwas Neues anzufangen?
Lebe deine Träume. Mache nur, was dir Spaß macht.

Ich liebe meine Arbeit

Egal, was du tust, tue es mit Liebe. Ein mit Liebe angerichtetes Essen schmeckt einfach besser. Zeit, in der du Liebe empfunden hast, ist keine vertane Zeit.

Ich erledige meine Aufgaben mit hoher Qualität

»Ich identifiziere mich mit meiner Arbeit und übernehme die Verantwortung für die Qualität, die ich liefere. Ich liefere hohe Qualität, weil es mir Freude bereitet.«

Ich bin kompetent in meinem Bereich

»Ich habe Erfahrung, ich habe Wissen, ich habe eine gute Intuition, ich bin gut. Ich bin der Richtige an dieser Stelle, und das, was ich noch nicht kann, lerne ich.«

Ich bin es wert, erfolgreich zu sein

»Geld stinkt.« »Erfolg erzeugt Neid.« «Erfolg macht einsam.« »Es steht mir nicht zu, ich bin nicht gut genug dafür, ich bin es nicht wert.«

Dann bist du eben nicht erfolgreich. Aber dann beschwere dich auch nicht darüber.

Ich treffe gerne Entscheidungen

Keine Müllberge ungeklärter Themen mehr in meinem Leben. Ich weiß, was ich will, und bringe durch Entscheidungen immer wieder die größtmögliche Klarheit in mein Leben.

Danke für alles

Einfach für alles. Denn alles hatte seinen Sinn und kam zur rechten Zeit.

Willkommen, Leben, mit allem, was du zu bieten hast

»Ich bin nur dieses eine Mal hier auf Erden und will so viel erleben, wie möglich ist.«

8. Tester: Manipulationen

Im Energetischen

Schwüre

Ich schwöre …

Den Satz sollte man sich gut überlegen, bevor man ihn innerlich oder auch laut ausspricht. Denn schnell ist er vergessen, aber er wirkt, denn man hat es geschworen.

Und 15 Jahre später wundert man sich dann, was das Leben einem so präsentiert.

Pakte

Eine Bekannte lebte in Afrika. Dort war es noch üblich, dass man zum Medizinmann ging, wenn man etwas erreichen wollte. Man musste dafür aber das Wertvollste abgeben: die Seele.

Das Märchen vom steinernen Herzen ist ein typischer Pakt. Ich gebe etwas von mir und bekomme dafür etwas anderes. Schon wie Goethe es im Faust eindrucksvoll beschrieben hat, können Pakte lebensbestimmend werden.

Wer im Magischen Kraft und Macht sucht, muss damit rechnen, dass der Preis dafür hoch ist.

Von außen Pakte aufzulösen ist fast nicht möglich. Erst wenn der Mensch nichts mehr zu verlieren hat, ist er bereit, den Pakt und die damit verbundene Macht abzugeben. Oft ist es dann schon zu spät.

Ein Therapeut kann das nicht vorher tun, obwohl er den Pakt und das Leiden des Menschen sieht. Auch er muss zuschauen, wie dieser Mensch sich und seine Umwelt zerstört, bis der Patient selbst bereit ist, den Pakt zu lösen.

Einweihungen

Bei Einweihungen erfolgt eine Verbindung mit einer oder mehreren Energiequellen. Es geht dabei nicht um die mentale, sondern um die energetische Komponente dahinter. Man erlaubt damit, dass die Energie durch sich wirken kann.

Die große Frage ist somit:

Was für eine Energie ist es? Wie klar und rein ist sie? Muss man mit irgendetwas für die Nutzung der Energie bezahlen?

Um sie aufzulösen, sollte der Therapeut sich mit magischen Energien auskennen und wissen, welche Methoden verwendet werden können. Er muss in der Lage sein, Parallelwelten zu erkennen, und sich in Raum und Zeit therapeutisch frei bewegen können. Die Dimensionen des Seins nach Burkhard Heim sind ein guter Parameter, um seine Fähigkeiten einzuschätzen.

Verwünschungen

Die stärksten und bekanntesten sind in Europa die Runenzauber. Damit lässt sich so einiges magisches Unheil anrichten. In der Vergangenheit sind sie nicht nur bei Ehekriegen, sondern auch in richtigen Kriegen verwendet worden. Es steckt immer eine große Boshaftigkeit dahinter, das zu tun.
Das Faire daran ist, dass es am Ende immer auf den Menschen zurückfällt, von dem es ausgeht.
Neben den Runen gibt es viele Arten magischer Rituale, die bei Verwünschungen zur Anwendung kommen.
Bei Verwünschungen und Verfluchungen ist es hilfreich, die verwendeten Worte oder Symbole auszutesten, um sie auflösen zu können.

Verbindungen

Alle Arten energetischer Verbindungen, auch wenn wir uns ihrer nicht bewusst sind und sie nicht spüren können. Zum Beispiel sexuell bedingte energetische Verbindungen.
Das Markenzeichen aller Verbindungen ist der Energieaustausch, der in beide Richtungen gehen kann.

Implantate

Implantate sind im Hirn, Herzen, in den vegetativen Plexus, in der Sexualität durch Schmerz, in Riten, durch Drogen, Sex, NLP und andere Manipulationen erschaffene Programme mit dem Ziel, Kontrolle über Menschen zu erlangen. Sie sind wie schlummernde Computerviren, die sich erst nach Aktivierungen zeigen.

Im Seelischen

Seelenabspaltungen

Während tiefer Verletzungen kommt es oft zu Abspaltungen von Seelenanteilen, die dann in den Dimensionen des Seins verlorengehen. Da sie dazu Fluchttunnel benutzen, kann man diese identifizieren. »Wann im Leben ist dir was passiert?«
Seelenanteile können sich zurückziehen, das ist normal. Wenn sie jedoch aus dem Seelenraum verschwinden, ist ein manipulativer Anteil dabei.
Die Seelenabspaltungen finden bei fast allen Menschen statt. Mit Hilfe des Heilatems lassen sich die Anteile zurückholen und reintegrieren.
Der Heilatem ist beim 10. Tester beschrieben.

Riss im Seelenfeld

Wie mit einem Messer wird das Seelenfeld aufgeritzt, und somit kann dort etwas eindringen, was da nicht hingehört. Aber der Mensch kann dort auch etwas verlieren, es ist wie Ausbluten.

Die eingedrungenen Themen werden nicht als eigene erkannt. »Hast du Krebs?« »Nein!«

»Nährst du Krebs?« – »Ja!«

Diese eingedrungenen Anteile werden dann mit *innerwise* wie eigenständige Wesen behandelt, und durch sie wird die Heilsinfonie an die Quelle der Beeinflussung gegeben. Wir übergeben also die Heilkarten virtuell zum Beispiel dem Krebs und bitten ihn, die Energien an seine Quelle weiterzuleiten. Bei dem Patienten selbst könnten wir das Thema nicht lösen, denn er selbst hat es ja nicht, sondern nährt es nur.

Bei einer Bekannten haben philippinische Geistheiler drei Monate lang jeden Tag zweimal den Krebs aus ihr herausgezogen – er kam immer wieder. Sie hatten ständig versucht, durch den Riss die Quelle dahinter zu reinigen. Das ist so aber nicht möglich. Und so kam das Thema immer wieder. Denn es war nicht ihr Krebs, auch wenn er sie am Ende aufgefressen hat.

Nach der Behandlung der eingedrungenen Energien holt man mit dem Heilatem die verlorengegangenen Anteile aus dem n-dimensionalen Raum zurück und verschließt anschließend mit *innerwise* den Riss.

Abbilder, Duplikate

Das klassische Modell dieser Methode ist Voodoo. Vom Seelenfeld wird ein Duplikat angelegt und dieses dann noch einige Male kopiert. Wenn nun an einer oder mehreren dieser Kopien manipuliert wird, kann der Betroffene diese Manipulationen nicht mehr von den eigenen Themen unterscheiden.

Das macht diese Technik so gefährlich. Und sie wird gar nicht so selten eingesetzt, wie man glauben möchte.

Dem feinfühligen Betroffenen wird auffallen, dass er mehr als einen inneren Raum hat, er kann jedoch nicht sagen, welcher davon der eigene ist, auch wenn sich beide verschieden anfühlen und andere Rhythmen haben.

Zur Auflösung sucht man zuerst Heilkarten heraus, mit denen man gezielt die Manipulation an den Kopien beendet. Dann zieht man Heilkarten, um alle Kopien und Duplikate wieder aufzulösen, so dass am Ende nur noch das eine Originalseelenfeld vorhanden ist.

Es kann auch sein, dass mehr als ein Duplikat und jeweils eine Vielzahl von Kopien davon vorhanden sind. Aber auch das lässt sich recht einfach auflösen, wenn es erst einmal identifiziert ist.

Hydra

Entsprechend der griechischen Mythologie ist das Besondere einer Hydra, dass zwei Köpfe nachwachsen, wenn man einen abschlägt. So wird man also nicht mit ihr fertig.
Die Hydramanipulation ist wie ein im Menschen wachsendes Pilzgeflecht, das durch eine der Körperöffnungen eingedrungen ist und nur dort wieder entfernt werden kann.
Man erinnere sich an die Würmer im Film *Matrix,* die durch den Bauchnabel in die Menschen gekrochen sind und nur dort wieder entfernt werden konnten.
Typische Symptome sind wandernde Irritationen im Körper, innere Labilität.
Man behandelt diese Manipulationen, indem man sie mit Heilkarten als Ganzes aus der Körperöffnung wieder entfernt, durch die sie eingedrungen sind.

Lochfraß

In diesem Fall wird das Seelenfeld löchrig. Mir ist das zuerst bei HIV-Patienten aufgefallen.
Die Hülle des Seelenfeldes ist zerfressen, überall löchrig.
Es ist mit einem Zusammenbrechen des seelischen Immunsystems zu vergleichen. Hierbei reinigt man mit *innerwise* den Seelenraum, schließt die Löcher und baut die Hülle neu auf.

Krebs

Etwas Fremdes wächst in dir und zerstört das Leben ungebremst.
Das ist unnatürlich, wider die Prinzipien des Lebens und erfüllt damit alle Bedingungen einer Manipulation.
Betrachtet man Krebs auch einmal aus dieser Perspektive, ergeben sich noch andere Therapieansätze als üblich.

Nebel um das Seelenfeld

Eingehüllt sein von einem grauen, klebrigen Nebel, der die Verbindung zur Quelle verhindert und damit Orientierungslosigkeit schafft – das sind typische Dämonentechniken. Sie sind ekelhaft und sehr bösartig.
Das typische Zeichen sind Verlust der Klarheit und Angebundenheit. Diese Manipulationsart zu behandeln erfordert einige Erfahrung mit energetischer Arbeit, und es ist immer angebracht, sich dazu Hilfe von anderen Therapeuten zu holen.

Innere Schwärze

Der Nebel hat es geschafft, einzudringen und alles Licht aufzufressen.
Dies ist die bösartigste Manipulation, die ich erlebt habe. Eine Chance in der

Behandlung besteht noch so lange, wie noch etwas Licht vorhanden ist. Wie in *Die unendliche Geschichte,* wo das Nichts alles zerstört und Bastian Balthasar sie am Ende der Geschichte aus dem winzigen Rest in ihm neu erschafft.

Lichtkanalmanipulation

Diese Manipulation hat zwei Zeiten in der Anwendung:

1. Zu Lebzeiten wird der Kanal eines Menschen zur Quelle angezapft und Licht daraus gestohlen.
2. Nach dem Tode wird der sich öffnende Lichtkanal missbraucht und direkt aus der Quelle Energie abgezogen. Für die Seele des Gestorbenen kann sich daraus ergeben, dass sie in einer Zwischenwelt hängenbleibt und nicht in die Erlösung kommt.

Bei all den Seelenmanipulationen bleibt die Frage offen: Wer wendet sie an und warum? Wer hat einen Nutzen davon? Wie krank müssen Menschen im Geiste sein, um so etwas mit anderen Menschen zu tun?
Scheinbar gibt es aber genug davon, denn in Behandlungen finden wir die Manipulationen regelmäßig.
Solange Menschen in Kriegen einander töten, werden wir uns mit dem Thema energetischer Krieg ebenfalls auseinandersetzen müssen.
Alternativ kann man darüber nachdenken, ob es autonome Energiequalitäten gibt, die dabei eine Rolle spielen.

Klonen

Das kann sich auf ganze Menschen oder auch nur auf einzelne Organe beziehen. Dabei wird das Original durch einen Klon ersetzt, der sich nur durch eine kältere Ausstrahlung vom Original unterscheidet. Es fehlt die Herzenswärme. Die interessante Frage ist dabei: Wo ist das Original und was geschieht damit?

Laserblick

Mittels eines forcierten Augenkontakts wird auf hypnotische Art und in komplexer Weise manipuliert. Die Augen als Zugang zur Seele sind dabei bewusst gewählt. Die Manipulationen sind raffiniert: komplexe Räume, verspiegelt, Quelle schwer zu ermitteln, sehr trickreich. Mit den Augen wird angezündet, was brennen soll, und verbrannt, was im Wege ist.

Feldzerfall

Bestehende Felder zerfallen einfach. Damit wird die energetische Grundlage von Realität gelöscht, ausradiert, so als ob sie nie existiert hätte.

Im Mentalen

Großhirn

Durch Implantate, Programmierungen, Drogen, gezielte Blockierungen von Verschaltungen im Großhirn erzeugte Manipulationen.

Kerne, Mittel- und Kleinhirn

Durch Implantate, Programmierungen, Fernsteuerungen, Drogen und elektromagnetische Irritationen erzeugte Manipulationen in den Feinsteuerbereichen des Gehirns.

Hirnstamm

Durch Implantate, Einweihungen, sexuelle Manipulationen erzeugte Manipulationen in den für das Überleben verantwortlichen Hirnbereichen.

Gedankenfeld

Die Idee dahinter ist, dass unsere Gedanken und Erinnerungen nicht in Nervenverschaltungen im Gehirn, sondern in einem uns umgebenden Energiefeld gespeichert werden und dieses Feld zum Beispiel mit Hilfe von Frequenzen manipuliert wird. Experimente mit dem Ziel der Löschung von Gehirninhalten mit Hilfe von Magnetfeldern sind bekannt.
Wirksam sind dort unter anderem folgende Manipulationen:
elektromagnetische Löschungen, Programmierungen, Fernsteuerungen, morphogenetische Felder, Angstfelder.

Gedankeninhalte

Mach den Fernseher an, lies eine Zeitung, gehe in eine Schule, und du weißt, wovon ich rede.

Im Körperlichen

Drogen, Gifte, Züchtigungen, Verletzungen

Im Unbewussten

Traumzeitmanipulation

Tagsüber bist du Herr über deine Sinne, und in der Nacht tauchen Themen und Energien in deinen Träumen auf, zu denen du auch mit bestem Willen keinen Bezug findest, die jedoch dein Verhalten am Tage beeinflussen. Der Film *Inception* (2010) beschreibt deutlich die Manipulation von bewussten Entscheidungen durch das Eindringen in die Traumzeit eines Menschen.

Frequenzbedingte Manipulationen

Ob es nun die unaufgeforderte radionische Fernbesendung, Scientology-Frequenzmuster auf Bioresonanzgeräten, ELF-Wellen-Manipulationen oder andere technische Spielereien sind, ihr Ziel ähnelt dem der Mikrowelle: innerlich umdrehen und gar kochen. Und wie bei der Mikrowelle tötet es das Lebendige in dir.

Trieb- und Sexcodierung

Durch Sexualität und sexuelle Spielarten hervorgerufene Muster. In elf Minuten beschreibt Paulo Coelho die Lustkopplung an den Schmerz bei einer Prostituierten. Das ist ein typisches Beispiel. Aber auch die Fesselspiele gehören dazu, die Peitsche, die Peitschung der Genitalien zur Selbstbestrafung und alles, was es noch so in dem Bereich gibt.
Im Grunde auch alles, was mit Sexualität verbunden wurde und die Willenlosigkeit in Zeiten der Triebe ausnutzt.

Bedürftigkeit, Abhängigkeit, Sucht, Mangel, Angst, Abgespaltenheit

Im Emotionalen

Wut, Zorn, Aggression, Gier, Geiz, Eifersucht, List, Lüge, Opfer, Angst

9. Tester: Dimensionen des Seins nach Burkhard Heim

Dies ist der am schwersten beschreibbare Tester. Die Dimensionen des Seins sind auch die Freiheitsgrade des Seins.
Die von Burkhard Heim beschriebenen zwölf Dimensionen basieren auf komplexen mathematischen Formeln, deren logisches Verständnis sich weitgehend meinem Wissen entzieht. Ich kann jedoch die Dimensionen erfahren, sie als Räume mit ihren unterschiedlichen Qualitäten wahrnehmen. So kann ich mich in den Dimensionen bewegen und sie in geführten Meditationen erfahrbar machen. Ich habe mir erlaubt, aus den Erfahrungen mit Starren der Regulation den Punkt null zu ergänzen: die Starre.

Punkt

Stelle dir vor, du bist in einer Stahlkugel gefangen. Eingegossen in Metall, bewegungsunfähig. All deine Rhythmen sind zum Stillstand gekommen. Deine Fähigkeit zu kommunizieren ist erloschen. Was die Menschen von außen sehen, ist nicht das, was in der Stahlkugel verborgen ist. Du bist in der totalen Starre und hast keine Möglichkeit, dich selbst zu befreien.

Länge

Du bist aus der Stahlkugel befreit und bist ein Punkt in der Ebene. Die einzige Freiheit, die dir gegeben ist, ist die Möglichkeit, dich von dem Punkt, an dem du gerade bist, zu einem anderen Punkt in der Ebene zu bewegen. Du hast keine Freiheit, die Geschwindigkeit der Bewegung zu bestimmen, eine Kurve zu nehmen. Du bist gefangen in der Tinte, die mit Hilfe eines Lineals zu einem Strich wird.

Breite

Die zweite große Befreiung: Du kannst die Linie verlassen und auf dem Blatt Papier die Richtung jederzeit ändern und einen anderen Punkt ansteuern. Du kannst sogar Kurven machen oder Schlangenlinien. Jedoch kannst du das Papier nicht verlassen. Du bist immer noch auf ihm gefangen.
Als Mensch in deinem Auto bist du an die Straßen gebunden, du kannst aber schon einen Parkplatz zum Pinkeln anfahren und musst nicht mehr in die Hosen machen wie bei der Dimension zuvor.

Höhe

Du bekommst Flügel. Dein Auto wird zu einem Flug-Fahr-Mobil. Du kannst die Straßen wählen oder auch fliegen.
Die Zeit verläuft für dich unbeeinflussbar immer noch linear. Was für eine Freiheit: Du kannst dich bereits in drei Dimensionen bewegen.

Zeit T

Zurück in die Zukunft, vorwärts in die Vergangenheit. Zeit wird relativ für dich, denn du kannst dich nun in ihr bewegen. Zeit ist auch nicht länger linear für dich. Sekunden nicht immer gleich lang. Du wirst wie die zerfließende Uhr von Salvador Dalí. Damit geht dir jedoch auch noch mehr Halt verloren. Was ist noch gültig, was noch Gesetz? An welchen Regeln kannst du dich noch festhalten? Wenn jetzt nicht eine innere Struktur und Anbindung an die Quelle dir Halt gibt, kannst du dich verlieren.
Du siehst aber auch, wie Ereignisse über die Zeit miteinander verbunden sind. Das, was heute passiert, muss seine Ursache ja nicht gestern haben, sondern eventuell in der fernen Vergangenheit oder auch in der Zukunft.
Es ist sowieso ein Irrglaube, dass nur die Vergangenheit die Gegenwart beeinflusse, die Zukunft tut es genauso. Die Diskriminierung der Zukunft als nicht Realität erschaffend ist vorbei. Gleiches Recht für alle.

Strukturraum S1

Wo bin ich? Ist die wohl angemessene Frage zur 5. Dimension.
Du kannst hier sein oder auch da. Du kannst in Rom Espresso trinken und gleichzeitig in den Rockies Ski fahren und dich auf Bali der Souvenirverkäufer erwehren, um endlich ruhig in der Sonne zu liegen.
Aber auch die Rockies können auf Bali sein, und Rom kann einen langen Sandstrand direkt am Kolosseum haben, mit bester Aussicht auf die Rückseite des Mondes.
Du bist in der 5. Dimension, und jetzt ist es spätestens an der Zeit, sich von alten Glaubenssätzen zu verabschieden. Natürlich übersteigt es das, was Menschen normalerweise ohne Drogen zugänglich ist. Wenn du erfahren willst, welche Möglichkeiten der Schöpfer hat und wie Er/Sie die Welt sieht, gibt es keine Tabus mehr. Wissenschaft ist doch auch nur der aktuelle Stand des Unwissens.

Strukturraum S2

Wenn Bali, Rom und die Rockies gar nicht an verschiedenen Orten sind, sondern alle am gleichen, an dem Ort, wo alles ist, dann sind mit einem Mal auch alle Menschen, die du nicht leiden kannst, ebenfalls da. Weglaufen und verstecken geht nicht mehr. Alles kann in einem Ort sein, muss aber nicht. Du läufst um eine Hausecke, und plötzlich stehen sieben Generationen deiner Ahnen vor dir. Oder ist es dir lieber, es wären all die zukünftigen Menschen da, mit denen du eine Affäre haben könntest? Nun kannst du mit einer Hand, mit einer schwungvollen Bewegung, sagen: »Was ist schon Zeit?!«, und mit der anderen Hand: »Was ist schon Raum?!« Spätestens jetzt hast du deine Gesellschaftsfähigkeit völlig eingebüßt.

Informationsraum I1

Vorwärts ins Unbekannte, denn verlieren kannst du nichts mehr. Wenn du hier angelangt bist, ohne in der Psychiatrie gelandet zu sein, bleibt nur noch der Nobelpreis für dich. Aber den hat noch nicht einmal Burkhard Heim erhalten, obwohl er ihn längst verdient hätte.

In dieser Dimension beginnst du zu ahnen, wie *innerwise* funktioniert. Du bekommst ein Gefühl für virtuelle Informationsräume im Feld, für globale Informationsnetze ohne jegliche Technik, für freies Komponieren von energetischen Blumensträußen.

Informationsraum I2

Information bekommt Intelligenz. Du kannst Gott schon fast riechen, so nah bist du Ihm gekommen. Der Raum fängt an zu leben, Materie besteht aus Klängen, die Demut vor der Schöpfung erfasst dich völlig.

Überraum G1–G4

Burkhard Heim hat sie nicht beschreiben können, oder wollte nicht, ich will es auch nicht. Nur so viel: In ihnen löst sich das Duale im Nondualen auf. Du darfst als duales Wesen deinen Kopf durch die Himmelspforte stecken und dir das Paradies anschauen, ehe du gestorben bist. Jeder, der Zugang zu diesen Ebenen gefunden hat, weiß, dass nur Menschen, die den Zugang auch finden, sie überhaupt verstehen können, und dann sind Worte überflüssig.

10. Tester: Prozesse

Imago

Das Jetzt

Beschreibe deine aktuelle Situation als Bild oder male sie intuitiv auf.

Ein bestimmtes Alter

Nehmen wir mal an, du bist 40 Jahre alt und testest heraus, dass die Imago im Alter von fünf Jahren stattfinden soll.

 Stell dir vor, du bist wieder fünf, schließe die Augen und beschreibe den Raum deiner Familie in diesem Zeitraum.

Es könnte aber auch sein, dass du ein drei Monate alter Fötus im Bauch deiner Mutter bist oder ein Teenie mit Pickeln. Das Schöne ist, es entstehen immer innere Bilder dazu, egal, um welches Alter es sich handelt.

Eine Situation

Deine Arbeitssituation, eine Entscheidung, ein Projekt, eine Ex-Beziehung, die Entscheidung über einen Umzug, eine Scheidung … es gibt dabei keine Grenzen.
Bei Situationen würde ich die Technik der intuitiven Zeichnung dem reinen virtuellen Bild vorziehen, da sie oft sehr komplex sind.

Die Rhythmen

Dein Körper ist wie ein Orchester. Alle Teile spielen unterschiedliche Instrumente, und nur wenn sie miteinander harmonieren, muss man sich am Ende nicht die Ohren zuhalten. Schaue dir das Orchester an und lausche der Musik, ob sie dir gefällt. Wenn nicht, stimme die Instrumente neu und stimme das ganze Orchester aufeinander ein.

Ein Organ

Schließe deine Augen und beschreibe deine Gebärmutter als Raum. Licht, Farben, Wände, Inhalt …
Oder das Herz, Gehirn, die Prostata oder was sonst noch beim Testen herausgefunden wird, um in einer Imago betrachtet und geklärt zu werden.

Eine Ahnenreihe

 Nimm die letzten sieben Generationen der Frauen, bitte sie in einen Raum und beschreibe, was du siehst.

Oder die Männer, oder zwei oder zwölf Generationen. Alles ist möglich. Wenn die Imago erfolgreich verläuft, wird es am Ende eine Familienfeier.

Aus diesem Leben

Reisen in dieses Leben

Das ist wie Fahrstuhlfahren durch dein Leben. Immer, wenn noch etwas zu klären ist, noch eine Ladung besteht, ruckelt der Fahrstuhl bei einem bestimmten Alter. Der Armlängentest zeigt dann Stress an. Dann mache die Tür auf und schaue es dir an. Nun kannst du gezielt dort behandeln.

Eigene Zeugung, Schwangerschaft, Geburt

Hier fährt der Fahrstuhl etwas weiter nach unten. In diesen neun Monaten wird mehr für das Leben festgelegt, als uns lieb sein kann.

Wenn bei der Zeugung Stress entsteht, haben vermutlich nicht beide Eltern in dem Moment ein Kind zeugen wollen. Denkt man an jeden Elternteil allein, lässt sich schnell herausfinden, wie sich jeder der beiden bei der Zeugung fühlte. Bei Stress in der Schwangerschaft können es Beziehungsstress, Angst, eine medizinische Maßnahme, ein Unfall oder noch vieles anderes sein, das immer noch eine Ladung hat.

Ich habe bei meinen sieben Kindern nur zwei Geburten erlebt, in denen nicht anschließend die Kinder mit *innerwise* behandelt werden mussten. Ich glaube, damit liege ich im Durchschnitt.

Die Zukunft

Warum nicht auch mal dorthin reisen und nachschauen, ob sich Ladungen aufbauen und damit eine Wegänderung jetzt dringend angebracht wäre.

Homo-integer-Meditation

Der Homo integer als Heilfeld steht in der großen Form ab 1×1 Meter Größe zur Verfügung und als kleine Version als Flowmaker-Scheibe. Auf jeden Fall braucht man, wenn dieser Testpunkt sich zeigt, Unterstützung von dieser Energiequelle.

Das ist oft der Fall, wenn Themen schwer zu lösen sind und die Leichtigkeit und Schönheit der Behandlung verlorengeht. Homo integer unterlegen, sein Energiefeld aufbauen lassen, schon löst sich etwas und die Behandlung macht wieder Spaß.

HEILATEM: Die Seele heilen

Es gibt zwei Arten, die durch Traumen abgespaltenen Seelenanteile wieder zurückzuholen: Wir folgen ihnen durch die Fluchttunnel und können sie so wiederfinden. Oder wir suchen den ganzen Raum nach ihnen ab, aber versuche doch einmal, einen Teddybären im Weltall wiederzufinden.

1. Atemzug

Einatmung: Atme aus der göttlichen Quelle reine Energie ein.
Ausatmung: Fülle mit der Ausatmung alle Fluchttunnel der abgespaltenen Seelenanteile bis zu ihrem Ende mit dieser Energie – diesem Licht.

2. Atemzug

Einatmung: Atme aus den Fluchttunneln die Energie und damit alle abgespaltenen Seelenanteile ein.
Ausatmung: Atme all die wiedergefundenen Seelenanteile in die Quelle aus.

3. Atemzug

Einatmung: Atme aus der Quelle die geheilten Seelenanteile ein.
Ausatmung: Integriere alle Seelennteile mit der Ausatmung wieder in dein Leben.

Wiederhole den Heilatem so oft, bis die Seele wieder komplett ist, die Fluchttunnel leer und verschwunden sind.

HEILATEM: Risse im Seelenraum heilen

Die Risse sind Öffnungen zu anderen Realitäten, sie sind wie Tore, durch die Energien eindringen können und Anteile und Energien von uns verlorengehen können. Es sind Stellen, an denen das eigene Energiefeld nicht stabil ist.

1. Atemzug

Einatmung: Atme aus der Quelle reine Energie ein.
Ausatmung: Atme sie über dein Herzchakra in den gesamten Raum und alle Dimensionen aus.

Wiederhole dies so lange, bis der gesamte Raum mit Energie erfüllt ist und du in dir Licht und Freude durch die Verbindung mit allem empfindest.

2. Atemzug

Einatmung: Atme alle verlorengegangenen Seelenanteile aus dem unendlichen Raum zurück zu deinem Seelenraum.
Ausatmung: Atme die Seelenanteile in die Quelle aus.

3. Atemzug

Einatmung: Atme die geheilten Seelenanteile aus der Quelle ein.
Ausatmung: Integriere sie mit der Ausatmung wieder in dein Sein.

4. Atemzug

Einatmung: Atme alle Negativität und Manipulation ein, die sich hinter dem Riss verbergen.
Ausatmung: Atme alles in die Quelle aus.

5. Atemzug

Einatmung: Atme aus der Quelle reine Energie ein.
Ausatmung: Verschließe mit der Energie den Riss im Seelenraum.

Wiederhole die Atmung so lange, bis der Riss vollständig verschwunden ist.

HEILATEM: Liebesfeld heilen

Die Liebe zum Partner oder auch zu unseren Kindern ist nicht immer gleich stark und rein.
Manchmal wird unser Vertrauen in den Partner erschüttert, das Liebesfeld schwach oder vergiftet.
Dieses Liebesfeld ist das Feld, der Raum, der den Jetztraum zweier Menschen umgibt.

Stelle dir deinen Liebespartner vor und konzentriere dich auf das euch umgebende und bedürftige Liebesfeld.

1. Atemzug

Einatmung: Atme dieses Liebesfeld ein.
Ausatmung: Atme es vollständig in die Quelle aus.

2. Atemzug

Einatmung: Atme aus der Quelle ein neues, reines Liebesfeld ein.
Ausatmung: Erfülle den Raum um und zwischen euch mit dem Liebesfeld.

Führe die Übung so lange aus, bis die Kraft der vollkommenen Liebe euch wieder erfüllt.

Besser und wirksamer ist der Heilatem für die Liebe, wenn beide Partner ihn gemeinsam durchführen.

HEILATEM: Partner loslassen in Trennungssituationen

Nicht immer lässt sich die Liebe wiederbeleben. Manchmal ist das, was zwei Seelen zusammen erleben wollten, getan, und sie können einander in Dankbarkeit loslassen.
Optimalerweise wenden die Partner dazu gemeinsam den Heilatem an. Er ist ein Ritual, mit dem etwas Großes würdevoll beendet werden kann, und gibt beiden die Freiheit zurück.
Wenn die gemeinsame Ausführung des Heilatems nicht möglich ist, kann ihn ein Partner auch allein machen.

Stelle dir deinen ehemaligen Partner vor und konzentriere dich auf das euch noch verbindende Liebesfeld.

1. Atemzug

Einatmung: Atme euer altes Liebesfeld vollständig ein.
Ausatmung: Atme es vollständig in die Quelle aus.

2. Atemzug

Einatmung: Atme aus der Quelle nur noch deine Energie ein.
Ausatmung: Fülle mit der Ausatmung nur noch deinen Seelenraum damit.

Wende den Heilatem so lange an, bis du den ehemaligen Partner nicht mehr vor deinem inneren Auge sehen kannst und das euch umgebende Feld aufgelöst ist. So lange, bis ihr beide frei seid. So kann aus einer Liebe auch Freundschaft werden.

HEILATEM: Alte Beziehungen loslassen

Stelle dir einen Expartner aus deinem Leben vor. Konzentriere dich auf das euch immer noch verbindende Feld.

1. Atemzug

Einatmung: Atme dieses alte Feld vollständig ein.
Ausatmung: Atme es in die Quelle aus.

2. Atemzug

Einatmung: Atme aus der Quelle nur noch deine Energie ein.
Ausatmung: Fülle mit der Ausatmung nur noch deinen Seelenraum damit.

Mache den Heilatem so lange, bis du den ehemaligen Partner nicht mehr vor dir in einem verbindenden Feld visualisieren kannst. Bedanke dich für alle gemeinsamen Erfahrungen und verabschiede dich.

HEILATEM: Familienfelder klären

Freunde sucht man sich aus, eine Familie hat man und damit auch die gemeinsam getragene Last der Vergangenheit … oder auch nicht. Das Heilatmen kann helfen, den eigenen heiligen Familienraum so zu schützen, dass von außen niemand zerstörerisch einwirken kann.

1. Atemzug

Einatmung: Atme das Kernfamilienfeld – so, wie es ist – ein.
Ausatmung: Atme es in die Quelle aus.

2. Atemzug

Einatmung: Atme aus der Quelle ein neues, schönes Feld für die Familie ein.
Ausatmung: Fülle mit der Ausatmung euren Familienraum damit.

Wiederhole dieses Heilatmen so oft, bis ihr ein stabiles, starkes Familienfeld habt.

HEILATEM: Kinder dürfen endlich Kinder werden

Kinder werden oft als Ersatz für die ehemalige große Liebe zwischen den Eltern geliebt.
Wer möchte schon als Ersatz für einen anderen Menschen geliebt werden: mit dem Gefühl, dass die Liebe gar nicht dir selbst gilt, sondern einem Menschen oder einer Zeit, die gar nicht mehr existiert. Stelle dir dein Kind vor und nimm das euch verbindende Feld wahr.

1. Atemzug

Einatmung: Atme das bisher euch verbindende Feld vollständig ein.
Ausatmung: Atme es in die Quelle aus.

2. Atemzug

Einatmung: Atme aus der Quelle die reine Energie und Liebe ein, um dein Kind geschützt ins Erwachsenwerden zu begleiten.
Ausatmung: Erfülle den Liebesraum von dir und deinem Kind damit.

Führe den Atem so lange fort, bis dein Kind dich vor deinem inneren Auge anlacht.

Optimalerweise machst du diesen Heilatem zusammen mit deinem Kind und das so lange, bis ihr euch beide anlacht.

HEILATEM: Eltern werden Freunde, Kinder erwachsen

Wenn wir erwachsen sind, haben wir bei Eltern wie auch bei jedem anderen Menschen die Wahl, welche Art von Verbindung wir miteinander leben wollen: weiterhin die Eltern-Kind-Verbindung, dann werden wir jedoch nicht wirklich erwachsen, oder eine Verbindung auf Augenhöhe.
Dann können Eltern wirklich Freunde werden, und eine gegenseitige Achtung und Anerkennung wird möglich.

Bei diesem Heilatem atmest du das bisherige Eltern-Kind-Feld, das ja auch nur ein Spiegel des ursprünglichen Elternliebesfeldes ist, in die Quelle. Dann atmest du ein Liebesfeld auf Augenhöhe wieder in den Raum um dich und deine Eltern oder auch nur um dich und um einen Elternteil – je nachdem, was du möchtest.

Stelle dir einen Elternteil vor dir vor und nimm das euch verbindende Feld wahr.

1. Atemzug

Einatmung: Atme das bisher euch verbindende Feld vollständig ein.
Ausatmung: Atme es in die Quelle aus.

2. Atemzug

Einatmung: Atme aus der Quelle die reine Energie eines Feldes ein, das Menschen auf Augenhöhe miteinander verbindet.
Ausatmung: Erfülle den Liebesraum von dir und deinem Elternteil damit.

Führe den Atem so lange aus, bis du dich auf Augenhöhe mit dem Elternteil siehst und ihr euch in gegenseitiger Achtung und mit Freude anschaut.

HEILATEM: Eltern loslassen, erwachsen werden

Es kann auch sein, dass es Zeit ist, die Verbindung zu den Eltern oder einem Elternteil zu beenden. Lieber ein klares Ende als ein Leiden ohne Ende, speziell, wenn Ehrlichkeit nicht gelebt wird, energetisch aneinander gesaugt und gezogen wird, Macht- und Erpressungsspiele ablaufen und sich keine Lösungen dafür ergeben.

Stelle dir einen Elternteil vor dir vor und nimm das euch verbindende Feld wahr.

1. Atemzug

Einatmung: Atme dieses Feld komplett ein.
Ausatmung: Atme es in die Quelle aus.

2. Atemzug

Einatmung: Atme aus der Quelle reine Energie nur noch in deinen Seelenraum ein.
Ausatmung: Erfülle dich damit, diese Energie ist nur für dich da.

Führe den Atem so lange aus, bis du dein Elternteil nicht mehr vor dir in einem verbindenden Feld visualisieren kannst. Dann bedanke dich für alle gemeinsamen Erfahrungen und verabschiede dich.

HEILATEM: Kreatives Feuer entfachen

Kreativität kommt zu uns, wenn wir in der Lage sind, uns als Instrument zu verstehen. Wenn ich schreibe, schreibt durch mich die Quelle selbst. Ein guter Musiker beherrscht sein Handwerk, und dann kann sie durch ihn spielen. Man kann sie auch Inspiration nennen.

1. Atemzug

Einatmung: Atme alle Angst vollständig ein.
Ausatmung: Atme sie in die Quelle aus.

Wiederhole diesen Atemschritt so oft, bis die Ängste verschwunden sind.

2. Atemzug

Einatmung: Atme aus der Quelle kreative Energie durch deinen Zentralkanal ein.
Ausatmung: Erfülle dich vollständig mit diesem kreativen Feuer.

Wiederhole den Heilatem, bis die Kreativität aus dir heraussprüht.

Mutter-Erde-Mediation

Voran stehen die Worte: Mutter Erde, als Teil von dir bist du ganz in mir und lebst durch mich. Du tauchst ganz in die Worte und so in Mutter Erde ein: Wenn du eins mit der großen Mutter geworden bist, wirst du zu einem Teil von ihr, etwa zu einem Wasserfall, einem Adler oder einem Baum. Dann beginnst du seine Kraft in dir zu fühlen und dich zu heilen.

Nachdem du dich mit Mutter Erde verbunden hast, kannst du das auch mit den anderen kosmischen Kräften und ihren Geschenken tun:
Vater Sonne, als Teil von dir bist du ganz in mir und lebst durch mich …
Himmel, als Teil von dir bist du ganz in mir und lebst durch mich …
Gott, als Teil von Dir bist Du ganz in mir und lebst durch mich …

inneryoga

Du verwandelst dich in deiner Vorstellung zu Teilen der Natur, etwa zu einem Tier, einem Adler. Du fühlst ihn in dir, fühlst seine und deine Flügel, fühlst, wie der Wind deine Federn hebt. Und du atmest wie ein Adler. Dein Körper wird von selbst beginnen, sich wie ein Adler zu bewegen. Deine Flügel werden sich öffnen. Jeder Adler ist einzigartig, jede Haltung, die du einnimmst, jede Bewegung ist richtig. Alles in der Natur ist in Bewegung, nichts ist statisch, fest eingeübte Positionen sind nicht mehr notwendig.

Der Fluss des Lebens

Begib dich an einen ruhigen Ort und finde Frieden in dir. Setze oder lege dich bequem hin. Schließe deine Augen und atme tief ein und aus. Stelle dir vor deinem inneren Auge die Farbe Blau vor. Sieh, wie dieses Blau sich zu bewegen beginnt, sich zu Wellen formt, zu Wasser wird und als Fluss dahinfließt. Schau in das Wasser und erkenne dein Spiegelbild darin. Du siehst ein Boot im Fluss. Es ist dein Boot. Du bist in deinem Boot und mitten auf diesem Fluss. Schau dich um: Das Ufer, die Wiesen und Bäume und beobachte den Fluss und sieh die Blätter, wie sie auf dem Wasser treiben. Nun nimm wahr, in welche Richtung dein Boot fährt. Fährst du zur Quelle oder zur Mündung? Wenn du zur Mündung fährst, denke darüber nach, warum gerade in diese Richtung, und denke an Zeiten in deinem Leben, als du dich zur Quelle bewegt hast. Wenn du zur Quelle fährst, denke darüber nach, warum in diese Richtung. Nimm wahr, wie sehr du mit den Rudern gegen die Strömung ankämpfen musst, um deinem Ziel näher zu kommen. Sieh dich um und nimm alle die anderen Boote wahr, die in die andere Richtung fahren. Hast du dich nicht schon immer gefragt, warum gerade dein Leben aus so viel Kampf und Einsamkeit besteht? Jetzt hast du die Möglichkeit, vertrauen zu lernen. Ändere die Richtung, lasse dich treiben – sei im Fluss. Nimm ihn wahr. Dann komme wieder zu dir zurück und schaue dich in deinem Boot um. Wen hast du mit dabei in deinem Boot. Wenn jemand da ist, mögen es ein Tier, dein Partner, Freunde oder deine Kinder sein, dann schaue ihm oder ihnen in die Augen und stelle die Fragen: »Warum bist du in meinem Boot?« … »Warum sitzt du nicht in deinem eigenen Boot?« … »Wer hat dich eingeladen?« … »Brauche ich dich in meinem Boot?«
Achte darauf, wo du im deinem Boot sitzt – vorn oder hinten? Sitzt du am Steuer, oder hast du es jemandem überlassen, dein Boot zu steuern? Stelle dir vor, wie es sich anfühlt, wieder allein im Boot zu sein, es allein zu steuern. Dir allein im Boot zu genügen.
Es ist Zeit, dass die anderen Personen oder Tiere dein Boot verlassen und in ihr eigenes steigen, das neben deinem schwimmt. Stelle dir vor, wie sie das Boot verlassen. Wenn sie etwas zurückhält, stelle dir eine Farbe vor, die sie einhüllt wie ein wärmender Mantel und ihnen ermöglicht zu gehen. Nun bist du wieder allein im Boot. Wer auch immer in deinem Herzen ist, fährt in einem eigenen Boot

neben dir her. Da gibt es Stellen im Fluss, wo sich eure Boote etwas voneinander entfernen, und Stellen, an denen ihr wieder enger zusammenkommt. Es gibt keine Anker oder Halteseile zwischen euch. Du vertraust, dass es richtig ist, so wie es gerade ist. Du siehst im Fluss all die anderen Boote, und du siehst, wie sich zwei Boote, die eng nebeneinanderher fahren, trennen und jedes der Boote an einer Flussgabelung seinen eigenen Weg nimmt. Da ist ein tiefes Gefühl der Freude in dir. Menschen haben einen Teil ihres Weges zusammen verbracht. Sie haben sich gelehrt, was sie vereinbart hatten, sich zu lehren, bevor sie in ihre Boote stiegen. Nun trennen sie sich und geben sich wieder frei, damit jeder von ihnen weiterwachsen und noch andere Aufgaben erfüllen kann. Plötzlich hörst du es. Da ist dieses Rauschen, irgendwo vor dir. Es wird immer lauter, immer stärker. Auf einmal erkennst du, was es ist: ein Wasserfall. Und du befindest dich schon direkt vor ihm. Du blickst dich um, es gibt keine Möglichkeit, an ihm vorbeizukommen, und du treibst immer näher auf ihn zu.

Fühlst du Angst? Wenn ja, überlege, welcher Stern oder Planet kommt dir jetzt in den Sinn? Bitte ihn, dir Kraft zu geben und Mut und Vertrauen, um in den Wasserfall hineinfahren zu können. Zähle langsam bis drei. Eins, zwei, drei, und auf einmal fühlst du, wie dein Boot beginnt zu fliegen.

Und dann landet es sanft hinter dem Wasserfall im tiefen, ruhigen Becken. Du bist erstaunt, dass deine Angst gar nicht nötig war, und dir fallen Situationen aus deinem Leben ein, in denen die Angst stärker war als dein Mut und dir schöne Erfahrungen genommen hat. Nun weißt du, dass du mit Hilfe der Sterne und Planeten jeden Wasserfall überwinden kannst. Der Fluss wird ganz ruhig und die Dämmerung kommt. Du hörst den Klang des lieblichen Gesangs der Vögel. Kerzen schwimmen auf dem Wasser in einer Bucht, und du fühlst auf einmal ein tiefes Verlangen nach Nähe, Umarmung und Vereinigung mit einem anderen Menschen.

Wenn dich jetzt etwas zurückhält, es zuzulassen, stelle dir einen Kristall vor – seine Farbe und seine Form. Verbinde dich mit diesem Kristall, werde eins mit ihm und spüre den tiefen Frieden in ihm. Und nun nimm das Verlangen nach Verschmelzung mit einem anderen Menschen in dir wahr. Eure Boote sind zu einem verschmolzen, und auch ihr beginnt, miteinander zu verschmelzen. Mit den Blicken, in den Berührungen, im Kuss. Ihr taucht tief ineinander ein und spürt, wie ihr zu einem gemeinsamen Atem werdet. Ihr spürt, wie eine wunderschöne Energie in euch aufsteigt, wie euer Atem immer intensiver wird und wie ihr ganz erfüllt werdet von dieser unendlichen Glücklichkeit und Vollkommenheit. Zeit- und raumlos.

Es dämmert bereits. Langsam ist für euch beide die Zeit gekommen, euch und eure Boote wieder zu trennen und alleine weiterzufahren. Betrachte also wieder dein eigenes Boot, es verwandelt sich in ein Kajak. Und du erkennst im Dämmerlicht ein Schild am Flussufer: »Achtung Wildwasser! Nur einzeln zu befahren.« Ehe du dir über die neue Situation im Klaren bist, zieht die Strömung dein Boot mit sich in unruhiges Wasser. Es schäumt, wirft sich über Steine und du gerätst in wilde Strudel. Du hältst dich gut, meisterst die Herausforderungen. Doch mit einem Mal bringt dich eine Strömungswelle aus dem Gleichgewicht und bringt dich zum Kentern. Und nun hängst du in deinem Kajak mit dem Kopf nach unten im Wasser. Es hat dich erwischt. Du hältst die Luft an, fühlst das kalte Wasser an dir vorbeiströmen. Du spürst, wie die Luft knapper wird. Vielleicht reicht sie noch für dreißig Sekunden. Du musst eine Entscheidung treffen. Du kannst das Kajak verlassen oder versuchen, eine Drehung zur Seite zu machen und wieder nach oben zu rollen. Eine Stimme in dir sagt: »Versuche es, du schaffst es, drehe dich!« Du versuchst es einmal, doch es gelingt nicht. Die Zeit wird immer knapper. Leben oder sterben, du hast immer noch die Wahl: das Kajak verlassen oder alle Kraft zusammennehmen und es noch einmal versuchen. Du versuchst es ein letztes Mal mit aller Kraft. Und du schaffst es. Du bist wieder oben. Du spürst die frische Luft, wie sie dich erfüllt. Du lebst. Dann treibst du weiter. Es ist Nacht geworden. Der Fluss wird ruhiger, und in ihm spiegelt sich das helle Mondlicht. Auf einmal siehst du eine Wand vor dir. Alles Wasser schießt durch ein Loch in dieser Wand. Was ist dahinter? Ein Abgrund? Das Ende? Das Paradies? Du weißt es nicht und kannst es auch nicht herausfinden. Es sein denn, du vertraust und fließt mit dem Wasser durch das Loch. Natürlich könntest du ans Ufer fahren. Du könntest dort warten, jeden Tag auf das Loch starren und zusehen, wie andere mit ihrem Boot hindurchfahren. Aber so würdest du Jahre deines Lebens vergeuden – aus Angst. Hast du das nicht schon oft genug gemacht? Und am Ende war es wie beim Wasserfall ganz einfach. Dieses Mal vertraust du und fährst hindurch. Und gelangst …

… auf einen wunderschönen, blauen, ruhigen See. Die Sonne scheint. Du drehst dich mit dem Kajak um und schaust auf die Wand, durch die du auf den See gekommen bist. Doch da ist kein Loch mehr, an seiner Stelle ist ein Fenster und über dem Fenster steht geschrieben »Fenster der Dankbarkeit«. Aus deiner Vergangenheit kannst du nur das sehen, für das du Dankbarkeit empfindest. Du bist immer noch vor diesem Fenster und schaust hindurch. Was siehst du? Und was siehst du nicht? Es ist nicht einfach, danke zu sagen für Verletzungen, Schmerzen, Angst, Einsamkeit, Verluste.
Plötzlich hörst du eine klare Stimme, die dir sagt: »Es ist einfach, denn du hast dein Leben so geplant, mit all den Erfahrungen. Und diese Erfahrungen haben dich reich gemacht. Sie haben dich zu dem gemacht, was du nun bist: wunder-

bar, liebenswert und ein Stück weiser.« Denke an dein ganzes Leben und fühle Dankbarkeit, dass du das alles erfahren durftest. Du weißt nicht, wie viel Zeit du vor diesem Fenster verbracht hast, es scheint eine Ewigkeit zu sein und war doch so kurz. Du hast es geschafft. Dein Herz fühlt sich ganz leicht an, eine Kraft, die du schon für immer verloren geglaubt hattest, erfüllt dich. Du hattest dich so lange als Opfer gesehen und damit die Kraft in dir unterdrückt. Jetzt bist du kein Opfer mehr. Und dann treibt dich eine sanfte Strömung im See langsam immer weiter weg vom Fenster. Du wendest und schaust nach vorne, kannst aber nicht weit sehen, denn vor dir taucht auf einmal Nebel auf, so dicht, dass du nicht mal erahnen kannst, was dich als Nächstes erwartet. Nun hast du dich so oft schon auf das Unbekannte eingelassen, dass du diesmal eine freudige Erwartung in dir spürst, ein Kribbeln – wie damals als Kind vor Weihnachten. Welche Geschenke warten nun auf dich?
Du tauchst in den Nebel ein, gleitest dahin, und plötzlich erkennst du einen Strudel vor dir. Du hast keine Wahl, der ganze See wird da hineingezogen. Ein Loch, schwarz, unendlich tief und still. Du fasst den Entschluss, stehst auf und springst rein, ins Nichts … Es ist das Größte, was du jemals in deinem Leben erfahren hast. Du bist alles und nichts, Mensch und Gott. Du fliegst, wie in deinen Träumen. Du bist verbunden mit allem, grenzenlos. Du erfährst eine tiefe Transformation. Du wirst erleuchtet und bist wieder an der Quelle des Flusses.

Es ist der Fluss der Liebe, und dein Boot des Lebens steht für eine neue Reise bereit. Jetzt ruhst du dich erst einmal aus und denkst über deine vollbrachte Flussreise nach. Dir fällt ein, wie du immer gegen die Strömung zur Quelle wolltest, du erinnerst dich an alle deine Schweißperlen und musst über dich lachen. Du siehst all die Boote wieder, in denen die Ex-Partner, Partner und Kinder saßen. Da war ein Boot, in dem der Partner mit Ketten gefesselt war, damit er nicht aussteigt. Du kannst nun herzhaft über deine Angst am Wasserfall lachen. Du spürst immer noch den gemeinsamen Atem der Liebe in dir. Wie glücklich macht es doch die Menschen, einen Körper zu haben, um das erfahren zu können.
Du erinnerst dich an den Wasserfall und das Wildwasser, an das Loch in der Wand, an den wunderschönen See, der sich im Nebel verloren hat, und diesen fantastischen Strudel, in den du springen konntest. All das ist in deiner Seele. All das war richtig gut. Irgendwann, wenn du dich ausgiebig erholt hast, beschließt du, die nächste Flussfahrt gut zu planen, Freunde zu finden, die mitmachen. Und irgendwann wirst du wieder ein Boot besteigen.

Jetzt wach auf und genieße dieses Leben. Denn irgendwann wirst du die Quelle erreichen, und bis dahin solltest du viel Spaß gehabt haben.

11. Tester: Umwelt

Privates Umfeld

Je nachdem, wie viele Kompromisse man lebt, wird das private Umfeld zum Armageddon oder ist eine Oase des Friedens.
Kein Mensch kann ernsthaft behaupten, Opfer seiner Umwelt zu sein.
Wir alle haben uns die Umwelt selbst ausgesucht und erschaffen.
Das Haus oder die Wohnung, in der wir leben, der Ort, das Land, die Freunde, die Partner, auch die Kinder sind geprägt worden.
Jeder Mensch hat die Möglichkeit, immer alles zu ändern, wenn er es möchte. Es ist ein Leichtes, eine Wand in der Farbe, die einem wirklich gefällt, neu zu streichen, den gehassten Job aufzugeben, in ein anderes Land zu gehen, endlich ehrlich miteinander zu reden …
Den meisten Menschen fehlt die Energie dazu, der Druck ist nicht hoch genug, oder der Mut fehlt.
Das Ziel von *innerwise* ist nicht, Menschen zu adoptieren oder ihnen zu sagen, was sie zu tun oder zu lassen haben. Wir können ihnen aber aufzeigen, wo Probleme, Kompromisse und Lügen sind, und sie dann in die Eigenverantwortung entlassen. Wer weiterhin mit der Partnerin im Hause der Schwiegereltern leben möchte, nur um Mietkosten zu sparen, kann das tun, nur braucht er dann nicht darauf hoffen, dass der Therapeut die Kopfschmerzen wegmachen kann. Und es bleiben ja immer noch die Schmerzpillen, die die Symptome betäuben und dafür das Leben verkürzen.
Man zahlt für jeden Kompromiss, die Frage ist nur, wann.

Berufliches Umfeld

Laut Statistiken haben in Deutschland über 70 Prozent der arbeitenden Menschen innerlich ihre Arbeit gekündigt.
Ich liebe meine Arbeit, und sie gibt mir Energie. Es ist eine Freude für mich, dieses Buch zu schreiben. Es geht mir gut, wenn ich Menschen behandelt habe. Und ich erwarte von jedem anderen Menschen, mit dem ich zusammenarbeite, ebenso, dass er seine Arbeit liebt. Ich gehe nur in Restaurants, kaufe dort ein, wo ich mich wohl fühle und die Menschen mit ihrem Herzen bei der Arbeit sind.
Es heißt, nur 30 Prozent aller Menschen machen ihre Arbeit mit Liebe, erfüllen ihre Tätigkeit mit ihrer Präsenz.
Ein Bekannter leitet ein Forschungsunternehmen, und auch dort haben 60 Prozent der Mitarbeiter innerlich gekündigt. Das bedeutet: Der kreative Output des Unternehmens liegt bei nur einem Drittel des Möglichen, und 60 Prozent der Mitarbeiter könnten kündigen, ohne dass sich wesentlich etwas ändern würde.
Produktivität und Kreativität sind nicht eine Frage der verwendeten Zeit, sondern der Präsenz, Liebe und Energie, die man einbringt.

Die wesentlichste Frage ist, ob die Tätigkeit der eigenen Sinnlebung dient. Lebe ich meinen Weg und werde dann maximal vom Schicksal darin unterstützt mit sogenannten Fügungen, oder lebe ich gegen mich.
Zum Arbeitsumfeld gehört auch alles, was dieses ausmacht: der störende Kopierer im Büro, Lichtverhältnisse, Kollegen, Arbeitsklima, Betriebswerte, Zeitdruck, Kommunikation untereinander …
Auch dieser Testpunkt erfordert detektivische Fähigkeiten, um die Kernprobleme zu finden. Und erst, wenn diese identifiziert und Lösungen erarbeitet sind, bereitet dieser Testpunkt beim Armlängentest keinen Stress mehr.

Menschen deines Lebens

Verbindungen klären, Verträge verstehen und Leidenssysteme beenden.
Lösen Menschen unseres Lebens noch unbewusste Muster in uns aus? Dazu zählen auch die Eltern, Geschwister, Ex-Partner, eigene Kinder, Freunde, Bekannte …
Gibt es noch Muster, die aus Erfahrungen aller Leben mit den Seelen dieser Menschen kommen?
Austesten, zu wie vielen Menschen noch derartige Muster bestehen, und dann alle klären.
Denke an alle Erfahrungen, die du mit diesem Menschen in diesem Leben gemacht hast. Das löst oft Panikreaktionen aus, die im Armlängentest sichtbar sind. Kläre dann den Stress mit den Heilkarten.

Unehrlichkeit zueinander

Wovor hast du Angst? Warum nicht alles so sagen, wie du es denkst?
Was soll schon passieren? Es kann sein, dass dein Gegenüber damit nicht umgehen kann, aber das ist nicht dein Thema, oder willst du weiter lügen, um jemanden zu schützen.
Sage deine Wahrheit und sage sie als Ich-Botschaft. »Für mich … ich nehme wahr … mir tut es nicht gut …«
Wenn du jemandem ins Gesicht schlägst mit: »Wegen dir … du bist schuld …«, bekommst du eine Faust zurück.
Bleibst du bei Ich-Botschaften, wird dies nicht geschehen.
Es ist nicht deine Aufgabe, andere Menschen vor der Wahrheit zu schützen und die Ladung der Lüge hinunterzuschlucken und dich dann schlechter zu fühlen. Traue deinen Mitmenschen zu, dass sie sich wie Erwachsene benehmen.

Testfragen
- Ich lüge am Tage normalerweise … Mal
- Ich bin zu … Menschen immer absolut ehrlich.
- Durch meine Unwahrheiten habe ich … Prozent meiner Lebensenergie eingebüßt.

»Liebling, etwas, was ich dir schon immer sagen wollte, ist …«

Lärm

Die Fähigkeit unserer Sinne und des Nervensystems, Informationen zu filtern, wird uns erst bewusst, wenn sie ausfallen.
Jeder Mensch, der ein Hörgerät tragen muss, kennt das Problem. Alle Geräusche kommen gleichwertig im Gehirn an. Damit ist die Konzentration auf das Wesentliche extrem erschwert. Aber auch in Phasen der Erschöpfung lassen die Filter in ihrer Wirkung nach und Lärm und Geräusche fangen an, im Körper als Schmerz empfunden zu werden.
Doch ist Lärm noch mehr als das, was wir hören können. Wenn mit Detektoren für Hochfrequenzen der normale, uns ständig durchdringende Frequenzsalat hörbar gemacht wird, hält sich jeder Mensch die Ohren zu.
Nur können sich unsere Zellen nicht die Ohren zuhalten. Sie sind den Belastungen ständig bis zur Erschöpfung ausgesetzt.
Irgendwann ist ihre Kompensationsfähigkeit erschöpft, und dann brennen die Sicherungen durch.
Darwin hatte wohl doch recht – es gibt eine Evolution, denn die Fähigkeit, mit dem Lärm der hörbaren und nicht hörbaren Frequenzen klarzukommen, scheint anzusteigen. Wenn das nicht so wäre, hätten die meisten Männer schon Hodenkrebs oder alle Menschen Gehirntumoren durch die Handybenutzung.
Noch vor fünf Jahren erzeugte beim Armlängentest ein sendendes Handy eine Stress- oder Panikreaktion bei fast allen Menschen. Das ist heute nicht mehr so. Viele Menschen reagieren darauf nicht mehr mit Stress. Adaptieren wir uns?
Lärm ist auch eine Frage des Geschmacks. Wenn wir heute in ein Konzert gingen, in dem die Instrumente wie vor 500 Jahren gestimmt wären und der Chor die Töne wie damals singen würde, wäre dies für viele von uns Lärm. Lärm ist nur, was als disharmonisch empfunden wird.
Unser Leben ist schneller geworden, und damit hat sich auch unser Geschmack für Töne und Frequenzen geändert.

Disharmonie

Lärm ist noch viel mehr: »Du denkst so laut!«
Lärm ist noch viel mehr als Geräusche. Wir nehmen die Gedanken, Gefühle und Energien anderer Menschen ebenso wahr wie die Energien von Räumen, Systemen und Ideen.
Warum wählen wir das Café hundert Meter weiter, obwohl doch auch eines direkt vor uns ist?
Weil wir uns dort wohler fühlen.
Warum können wir die Stimme von bestimmten Menschen nicht mehr ertragen, und bei anderen schmelzen wir dahin?
Harmonisch und schön kann ein Mensch nur dann sein, wenn die eigene Identität präsent und er klar ist.

Energetische Irritationen

Ich habe mir ein Haus und Garten geschaffen, der eine energetische Oase ist und die Arbeit, die ich tue, unterstützt. Doch dieses Feld ist nicht dauerhaft stabil, sondern bedarf der ständigen Aufmerksamkeit.
Wenn man so einen Reinraum schafft, hat man auch ein Experimentalfeld für alle Arten der energetischen Irritationen, denn sie sind sofort sicht- und spürbar. Ist man an einen Reinraum gewöhnt, ist man auch verwöhnt.
Mit der Bewusstheit und Erfahrung der Kraft von Feldern ist es für mich essenziell geworden, in einem klaren Umfeld zu leben.
In diesem Moment – ich schreibe gerade auf einer Insel an diesem Text – ruft meine Tochter von zu Hause an und bittet mich, in den Garten reinzuspüren, da würde etwas nicht stimmen, sie hätte ein ungutes Gefühl.
Und sie hatte recht. So habe ich ihr aus der Ferne geholfen, sich zu stabilisieren und ihr gesagt, was sie tun kann, um den Garten zu klären.
Hier zeigt sich wieder der Wert des Armlängentests und der geschulten Wahrnehmung.

Ein weiteres Beispiel:
Es ruft eine junge Mutter an, und ich höre im Hintergrund das vier Wochen alte Baby panisch schreien. Ein Schreien, das aus der Seele kommt. Das Baby war sonst sehr friedlich und glücklich. Im Test stellte ich fest, dass eine Irritation vor eineinhalb Stunden stattgefunden hatte. Die Mutter bestätigte, dass das Baby seit eineinhalb Stunden schreie.
Auf die Frage, was zu dem Zeitpunkt geschehen war, meinte sie, nichts Besonderes, sie habe mit einem alten Freund telefoniert. Dieser Freund allerdings nutze regelmäßig Drogen und lebe in einer Sekte.

Daraufhin habe ich das Feld des Babys gezeichnet, um einen Überblick zu erlangen, denn beim Wahrnehmen des Kindes konnte ich nur Angst und Panik spüren.
Der Kreis, den ich dafür gezeichnet hatte, war leer, als ich versuchte, das Kind darin zu finden. Das Seelenfeld des Kindes war nicht mehr bei ihm. Die Identität war gestört, das Kind in einer Regulationsstarre.
Ich fand das Seelenfeld des Kindes dann in dem Kreis, den ich für die Sekte gezeichnet hatte. Die sofortige Fernbehandlung des Babys wirkte in dem Moment, in dem ich sie beendet hatte. Es war unmittelbar ruhig und konnte in einen erholsamen Schlaf fallen. Ich war 500 Kilometer entfernt.

Toxische Belastungen

Vergiftungen aller Art.
Vergiftete Böden, Luftbelastungen durch Farben, Holzschutzmittel, Industrieabgase, Schimmelgifte, Wassserbelastungen, Pflanzenschutzmittel …
Die Liste können wir unendlich verlängern.
Wichtig ist es, die Quelle der Vergiftung zu identifizieren.
Die Räume, in denen sie auftritt, die Quellen, aus denen sie aufgenommen wurden, der Zeitpunkt.
Hier ist der Detektiv in uns herausgefordert, und es ist keine Schande, wenn es einiger Behandlungen bedarf, bis man fündig wird.

Arbeitsplatzbelastungen

Beim Autolackierer können es die Feinstäube und Lösungsmittel sein, bei der Sekretärin die Ausdünstungen des Laserdruckers, bei jedem Angestellten die Launen der Mitarbeiter und Chefs, bei jedem Arbeitsplatz können es geopathologische Störungen oder Elektrosmog sein. Auch hier benötigst du wieder deine detektivischen Fähigkeiten, um die Ursache für die Stressreaktion auf diese Testfrage zu ermitteln. Zur Vereinfachung kannst du mit Filterfragen die Ursachen eingrenzen:

»Stelle dir vor, die Luft des Raumes einzuatmen.«
»Stelle dir vor, mehrere Stunden auf deinem Stuhl zu sitzen.«
»Nun schiebe den Stuhl in deiner Vorstellung einen Meter nach rechts oder links und bleibe dort wieder länger sitzen.«
»Stelle dir vor, dein Kollege ist ein Monat nicht da.«
»Stelle dir vor, der Computer würde einen Meter weiter weg stehen.«

Elektrosmog am Schlafplatz

Liste Symptome

- Einschlafstörungen (länger als zehn Minuten)
- Dunkle Augenränder morgens
- Wasserlassen nachts
- Durchschlafstörungen
- Unausgeruhtsein morgens
- Oberflächlicher Schlaf
- Herzrasen nachts
- Erschöpfungssyndrom
- ADS, ADD oder Hyperaktivität
- Schmerzen und Verspannungen nachts und am Morgen
- Z. B. Rückenschmerzen, Kopfschmerzen, Muskelsteifigkeiten, Rheuma
- Chronische Entzündungen.

Wir unterteilen den Elektrosmog in drei Bereiche:

- Wechselspannung
- Magnetfelder
- Hochfrequenz

Wechselspannung

Strom ist ein Segen, wenn er doch bloß nicht immer und fast überall wäre. Hotelbetten mit integrierten Steckdosen und Schaltern, Jugendzimmer mit Fernsehern am Bett, Stromkabel versteckt in der Wand hinter dem Bett ... Er ist immer da und fast überall.

Das Problem an der Wechselspannung ist, dass unser Gehirn, genauer gesagt die Zirbeldrüse, sie fehlerkennt und mit Sonnenlicht verwechselt.

Scheint die Sonne, brauchen wir nicht zu schlafen. Wird es dunkel, ändern sich die Hormone, die Zeit der Erholung und inneren Erfrischung ist da. Dazu wird Melatonin von der Zirbeldrüse ausgeschüttet. Melatonin ist für die Biorhythmussteuerung in unserem Körper zuständig. Es ist aber auch ein Glücks- und Antikrebshormon.

Schlafen wir in Wechselspannungsfeldern, werden diese als Licht erkannt, Melatonin, das auch wie eine körpereigene Schlaftablette wirkt, wird nicht produziert. So dauert das Einschlafen länger als fünf Minuten, was noch normal wäre. Das Durchschlafen ist jedoch gestört, man muss nachts zur Toilette und kann anschließend nicht einschlafen, wacht morgens mit einem trüben Kopf und verschlafenen Augen auf, und die Laune entspricht nicht innerem Sonnenschein.

Da Melatonin auch andere Steuerhormone reguliert, fehlen auch diese in der

Nacht. Die Regeneration der Organe und Gewebe ist nicht mehr optimal. Auch die Hormonorgane des Körpers wie Schilddrüse und Nebennieren benötigen ihre Arbeitsanweisungen für den Tag, die ihnen mit den Steuerhormonen übermittelt werden. Da diese nicht ausreichend vorhanden sind, fehlt die Koordinationen im Körper, und die Schilddrüse und andere Organe machen dann, was sie für richtig halten. Damit ist auch die Schilddrüse das erste Organ, das sich nachts durch Schlafen im Wechselspannungsfeld verändert und vergrößert.

Wechselspannung mit dem Armlängentest auszutesten ist nicht so einfach. Der Mensch muss sich dabei vorstellen, die ganze Nacht im Bett zu liegen, und dann wird der Elektrosmog erst tastbar.
Die Vorstellung, am Tage ein Schläfchen zu machen, reicht da nicht aus, da die Wechselspannung nur in der Nacht Stress verursacht.
Um dann die Belastung zu sanieren, ist eine technische Messung mit einer Ankopplungsmessung nötig. Dabei liegt der Mensch im Bett, und das Messgerät vergleicht die im Körper vorhandene Wechselspannung mit einer Erdung.
Der Wert, der dabei unterschritten werden sollte, liegt bei 0,1 Volt.
Bereits bei 0,2 Volt ist eine um 80 Prozent verminderte Produktion von Melatonin nachgewiesen worden.
Viele Menschen versuchen allerdings, bei 1 bis 10 Volt zu schlafen.
Zur Sanierung beseitigt man im ersten Schritt die Quellen: Verlängerungskabel, Lampen, Radiowecker. Wenn dies bei der Messung noch nicht den gewünschten Erfolg bringt, nimmt man alle Sicherungen heraus und aktiviert eine nach der anderen, um festzustellen, welcher Schaltkreis für die Spannungsbelastungen verantwortlich ist.
Dazu ist es sinnvoll, einen Helfer zu haben, damit man gleich zur Messung im Bett liegen bleiben kann.
Wenn es machbar ist, nimmt man zum Schlafen nun immer die Sicherung heraus oder lässt einen Netzfreischalter vom Elektriker einbauen.
Wenn das alles nicht die Lösung bringt, bleibt nur noch die technische Abschirmung. Dazu wird leitfähiges Gewebe unter der Matratze ausgelegt und geerdet. Ebenso verfährt man an der Wand hinter oder neben dem Bett, wenn bei der Berührung der Wand die Werte auf dem Messgerät ansteigen, also auch von der Wand eine erhöhte Belastung ausgeht. Ursache dafür sind die Kabel in der Wand oder die Kabel des Nachbarn. Die Hauptbelastungen kommen meistens von unten. Ursache dafür sind die Beleuchtungskabel des Zimmers darunter.
Nur wenn die Decke geerdete Stahlarmierungen enthält, wirken diese abschirmend.

In Holzhäusern steht die gesamte Holzkonstruktion unter Spannung, und diese Art von Häusern benötigen geschirmte Kabel, um gesund für die Bewohner zu sein.

Als Messgeräte kann man die besseren Multifunktionsmessgeräte verwenden. Als Messbereich wird Volt Wechselspannung gewählt.
Um zu testen, ob das Messgerät verwendbar ist, umfasst man ein Verlängerungskabel mit einer Hand und wird dann Spannungswerte in Höhe von 5 bis 15 Volt feststellen können. Das Kabel zum Menschen wird in den Volteingang gesteckt, das Erdungskabel aus dem COM-Ausgang an einer Erde befestigt. Das können Schutzkontakte der Steckdose sein, wenn sie richtig geklemmt sind. Aber auch Wasser- und Heizungsrohre sind möglich, solange keine Kunststoffrohre verwendet wurden.
Mit der holländischen Firma Healthfoam habe ich ein Mess- und Abschirmsystem mit dem Namen E-Cover entwickelt, mit dem man messen und Bett und Wände abschirmen kann, wenn ein Selbstbau der Abschirmung nicht in Frage kommt.

Magnetfelder
Diese erzeugen beim Menschen Depressionen. Sie sind nur mit Spezialmessgeräten messbar, was jedoch kaum ein Problem darstellt, da die Quellen eindeutig sind: alle Geräte, die einen Transformator enthalten und näher als einen Meter am Körper stehen.
Ausnahmen sind Kabelbäume in Hausschächten, Freiland- und Hochspannungsleitungen. Bei den Freilandleitungen (in Fensterhöhe geführte Kabel an Straßen) hat man erhöhte Magnetfeldwerte bis zu 10 Metern entfernt, bei Hochspannungsleitungen wesentlich weiträumiger gemessen. Der einfache Radiowecker, der die häufigste Quelle der Belastung darstellt, erzeugt nur Felder, die bereits nach einem Meter unter den Grenzwert von 250 Mikrotesla abfallen.
Somit ist der Austausch des Radioweckers gegen einen batteriebetriebenen Wecker die einfachste Lösung dieses Problems.
Die Radiowecker kaufen sich Menschen, damit sie morgens sicher geweckt werden, weil sie nicht gut schlafen. Sie schlafen jedoch wegen des Radioweckers noch viel schlechter. Da beißt sich die Katze in den Schwanz.
Da sich Magnetfelder kaum abschirmen lassen, bleibt bei Hochspannungsleitungen nur noch der Umzug übrig.
Bei Freilandleitungen vor dem Schlafzimmerfenster bleibt noch der Versuch, im am weitesten davon entfernten Zimmer zu schlafen.

Hochfrequenzbelastungen

Viele Menschen kämpfen gegen Mobilfunkmasten, haben aber mit ihren Schnurlostelefonen starke Sender selbst im Haus.

Der vor Jahren prognostizierte Anstieg von Tumoren im Kopf und im Unterleib durch Handys ist scheinbar nicht eingetreten. Auch bei den Testungen zeigt sich in den jüngeren Generationen eine wesentlich geringere Stressreaktion auf Handybelastungen.

Trotzdem sollte man Belastungen meiden, und es gibt immer Menschen, die auf die Hochfrequenzbelastungen hochsensibel reagieren.

Schnurlostelefone kann man gegen moderne ECO DECT- Telefone austauschen, die einige Sekunden nach Beendigung des Gesprächs das getaktete und störende Signal beenden und nur noch ein Grundrauschen besitzen.

WLAN lässt sich über Nacht abstellen; ein Haus sollte man nicht in Handymastennähe kaufen, auch wenn es preiswert ist; Bäume schirmen die Belastungen ab; und auch Lehmputz hat eine gute abschirmende Wirkung.

Des Weiteren besteht die Möglichkeit, die Reaktion des Körpers auf die Informationen zu modulieren, indem harmonische Informationen das Chaos und die irritierenden Muster im Körper kompensieren.

Elektrosmog am Arbeitsplatz

Neben dem Wegstellen des Rechners lassen sich die Wechselspannungsbelastungen mit dem Messgerät ausmessen und dann Veränderungen durchführen. Wichtig ist, dass Computer aufgrund ihres hohen Magnetfelds circa einen Meter vom Körper weg sein sollten und nicht direkt neben dem Schoß stehen dürfen.

Geopathien am Schlafplatz

Die Erde ist keine Scheibe, und die bösen Erdstrahlen kommen nicht von unten. Die Mär, dass die Unterlage von Korkmatten unter das Bett eine geopathologische Abschirmung bewirken könne, wird leider immer noch erfolgreich verbreitet.

Es gibt auf der Erde Felder mit verschiedenen Qualitäten, und nicht alle Lebewesen reagieren gleich darauf.

Katzen und Ameisen fühlen sich an Plätzen wohl, wo Pferde, Kühe und Hunde sich nicht hinlegen würden. Die Tiere haben die Wachheit und Wahrnehmungsfähigkeit dafür bewahrt. Der Mensch allerdings richtet sich nach Wohnungsgrundrissen, angelesenen Feng-Shui-Prinzipien oder einfach nach praktischen Gründen. Und damit liegen circa 80 Prozent der Menschen in Europa und Nordamerika auf Schlafplätzen, die sie nicht gesünder machen, sondern das Gegenteil.

Tiere können die Fähigkeiten auch verlieren, wenn sie sozialisiert als Kind- oder Partnerersatz benutzt werden.

Auch bei Bäumen kann man beobachten, wenn sie wider die Natur vom Menschen angepflanzt werden: Straßenbäume, die in sich verdreht sind, Bäume, die Krüppel bleiben oder ab einer bestimmten Wuchshöhe zur Seite wachsen, sozusagen einen Bogen wachsen, als ob sie etwas ausweichen würden.

Viele Menschen wachen morgens mit Schmerzen und Steifigkeiten auf, der Kopf ist nicht klar, die Energie nicht optimal, das Traumverhalten war gestört, einfach gesagt: Sie haben sich nicht optimal regeneriert in der Nacht.
Normal ist, dass der Kopf und die Augen klar sind, der Körper entspannt, weich und verjüngt, die Energie alles fließend erfüllt und die Laune auf Sonnenschein steht. Und es liegt nicht an der Qualität der Matratze. Viele Menschen weltweit schlafen in Hängematten, auf Stroh und Fellen und benötigen keinen weltraumerprobten Kaltschaum, um einen guten Schlaf zu haben.
Matratzen haben nur insofern einen Einfluss, wenn sie Federkerne enthalten. Diese können das natürliche Magnetfeld verändern, wie man mit einem Kompass leicht überprüfen kann. Auch wenn Wechselspannungsfelder vorhanden sind, kann es zu einem Stromfluss in den Metallen führen und damit den Menschen irritieren (schädigen).

Es geht beim Thema Geopathologie nicht um exaktes Fachwissen, der exakten Bezeichnung der Störarten und der Felder nach den Beschreibern (Hartmann, Curry ...), sondern um das Wiederentwickeln der Wahrnehmungsfähigkeit, welche Umgebung guttut und welche schadet.
Ob man das mit der Rute oder dem Armlängentest feststellt, ist egal.
Als Basiswissen genügt das Folgende:
Geopathologisch irritierend wirken Feldstrukturen der Erde, die in Gittern angeordnet sind, Wasseradern, Verwerfungen und Erzadern.
Die bösen Erdstrahlen gibt es nicht.
Es gibt einerseits geradlinig verlaufende Gitternetze, die uns nähren. Andererseits erzeugt dieses gerade Gitternetz das schräge, so wie ein fahrendes Schiff eine Bugwelle. Diese Gitternetze sind keine gleichmäßigen Felder, sondern vergleichbar mit Wellen.
Alle 2,5 Meter leichte Verstärkungen, alle zehn Meter mittlere Verstärkungen, alle 33 Meter extreme Verstärkungen.
Das gerade Gitternetz erzeugt nährende Felder und Kraftorte an den Kreuzungspunkten.
Das schräg verlaufende Gitternetz erzeugt energieabziehende Felder und Orte.
Die Wasser- und Erzadern und Verwerfungen spielen im Vergleich zur Bedeutung der Gitternetze nur eine untergeordnete Rolle.

Wenn der Mensch sich auf einer energieziehenden Linie oder noch stärker an einem Kreuzungspunkt des schrägen Netzes befindet, geht Energie verloren, und der Körper wird irritiert. Das führt zu Verspannungen der Muskulatur, Schmerzen, Irritation der Körperrhythmen, Abfall der Energien.
Jeder kennt das von Kinobesuchen: Der Nachbar sitzt entspannt, und man selbst muss ständig den Po bewegen, da der Sitz so unbequem ist und der Po weh tut. Nur hat der Nachbar den gleichen Sitz. Man selbst sitzt somit auf einer geopathologischen Stresszone und der Körper reagiert darauf.
Wenn man auf den Kreuzungspunkten des energieabziehenden 33-Meter-Gitters steht, spürt man bereits nach Minuten, wie die Knie weich werden und die Energie aus dem Körper strömt. Man nennt diese Punkte auch Kindstodpunkte. Wenn ein Baby auf einer derartigen Stelle schläft, kann der Energieverlust den plötzlichen Kindstod auslösen, der auf einer totalen energetischen Erschöpfung basiert.

Das Zehn-Meter-Gitter zeigt sich in Verspannungen, Rückenschmerzen, Migräne, Steifigkeiten am Morgen.
Das 2,5-Meter-Gitter ist das schwächste und zeigt sich in leichten Formen der körperlichen Beschwerden.
Andererseits kann man sich auch wieder aufladen und Heilungsprozesse unterstützen, wenn man auf Kraftorte geht, die häufig die Kreuzungspunkte des energiegebenden Gitternetzes sind.

Kompliziert wird das Thema dadurch, dass sich auf die Gitternetze Frequenzen auflagern können, man kann sie sich als Obertöne vorstellen oder wie Ladungen in Waggons eines fahrenden Zuges, die den Körper spezifisch irritieren können. Da jedes Organ und auch jede Krankheit spezifische Frequenzmuster besitzt, kann es zu Irritationen und Erkrankungen kommen, wenn die dem Feld aufgelagerten Störfrequenzen in Resonanz damit gehen.
Somit gibt es Orte, an denen bestimmte Krankheiten hervorgerufen oder unterstützt werden.
Wer an Krebs erkrankt, muss immer den Schlafplatz kontrollieren, ob es dort eine kranhkeitsunterstützende Irritation gibt. Das gilt aber im Grunde für jede Erkrankung.

»Stell dir vor, eine ganzen Nacht in deinem Bett zu liegen.« Und dann teste mit den Armen, ob Stress entsteht.

Geopathien am Arbeitsplatz

Eine Patientin hatte immer an einem bestimmten Tag in der Woche gegen Mittag Migräne. Nur an diesem Tag saß sie an einem bestimmten Arbeitsplatz, und sie saß direkt auf einer Geopathologie. Sie hat den Stuhl einen halben Meter verschoben und war die Migräne los.

Energetische Belastungen der Räume

Räume speichern Energien. Die Felder bleiben darin kleben, Entitäten (Wesen) können sich darin aufhalten.

Alpträume sind immer ein sicheres Zeichen, dass Wesenheiten anwesend sind. Das können auch die in der Zwischenwelt verhafteten Seelen von Toten sein.

Wichtig ist es, die Quelle zu ermitteln und den Zeitpunkt der Belastung. War die Belastung schon in den Räumen, bevor man dort hinkam? Kommen die Energien durch einen Menschen, der dort lebt, hinein?

Und dann gilt es, einen Weg zu finden, die Räume zu reinigen.

Wenn die Energien an Gegenstände, Bilder oder Bücher gekoppelt sind, so kann man versuchen, diese zu reinigen oder zu entfernen. Wenn sie unabhängig von Gegenständen in den Räumen sind, kann man es oft mit Ausräuchern, Musik, Kristallen klären. Der effektivste Weg ist, den Raum mit *innerwise* wie ein Lebewesen zu behandeln.

Auch die Entitäten selbst können erfolgreich behandelt werden. Die Heilsinfonie für den Raum wird dann zum Beispiel auf einer *innerwise*-Scheibe gespeichert und, geführt durch den Armlängentest, an der optimalen Stelle plaziert. Die optimale Stelle ist die, wo die Heilenergien am meisten verstärkt werden, der Resonanzplatz. Dieser kann auch außerhalb des Raumes liegen.

»Ist der Raum sauber?« als Testfrage ist nicht optimal, weil wir alle eine unterschiedliche Vorstellung von sauber haben und damit zu unterschiedlichen Ergebnissen kommen können.

»Ist der Raum von reinem weißem Licht erfüllt?« ist eine bessere Frage.

Sich keinen eigenen Raum nehmen

Wie viel Freiheit braucht ein Mensch?

Und wie viel Freiraum?

Ein eigenes Arbeitszimmer, ein eigenes Schlafzimmer, die Freiheit, im eigenen Raum selbst über die Farbgebung, den Fußbodenbelag und die Bilder an den Wänden zu entscheiden. Allein ins Kino oder Café zu gehen, ohne schlechtes Gewissen dem Partner gegenüber. Allein in den Urlaub zu fahren.

Den eigenen Raum zu nehmen bedeutet immer, nicht mehr Rücksicht auf das Befinden und die Bedürftigkeit von Partner, Eltern und Freunden zu nehmen.

Eigener Raum bedeutet auch immer, auf die eigene Art zu sehen, beim Spazieren so lange stehen bleiben zu können und zu beobachten, wie es beliebt.
Eigener Raum ist ausreichend Raum für das eigene Energiefeld.
Besonders in Familien verkommt der Raum und das Eigentum der Eltern zum Gemeingut.
Es ist gut, einen eigenen Raum zu haben, den auch keiner aus der Familie ohne persönliche Erlaubnis betreten darf. Anklopfen und fragen, und wenn ein Nein als Antwort kommt, ist das okay.

Testfragen

- Meine Partnerin entscheidet, was ich anziehe.
- Ich bin es wert, einen eigenen Raum zu haben.
- Kein Mensch hat das Recht, über mich zu bestimmen.
- Ich tue, was ich will.
- Meine Partnerin muss neben mir schlafen.
- Die Freiheit, die ich mir nehme, gebe ich auch anderen.

Überforderung

Bei Überforderung liegt immer eine tiefe Erschöpfung und dadurch ein Missverhältnis zwischen Leistungsfähigkeit und Herausforderungen zugrunde.
Wenn die Kinder endlich schlafen und fast jeden Abend noch sechs Stunden konzentrierte Arbeit vor dir liegen. Dann heißt es mit Kaffee oder Schokolade dopen, Zähne zusammenbeißen, mich selbst behandeln und arbeiten.
Es gibt nur zwei große Gründe für Überforderung:

- Nicht ausreichend Energie zu haben, zum Beispiel Lebensenergie bei 30 Prozent.
- Im Leben in die falsche Richtung zu gehen und dadurch noch mehr Energie zu verlieren.

Es gibt also nicht zu viel Arbeit, sondern nur zu wenig Energie, um sie zu erledigen.
Jeder kennt das, wenn er übermüdet versucht, etwas zu erledigen, was dann am nächsten Morgen in kurzer Zeit wie von selbst geht.
Entscheidend ist, die eigene Energie optimal zu halten, nichts zu tun, was nicht zum Lebensplan gehört, und immer den richtigen Moment für das Aktivwerden zu finden.
Ich mache mir immer eine Liste dessen, was zu tun ist, und teste aus, womit ich beginne und wann optimalerweise was erledigt wird.

Nahrungsmittelgifte

Während ich schreibe, wird gerade gerichtlich beschlossen, dass Honig frei von gentechnisch veränderten Bestandteilen sein muss. Und das dank des Mutes eines Imkers, ein ganzes Land zu verklagen.

Doch wer verklagt die Hersteller, die giftige Farbstoffe in Lebensmittel mischen? Hühnerzüchter, weil das Fleisch ihrer Hühner voller Antibiotika ist? Restaurantbesitzer, die Schokolade in der Mikrowelle erwärmen und sie dadurch unverwertbar machen?

Der einzig sichere Ausweg aus dem Dilemma ist für uns der Armlängentest.

Alles bereits im Supermarkt austesten, ob es verträglich ist für einen selbst und auch für die Familienmitglieder.

Es ist sinnvoll, die Nahrungsmittel in Gruppen einzuteilen und dann auszutesten, so ist die Quelle des Giftes schnell zu finden.

Testfragen

- Alles, was ich trinke
- Alles, was ich esse
- Alles Fleisch
- Alles Gemüse
- Alles Süße
- …

12. Tester: Systeme

Der Tester für Spezialthemen von Systemen, Projekten und Firmen

Zum höchsten Wohl

Welche Absicht steckt hinter dem Projekt? Dient es dazu, andere zu betrügen, ein schlechtes Produkt teuer zu verkaufen, oder ist das Projekt ein Ausdruck der Kreativität und Schöpfung und dient dem großen Ganzen? Damit fallen alle Kriegswaffenhersteller als *innerwise*-Kunden aus. Aber nicht nur die, sondern alle mit unlauteren Absichten.

Klarheit

Die innere Klarheit und Struktur eines Projekts.

Ziele

Wozu soll das Projekt gut sein? Was ist sein Ziel? Welche Strategie gibt es, um das Ziel zu erreichen? Sind alle, die mitwirken, mit dem Ziel verbunden? Geht es um den Wert der Produkte? Geht es darum, dass der Anwender damit glücklich ist? Geht es um Qualität und auch um Freude, Spaß, miteinander etwas zu erschaffen?

Stabilität

Steht das Projekt wie ein Baum: fest verwurzelt, klare Ausrichtung des Wachstums, Beweglichkeit im Wind, anpassungsfähig an die Jahreszeiten?

Ernährung

Wird das Projekt auf allen Ebenen genährt: strukturell, in der inneren Chemie, in den Abläufen, im Mentalen, im Emotionalen, im Energetischen, in seiner Seele?

Gifte

Die großen Gifte, die alle Schöpfung zerstören können: Angst, Manipulation, Schuld, Gier, Neid, Sabotage, Enttäuschung, Mangelbewusstsein.

Identifikation

Sind alle, die am Projekt beteiligt sind, damit identifiziert? »Ich liebe meine Arbeit, ich bin glücklich, mitzuarbeiten und dabei zu sein, ich bringe mich ein.« Oder sollte man lieber auf einzelne Menschen bei dem Projekt verzichten und andere hinzunehmen, die es wirklich lieben? Ich persönlich arbeite nicht mehr mit Menschen zusammen, die ihre Arbeit nicht lieben.

Kommunikation

Können alle miteinander reden: strukturübergreifend, offen, angstfrei, ehrlich, projektionsfrei?

Namen und Logo

Passen diese überhaupt zum Projekt? Drücken sie die Intention und Werte des Projekts optimal aus?

Wenn nicht, müssen sie geändert werden. Gnadenlos und ehrlich. Ein Projekt ist ein Gesamtkunstwerk, und was nicht dazu passt, muss verändert werden. Man kann Namen und Logo mit dem Armlängentest austesten, aber auch hineinspüren, was sie auslösen.

Produkte

Sind es Wertprodukte? Produkte, die Qualität und Liebe repräsentieren, oder sollen sie nur drei Tage länger als die Garantiefrist halten und einen ständigen Nachkauf erzwingen?

Balance

Wenn das ganze Projekt eine Waage ist, wie steht sie dann?

Und das in Bezug auf männliche und weibliche Energien des Systems. (Ich meine hier nicht die Anzahl der Männer und Frauen!). Entscheidungsebenen, innere Abläufe und mehr betrachten.

Kompetenz

Welche Kompetenz haben alle Beteiligten? Sind sie an der richtigen Stelle eingesetzt? Haben sie die richtige Qualifikation für ihren Bereich? Haben sie die Möglichkeit, in ihrem Bereich zu wachsen?

Leitung

Wie erfolgt die Leitung des Projekts? Wie sieht es mit der Qualifikation dafür aus, der Organisations- und Führungsfähigkeit, der Authentizität, Ehrlichkeit und Wahrhaftigkeit?

Prozesse

Dieser Punkt hat zwei Seiten: die internen Arbeits- und Geschäftsprozesse einerseits und Wachstumsprozesse andererseits.

Wachstum ist Prozessarbeit, und die muss man erlauben können, sonst wird es eine Diktatur.

Dazu gehören soziales und interaktives Prozessverstehen, Klärung und Wachstum und die Fähigkeit, Prozesse in Dankbarkeit annehmen zu können. Denn alles intern Ungeklärte ist am Ende in den Produkten wahrnehmbar.

Standort

Ist das richtige Land gewählt worden für das Projekt? Die richtige Region, Verkehrsanbindung? Und in der Firma selbst: Wie sieht es aus mit Umweltbelastungen, Elektrosmog am Arbeitsplatz, geopathologischen Einflüssen, Ladungen und energetischen Beeinflussungen vorheriger Nutzer des Geländes, Gebäudes?

Freiheit

Sind Individualität, Entscheidungsfreiheit, Kreativität und die Freiheit von Manipulation erwünscht und gelebt? Versuche nicht, ein Projekt mit *innerwise* zu coachen, das die Freiheit nicht als Ziel hat.
Das wäre auch ein Missbrauch von *innerwise*.

Vertikale Integration

Sind die übereinander bestehenden Strukturen, die innere Hierarchie, miteinander integriert? Wie werden Entscheidungsprozesse von oben nach unten weitergegeben und umgesetzt, wie erfolgt die Informationsübermittlung und Integration der »unteren« Bereiche in die Entscheidungsfindung der Firmenleitung?

Horizontale Integration

Sind nebeneinander bestehende Strukturen wie Teams und Bereiche miteinander integriert? Arbeiten sie alle zusammen an einem großen Ganzen, oder versucht ein jeder Bereich, das Rad neu zu erfinden?

Werte

Ist es eine Firma, die auf inneren Werten basiert? Oder ist nur noch der Aktienkurs der Wert?
Inhaberbasierte Firmen (zum Beispiel Familienunternehmen) sind da deutlich im Vorteil bei der Wertlebung, da die Menschen, die sie geschaffen haben, auch noch das Sagen haben.

Fluss

Ist das Projekt im Fluss?
Im kreativen Fluss, im Geldfluss, im Warenfluss?
Werden Entscheidungen auch aus dem Fluss heraus getroffen oder nur nach Direktiven und Ablaufplänen?

Zukunft

Wie sieht die Zukunft des Projekts aus? Wenn alles so weitergeht, wie es jetzt ist, wie fühlt sich das Projekt dann in zwei Jahren an?

Investiert das Projekt in seine Zukunft? Erfolgt die Forschung in der Verantwortung zur Umwelt, zu den Ressourcen und zu den Menschen? Sind Maßhalten und eine ganzheitliche Sicht gegeben?
Wird das Projekt von einer Vision getragen?

Herz

Wird das Projekt als Wesen betrachtet, als etwas Lebendiges, Liebenswertes? Wenn man das Projekt nur mit dem Herzen sieht, wie fühlt es sich an, welche Ausstrahlung hat es, und was erzeugt es in den Menschen, die dann mit dem Projekt, der Firma, den Produkten zu tun haben?

13. Tester: Integrität

Integrität ist mein Weg

Vom Homo sapiens zum Homo integer

Homo sapiens heißt übersetzt: der verständige, kluge, einsichtige und diplomatische Mensch. Diplomatie ist Lüge, Einsicht nicht so umfassend wie Umsicht, Verständnis ist nicht Ehrlichkeit. Der Mensch benimmt sich derzeit so, wie er benannt wurde. Die Realität folgt dem Feld, dem Klang und der Energie. Es ist wie auf der Tanzfläche: Die Musik bestimmt, wie die Menschen sich bewegen. Willst du die Bewegungen ändern, lege eine andere Musik ein. Einfacher geht es nicht. Wenn wir die Welt ändern wollen, ist es das Einfachste, dem Menschen einen neuen Namen und damit einen neuen Klang zu geben: Homo integer.

Homo integer: der ehrliche, reine, anständige, unversehrte, heile, unbescholtene, unverdorbene, ursprüngliche, ungebrochene, vollständig erhaltene, unbestechliche Mensch.

Was wäre das für eine Welt! Es ist Zeit für den Homo integer und Zeit für eine ehrliche, heile, ganze, lebens- und liebenswerte Erde. Lasst uns unsere Träume leben, sinnlose Regeln brechen, frei denken, ehrlich sein zu uns selbst und miteinander kompromisslos unseren individuellen Lebensweg gehen und dadurch unbegrenzt Energie zur Verfügung zu haben.

Integrity is my way

Werde Teil der Gemeinschaft Gleichgesinnter, die sich bewusst entschieden haben, immer mehr Integrität zu leben. Die »Integrity is my way«-Bewegung wurde initiiert von Uwe Albrecht, um die Möglichkeit zu erschaffen, sich öffentlich zu Integrität zu bekennen und gemeinsam ein Feld zu kreieren, das eine lebenswertere Welt ermöglicht. Es ist eine Plattform, um Realität gemeinsam zu erschaffen und neue Projekte mit inspirierenden Menschen zu verwirklichen. »Integrity is my way« ist eine gemeinnützige Bewegung.
www.integrity-is-my-way.com

Integrität

Die Werte geben dir einen guten Überblick, wo du gerade im Leben stehst. Sie sind nicht als Wertung gedacht, sondern haben das Ziel des Verstehens von Zusammenhängen und helfen dir bei der Standortbestimmung und bei der Planung der nächsten Ziele auf deiner Lebensreise.

Gelebte Integrität in %
Wie hoch ist die Integrität, die du derzeit lebst?

Ehrlichkeit in %
Die Ehrlichkeit dir selbst gegenüber in all deinen Gedanken, Gefühlen und Aktionen ist die Grundlage der Ehrlichkeit anderen gegenüber. Wir können nur geben, was wir selber haben und leben.

Authentizität in %
Lebst du deine Werte und deine Worte in deinem Leben? Stimmen Gedanken, Gefühle und Handlungen überein? Wenn ja, so wirst du mit dieser Authentizität als ein Beispiel wirken können und andere Menschen mit deinem Sein inspirieren.

Kompromisse in %
Kompromisse erkennst du daran, dass sie Energie nehmen. Es sind Lügen an dich selbst und das Leben. Es ist die Kraft, die dich davon abhält, die Fülle des Lebens zu erfahren, weil du den Ängsten zu viel Macht gibst.

Vollkommenheit in %
Die Vollkommenheit unserer Seele, unseres Leuchtens und unseres Seins ist erfahrbar. Oft verlieren wir vieles davon im Laufe unseres Lebens: die Augen ihr Leuchten, unser Klang seine Schönheit, unser inneres Feuer seine Stärke, unsere Zeit ihre Langsamkeit, unser Staunen seine Größe. Es ist gut zu wissen, wie viel der Vollkommenheit derzeit da ist, um sie dann wieder zu erhöhen – Grenzen gibt es dabei keine, es sei denn, du setzt sie dir selbst.

Eigenverantwortung in %
Hast du dein Leben erschaffen, oder bist du das Opfer des Lebens? Kannst du dein Leben verändern, oder soll dich jemand retten? Wie viel Eigenverantwortung lebst du?
Ich bin verantwortlich für mein Leben, denn ich allein habe es erschaffen und ich allein kann es auch verändern. Ja, dieser Satz macht das Erwachsensein aus. Nicht immer ist es leicht anzuerkennen, dass wir selbst unser Leben geschaffen haben, indem wir durch Resonanzen Themen und Lernaufgaben angezogen haben. Gerne sehen wir uns als Opfer, doch wir sind in Wirklichkeit zu 100 Prozent die Täter. Und das oft einfach nur deshalb, weil unser eigener Lebensplan die Erfahrung vorgesehen hat, damit wir erkennen können.

Ladung

Du kannst es Ladung, Hass, Angst, Aggression, Selbstzerstörung oder auch Negativfokus nennen, es ist alles dasselbe: das Gegenteil von Liebe. Viele Menschen tragen Ladungen in Höhe von 50–80 % in sich. Der Wohlfühlbereich beginnt aber oft erst unter 20 % Ladung. Ladungen sind DIE Ursache für Aggression untereinander, und das schließt von energetischer, emotionaler und physischer Aggression bis hin zu Krieg alles ein. Denn dabei entlädt sich ein Mensch mit hoher Ladung in einen Menschen mit niedrigerer Ladung. Ladungen sind auch DIE Ursache für Krankheiten, denn diese sind manifestierte Selbstzerstörungen.

Aktuell in %
Wie hoch ist deine aktuelle Ladung in %? Diese kann sich schnell, manchmal innerhalb von Minuten, verändern. Sie kann ansteigen, wenn wir Ladungen aufnehmen, und abfallen, wenn wir uns wieder in innere Balance bringen.

Angstbasierte Entscheidungen in %
Wie viele deiner Entscheidungen triffst du auf der Basis von Ängsten? Dazu gehören tiefe Ängste wie die vor Schmerz, Hunger, nicht geliebt zu werden, und auch oberflächlichere Ängste des täglichen Lebens. Die Alternative zu angstbasierten Entscheidungen sind Entscheidungen aus dem Vertrauen heraus – das Leben erlauben.

Optimum in %
Wie niedrig sollten die Ladungen sein, die du trägst, damit du dich in dir selbst wohl fühlst, in Frieden bist, in innerer Balance und dir selber vertrauen kannst? Es ist dein persönlicher Wohlfühlbereich der Liebe. Dieser Wert fällt im Laufe der Bewusstwerdung oft immer weiter ab und liegt dann zwischen 20 und 0 % Ladung, also 80 und 100 % Liebe. Wenn du durch Aufnahme von Ladung den Bereich verlässt, kommt es zu innerer Unruhe, Nervosität, dem Gefühl von energetischer Unreinheit. Finde Möglichkeiten, dauerhaft in so viel Liebe zu sein wie möglich, und wenn du den Bereich verlässt und die Ladung – das Gegenteil der Liebe – ansteigt, balanciere dich, um dein Optimum wieder zu erreichen.

Quellen, für die ich ein Instrument bin

Es sind nicht die Felder in uns, sondern die Kräfte, Programme und Quellen, die durch uns wirken, für die wir uns freiwillig oder auch nicht zur Verfügung stellen. Dazu kann auch die eigene Lebensaufgabe gehören, aber auch andere Quellen, die nicht diese Reinheit haben. Unabhängig davon, ob wir wissen, was durch uns wirkt, sind wir doch dafür verantwortlich, was durch uns wirkt und etwas bewirkt. Die Quellen können zwei Qualitäten haben: rein und unrein. Rein ist nur die eigene Lebensaufgabe, das individuelle Göttliche, direkt aus dem Einssein kommend, das durch jeden von uns wirken will. Unrein sind alle Quellen, die Dualität auf ihrem Weg erlangt haben, denn dann haben sie immer die lichten und dunklen Aspekte in sich. Die Quellen verbinden sich durch höhere, komplexe Räume mit uns. Also durch Realitätsräume, die über dem Plusraum/Lichtraum und dem Minusraum/Schattenraum liegen. Räume, die unserer Wahrnehmung normalerweise verschlossen bleiben. Dadurch sind die Quellen schwer zu identifizieren. Die Verbindung zur eigenen Lebensaufgabe müssen wir oft finden und können sie auch wieder verlieren. Die Verbindung zu unreinen Quellen bekommen wir durch Einweihungen, Drogen und durch Manipulation. Dabei werden wir zu deren Instrument und erhalten eine Art energetische Provision dafür, dass sie durch uns in anderen Menschen etwas bewirken und diese oft energetisch schwächen. Die unreinen Quellen gilt es loszuwerden, sich davon zu trennen. Und die Verbindung zur eigenen reinen Quelle gilt es zu finden oder wiederzufinden.

Anzahl
Teste aus, wie viele Quellen insgesamt durch dich wirken.

Anzahl der unreinen Quellen
Wie viele der Quellen sind unrein?

Präsenz der reinen Quelle in %
Wenn eine reine Quelle vorhanden ist, kann diese unterschiedlich stark präsent sein, oder du gibst dich ihr unterschiedlich stark hin, erlaubst sie. Messe die Präsenz in % aus.

Der Bedarf und die Notwendigkeit

Diese Worte kommen von der großen Schriftstellerin Doris Lessing. In ihrem Buch *Die Sirianischen Versuche* beschreibt sie drei unterschiedliche Zivilisationen: Eine lebt nach dem Prinzip des maximalen Wachstums, eine lebt von gestohlener Energie. Und eine trifft alle Entscheidungen nach dem Bedarf und der Notwendigkeit, und nur diese ist stabil und in Balance.
Die Übereinstimmung mit Bedarf und Notwendigkeit beschreibt die Fähigkeit, uns unserer Lebensaufgabe, dem großen Plan, hinzugeben und zu erlauben, davon geführt zu werden. Oft wollen wir mit unserem Wollen und unseren Bedürfnissen unser Leben erschaffen. Dies ist in den meisten Fällen nicht sehr erfolgreich. Oder wir erlauben unserem Lebensplan dafür zu sorgen, dass wir unseren Sinn erfüllen können, und bekommen dann auch alle Hilfe, damit dies möglich ist. Dann können, wir einen Flow und eine Fülle leben, die den meisten Menschen verborgen bleiben.

Verantwortlichkeiten in %

Im Burn-out hast du zu viele Verantwortlichkeiten, im Bore-out zu wenige. Nach meiner Erfahrung liegt der Optimalbereich bei 25–40 %. Dann ist dein Leben mit Sinn erfüllt, und andererseits bist du nicht überfordert. Natürlich können wir kurzzeitig auch 95 % Verantwortlichkeiten handhaben, aber eben nur kurzzeitig. Nun wirst du fragen, was 100 % Verantwortlichkeit sind: der Punkt, wenn du die Maximalgrenze dessen, was du leisten kannst, überschritten hast und unter der Last zusammenbrichst.

Ich lebe in Übereinstimmung mit dem Bedarf und der Notwendigkeit

Nicht mit deinen Bedürfnissen, sondern DEM Bedarf und DER Notwendigkeit, also in Übereinstimmung mit meinem Lebensplan und dem ganz großen Plan für alles zu leben – das ist das Ziel. Bei dieser Aussage bekommst du nur die Antwort Ja oder Nein. Um es genauer zu hinterfragen, ist es notwendig, die Übereinstimmung genau in Prozent auszumessen.

Aktuell in %

Wie hoch ist der aktuelle Wert deiner Übereinstimmung mit dem Bedarf und der Notwendigkeit? Dies kann in unterschiedlichen Situationen sehr schwanken. Du kannst das auch auf einzelne Entscheidungen bezogen austesten.

Optimum in %
Wie hoch sollte deine Übereinstimmung mit dem Bedarf und der Notwendigkeit mindestens sein, damit dein Lebensplan dich führen kann und du das Leben im Fluss und mit Leichtigkeit lebst? Diese Werte sind sehr unterschiedlich. Manche Menschen fühlen sich bereits bei 60 % wohl, andere erst bei 98 % Übereinstimmung. Je höher der Wert ist, desto radikaler und klarer werden deine Entscheidungen im Leben sein müssen, um die Fülle des Seins zu erfahren, und desto großartiger wird dein Leben sein.

Falls du noch auf der Suche nach deiner Lebensaufgabe bist, hier meine Erfahrung dazu: Du kannst sie nicht finden. Sie findet dich – indem du alle Kompromisse in deinem Leben klärst und beseitigst. Dann ist sie das, was übrig bleibt. Leben kann einfach und schön sei, wenn wir uns unserer Lebensaufgabe hingeben und damit ein Instrument der Schöpfung werden. Der innere Kampf und die Zerstörung sind dann vorbei.

> No, you can't always get what you want.
> But if you try sometimes, you just might find
> you get what you need.
>
> *Rolling Stones*

14. Tester: Make me an instrument

Make me an instrument

Die Schöpfung offenbart sich im Wesentlichen durch Mathematik und Zahlen. Zahlen sind dabei die Tore zu individuellen energetischen Mustern und Informationsmustern. Zur Aktivierung der spezifischen Muster kannst du einen generierten Zahlencode verwenden, den du frei oder mit Hilfe des *innerwise*-Heilcodegenerators erschaffst. Diesen findest du unter www.innerwise.eu. Wenn die Fragestellung klar ist, wird sich der richtige Zahlencode zeigen. Die Zahlencodes können lang sein, im Normalfall reichen bis zu 25-stellige Codes aus.

Heilcodes

Die komplexen Zahlencodes sind in der Lage, bestimmte Funktionen im Hologramm zu aktivieren.
Visualisiere dazu, dass du dich im Hologramm befindest und den Zahlencode wie eine Klangwolke im Hologramm – und damit auch in dir – wirken lässt.
Du musst die Zahlencodes nicht auswendig lernen, sondern nur anschauen oder deine Hand darauflegen und sie virtuell mit dir in das Hologramm nehmen.

Reinigung
Code: Reinigung
5547632543852735-5547632543852748-5547632543852759-5746986
3707777325-645369521574 26-74680535831-64795357425
Auf allen Ebenen kann es zu Irritationen und Vergiftungen kommen: körperlich, biochemisch, rhythmisch, mental, emotional, energetisch, seelisch.

Reiner Klang
Code: Reiner Klang
638405846348074 13-6384069574591 8524-594843473-73652673-5937
63752541752-6737847737626
Menschen, Tiere, Räume und Systeme klingen. Sie können schön und harmonisch oder unschön und disharmonisch klingen. Disharmonien tun weh, sind hässlich. Sie sind immer der Ausdruck eines unterbrochenen Flusses. Sie führen zum Kampf, zum Verlieren. Diese Menschen quietschen wie eine nicht geölte Tür. Der Klang lässt sich harmonisieren, indem wir unser Leben aufräumen, Ladungen klären und mit uns selbst in Frieden kommen. Nada Brahma – Die Welt ist Klang.

Reine Struktur
Code: Reine Struktur
53268342158336836-53379453269447947

Wie rein ist doch der Körper eines Neugeborenen, wie vollkommen. 40 Jahre später ist es anders. Die Körper beginnen zu altern, hier und da tun sie weh, hier und da sind Altes und Fremdes abgelagert. Das Fremde und das Alte haben einen anderen Klang als das Eigene und das Klare. An diesem Klangunterschied kann man es erkennen.

Heilung von energetischen und seelischen Wunden
Code: Heilung von energetischen und seelischen Wunden
58484920757574935-529476158-54853-9627
Auch wenn wir vergeben und vergessen, so bleiben doch oft energetische Narben und Risse in unserem Feld bestehen.

Zurückholen verlorengegangener Zeit
Code: Zurückholen verlorengegangener Zeit
37236874752985941-37236874752196052-674931496317
Zeit lebt, sie ändert ihre Geschwindigkeit, ihre Richtung, ihren Fluss. Nur eines ist sie mit Sicherheit nicht: konstant und linear. Warum scheint sie im Laufe des Lebens immer schneller zu vergehen? Wird sie wirklich schneller oder nur dünner? Wenn bei der Inkarnation Zeit ein breiter Strom war, so breit, dass unendlich viel Zeit zum Staunen da war, so wird sie im Laufe des Lebens immer dünner. Und dadurch erscheint sie uns schneller. So wie Wasser, das durch enge Röhren schneller fließt als durch breite. Und irgendwann ist die Uhr dann abgelaufen. Die verfügbare Zeit ist dünner geworden, weil sie Anteile verloren hat. Sie sind stehen geblieben in der Erstarrung durch Schockereignisse, rückwärts gelaufen in der nostalgischen Huldigung der Vergangenheit, in andere Dimensionen verschwunden, wenn wir aus der Realität geflohen sind. Wo ist die verlorengegangene Zeit? Sie ist nicht weg, sondern irgendwo im unendlichen Raum. Die 12-dimensionale Abbildstruktur des Hologramms *Make me an instrument* repräsentiert diesen unendlichen Raum. Es ist alles im Hologramm enthalten und somit auch die verlorengegangene Zeit. Wir müssen sie uns nur zurückholen. Michael Ende würde sagen: »Lass uns die Zeitsparkasse knacken!« Stell dir vor, in der mittigsten Kugel des Hologramms zu stehen und eine Lichtwelle in alle Richtungen auszusenden, die das ganze Hologramm, den gesamten Raum erfüllt. Eine Welle, die deine verlorengegangene Zeit erweckt und ihr signalisiert, dass du bereit bist, sie wiederzuleben. Wenn das ganze Hologramm aktiviert ist, stelle dir vor, dass die Zeit in die Mitte, in der du stehst, zurückströmt. Sie kann sich zum Beispiel zu weißem Licht verdichten, das du dann wieder in dir aufnimmst, das du einatmest und integrierst. Sei achtsamer mit deiner Zeit und erlaube den grauen Herren der Zeitsparkasse nie wieder, sie dir zu rauben.

Vollkommene Seele

Code: Vollkommene Seele
92040424792147415 81-920415358032585 2692-920426469143696370 3-674594842488527-57487374168425825739124024247424734 1607 3382563514736368 3927

Eine vollkommene Seele zu leben, zu haben, zu sein ist der Traum eines jeden Menschen. Doch die meisten sind weit davon entfernt. Durch die vielen Verletzungen des Lebens sind die meisten Anteile ihres Selbst, ihrer Seele, abgespalten worden und verschwunden – scheinbar. Eine ganze Seele zu sein, im Jetzt zu sein, vom Göttlichen durchströmt zu werden und als ein Instrument des Friedens zu leben, ist ein hohes und das einzige wirklich sinnvolle Ziel des Lebens.

Umwandlung von Ladung in Liebe

Code: Umwandlung von Ladung in Liebe
5638270683254289-95257980642367346786325743210485274357964 -76141685346789532 6357-4653476026385693412736 82-3639582634

Liebe und Ladung – ein großer Schlüssel zum Verständnis und zur Heilung. Wir alle haben energetische Ladungen in uns. Sie sind das Gegenteil zur Liebe. Sie zeigen sich durch Angst, Manipulation und vieles mehr. Ladung oder Hass führt zur Selbstzerstörung und zur Zerstörung von anderen. Ladung kann dazu benutzt werden, einen Teufelskreis der Selbstzerstörung auszulösen und zu kontrollieren. Die Ladung liegt bei vielen Menschen zwischen 60 und 80 %. Je höher die Ladung ist, desto stärker kann Negatives durch diese Menschen wirken. Es gibt auch Menschen mit einer Ladung von 98 %. Wer eine niedrigere Ladung zu leben gewohnt ist (unter 20 %) und durch eine Irritation plötzlich einen deutlichen Anstieg davon erfährt, hält sich auf der unbewussten Ebene für energetisch unsauber, ja sogar infektiös und beginnt, sich zu verstecken, sich selbst zu zerstören, das Kranke herauszureißen, und wenn es die Seele selbst ist. Dies ist der Versuch, Schlimmeres zu verhindern und macht es am Ende, wenn man dagegen mit Behandlungen angeht, sogar noch schlimmer. Denn der Selbstzerstörungsmechanismus als ultimativer Schutz wird nicht erkannt. Bei dem ganzen Prozess geht unendlich viel Energie verloren. Reduziere deine Ladung so weit, wie es dir möglich ist.

Besser schlafen

Code: Besser schlafen
46848484-4164184379170-636735841738-135792468018

Schlaf ist eher eine Entladung aller aufgenommenen Energien als eine Aufladung. Je stärker die Entladung, desto besser der Schlaf. Gute Nacht.

Unterstützung des spirituellen Wachstums

Code: Unterstützung des spirituellen Wachstums
37373738485950616273745-3737373848595061627374548494041424
34445464748494041842482001168169527
Die Freiheit, uns in den zwölf Dimensionen des Seins bewegen und aus ihnen sehen zu können, ist das Geschenk des spirituellen Wachstums.

Getragene Themen an ihrer Quelle klären

Code: Getragene Themen an ihrer Quelle klären
589468527493175379747525942595358537531695384247003690744
696358425853742475269086000000537953800000000000000000001
Durchschnittlich basieren ein Drittel unserer Irritationen und Symptome nicht auf unseren Themen, sondern sie werden nur von uns getragen bzw. aus- und weitergetragen. Die wichtigste Quelle der verursachenden Ladungen sind unsere Eltern und Vorfahren. Ungeklärtes wird an die nächste Generation weitergegeben. Andere Quellen sind all jene Menschen, denen wir etwas von ihrer Last abnehmen. Dazu gehören Verletzungen, Geheimnisse und aufgenommene Ladungen. Wir können jedoch Themen nur dort klären, wo sie entstanden sind: an ihrer Quelle. Mit diesem Code öffnen wir die Verbindung zur Quelle der Themen, auch wenn sie Generationen zurückliegen sollte, und geben die ungeklärten Ladungen dorthin zurück. Wir lösen die Themen in ihrer Quelle auf.

Beenden von Manipulation

Code: Beenden von Manipulation
642595026158-73925217-846428631753863-9190-4263773504273597
43-5761903456186158-55378538663910-764950852-586249-5385-637
6259742-536847935902673-634852057050742486375-5849731741693
83-85705269528458-4674642736346-74747368472749-274838493829
1038-48392716606162636465666768696106047392666-73593279063
583836-78584289479393278392-53739536942593134-642794274831
95283840-584642441694273-637480746037385384174804273-64948
392
Viele Menschen sind hungrig nach Energie, da sie durch mangelnde Anbindung an ihre Lebensaufgabe nicht vom Leben genährt werden. Sie stehlen Energie bei anderen.

Beenden von Verbindungen zu unreinen Quellen

Code: Beenden von Verbindungen zu unreinen Quellen

A Klärung des eigenen Feldes
76264848536

B Verabschieden der unreinen energetischen Quellen, indem der Code auf deren energetisches Zentrum fokussiert wird.
583828273628263798 26-636248362-7136275792379047352 62-83838
3818181-46379070506040302010908222

C Loslassen der unreinen energetischen Quellen
49367284952-99723707317-9999963652941-65248426384-852368637
63-65337484276

D Aktivieren der eigenen reinen Quelle
2816056373504834294195360969526425848394184896004075868 58
59093

Oft sind wir energetische Diener von uns unbekannten Herren, nutzen energetische Quellen oder lassen uns von ihnen benutzen. So werden zum Beispiel bei allen Arten von Einweihungen Tore zu energetischen Quellen geöffnet. Wenn diese rein sind, ist es ein Geschenk. Sind sie jedoch unrein, so strahlen wir als Instrument dieser Quellen mit der Zeit eine immer dunklere und manipulativere Energie ab. Du hast die Möglichkeit, dich von den unreinen Quellen zu trennen. Das bedeutet aber auch, dass du auf das Machtpotenzial verzichtest, das dir durch die Quellen zur Verfügung stand. Folge den Schritten in der Reihenfolge A, B, C, D.

15. Tester: Der sehende Raum

Ich sehe was, was du nicht siehst.
Die Erde ist flach, sagt der Wanderer.
Die Erde ist riesengroß und rund, sagt der Mond.
Die Erde ist klein und dreht sich um mich, sagt die Sonne.
Sie alle haben recht, aus ihrer Perspektive.

Der sehende Raum

Das Feld

Fremdes

Im Individuum hinterlassene Anteile, Felder, Energien oder Quellen, die freiwillig aufgenommen oder durch Beeinflussung hinterlassen oder implantiert wurden.

Verlorenes

Eigene Anteile, Felder, Energien oder Quellen des Individuums, die freiwillig abgegeben, woanders hinterlassen oder unfreiwillig genommen wurden.

Tore

In Individuen hinein oder aus Individuen heraus bestehende Tore, durch die Beeinflussungen möglich sind. Diese können aus zwei Richtungen geschaffen oder benutzt werden:

1. durch im Individuum hinterlassenes Fremdes oder
2. durch herausgelöstes Eigenes aus dem Individuum, das sich außerhalb befindet.

Intelligente Felder

Von der Materie unabhängige Felder mit eigener Intelligenz. Je nach Reinheit können sie positiv unterstützen oder negativ manipulieren. Besonders die manipulierenden Felder sind durch ihre Komplexität, Veränderbarkeit und Vielgestaltigkeit schwer zu erkennen und als Ursachen von Irritationen auszumachen.

Die Ursache

1. Interaktiv

In der Interaktion zwischen Individuen entstandene und dort zu lösende Themen.

2. Intrapersonal

In Inneren eines Individuums entstandene und dort zu lösende Themen. Eigene Lebensthemen.

3. Familiär

Aus der Familie und dem Ahnenfeld entstandene und dort zu lösende Themen.

4. Lokal

Aus den Lebensorten entstandene und dort zu lösende Themen.

5. Regional

Aus der Region entstandene und dort zu lösende Themen.

6. Kulturell

Aus der Kulturgeschichte und der kulturellen Identifikation entstandene und dort zu lösende Themen.

7. National

Aus der Nation, dem Volksstamm entstandene und dort zu lösende Themen.

8. Religiös

Durch religiöse Einflüsse und Prägungen entstandene und dort zu lösende Themen.

9. Evolutionsbiologisch

Durch evolutionäre Prozesse in der Zeit entstandene und dort zu lösende Themen.

10. Artspezifisch

Aus der Art, der Spezies, entstandene und dort zu lösende Themen.

11. Kosmisch

Im kosmischen Feld verankerte und dort zu lösende Themen.

Das Sehen

Ich sehe

Die geringste Qualität des Sehens aus der eigenen Perspektive, aus eigenen Wertungen, Erwartungen, Erfahrungen heraus. Immer ein beschränkter und subjektiver Blick mit oft verfälschten Ergebnissen.

Es sieht

Zum Instrument des Sehens werden. Es schaut durch uns. Aus dem subjektiven wird das objektive Sehen. In der Befreiung vom Individuellen, vom Raum, von der Zeit kommt es zur Objektivierung des Sehens. Eine weitere Verbesserung erfolgt durch eine Weitung des Sehens in den weiteren Dimensionen des Seins nach Burkhard Heim. Am Ende haben nur die, die aus derselben Dimension schauen, das gleiche Ergebnis im Testen und Sehen. Du kannst austesten, aus welcher der zwölf Dimensionen du schaust bzw. ES durch dich schaut.
Mit dem Hologramm *Make me an instrument* und dem Zahlencode Spirituelles Wachstum (37373738485950616273745-373737384859506162737454849404142434445464748494041842482001168169527) kannst du Zugang zum Sehen aus den höheren Dimensionen nach Heim erhalten.

Innere Weisheit

Unser Sehen, auch das Instrumentsein des Sehens, ist nie in der gleichen Qualität und unabhängig von uns, sondern hängt immer mit unseren anstehenden Entwicklungs- und Wachstumsschritten zusammen. Vieles müssen wir als Erfahrung durchleben und wachsen damit. Ziel des Wachstums ist eine immer größere Klarheit und Reinheit. Und damit wird das, was wir sehen dürfen und können, immer klarer.

Zur Erläuterung hier ein Bild: Stelle dir einen See vor, und du kannst alles sehen, was sich über der Wasseroberfläche befindet. Wenn sich durch unsere Lebenserfahrungen und die zunehmende innere Weisheit der Wasserspiegel senkt, werden Dinge und Themen sichtbar, die bisher unter der Wasseroberfläche waren. Je tiefer der Wasserspiegel sinkt, desto mehr wird sichtbar an Themen, die wir vorher nicht sehen konnten. Und erst wenn das Wasser ganz verschwunden ist, sind wir in der ganzen inneren Weisheit angelangt. Du kannst auch in Prozent austesten, wie hoch das Wasser noch steht, und damit erahnen, was alles noch nicht sichtbar ist für dich zum jetzigen Zeitpunkt.

Der Raum

Multiple Realitätsräume

Neben der Lichtseite – dem Plus-Raum –, die wir gerne öffentlich zeigen und die wir nutzen, wenn wir oberflächlich Themen klären, gibt es den Schattenraum – den Minus-Raum. Diesen wollen nur wenige betreten und dort sich die Themen und deren Wurzeln anschauen und klären. Diese beiden Räume machen die Dualität aus. Doch das reicht nicht aus, um Leben zu beschreiben. Wir brauchen noch den dritten Raum. Und dieser Raum repräsentiert alle weiteren möglichen Realitätsräume – unendlich viele. Und in diesen finden wir viele der Ursachen von komplexen Themen, so zum Beispiel die Verbindungen zu unreinen Quellen. Durch die Bewusstheit dieser komplexen Realitätsräume, die auch von der Quantenphysik beschrieben werden, können wir die Heilenergien in diese lenken und dort erfolgreich und gezielt wirken lassen.

Eigener Raum

Die uns gewohnte Betrachtung des Individuums mit Struktur, Feld, Energien, Rhythmen und Raum.

Raumäquivalente

Die das Individuum umgebenden Räume. Räume, die scheinbar nicht zum Individuum in Beziehung stehen, aber den Raum erschaffen, in dem das Individuum existiert und über den es mit anderen Individuen verbunden ist. Und diese Räume sind gleichwertig zu den direkten Räumen, den eigenen Räumen in Bezug auf die Erschaffung der Realität. Mit den Raumäquivalenten verlassen wir den kausalen Bezug von Themen des Individuums zu seinem Leben, seinen Erfahrungen, Energien und Feldern und erlauben die Einflussnahme von nicht in Bezug zum Individuum stehenden Räumen auf das Individuum als Ausdruck der systemischen Komplexität der Schöpfung.

Die Systemtester

Hilfsmittel, um professionell mit Systemen, Firmen, Projekten und Teams arbeiten zu können.
Auf 30 Testkarten stehen ca. 400 spezifische Themen zur Verfügung, um Systeme zu analysieren und durch das Coaching sicher hindurchgeführt zu werden, wie wir das bereits von den Testsystemen kennen.
Hier eine Übersicht der Testkarten, die jeweils 10–20 Themen enthalten.

Systemtester Themen

Parameter
Personal
Systemleitung
Produkte/Leistungen
Seele/Herz
Kreativität
Workflow
Wachstum/Veränderung
Grafik/Design
Innenwelt & Umwelt
Systemstruktur
Energiequellen
Perspektive
Manipulation/Beeinflussung
Ladungen
Integrität
Identität
Finanzen
Kommunikation/Integration
Flow Regulation
Historie
Marketing/PR

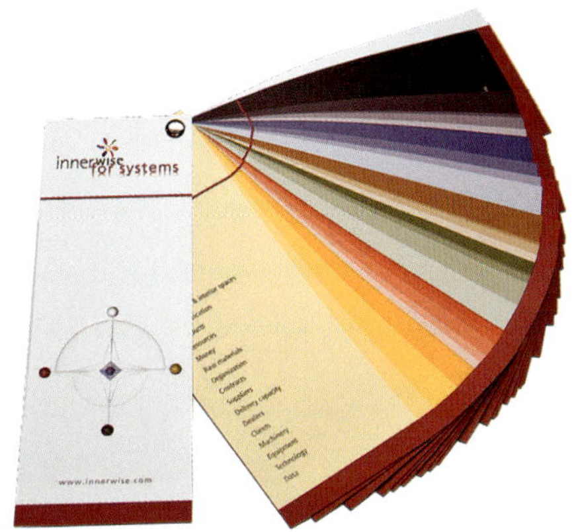

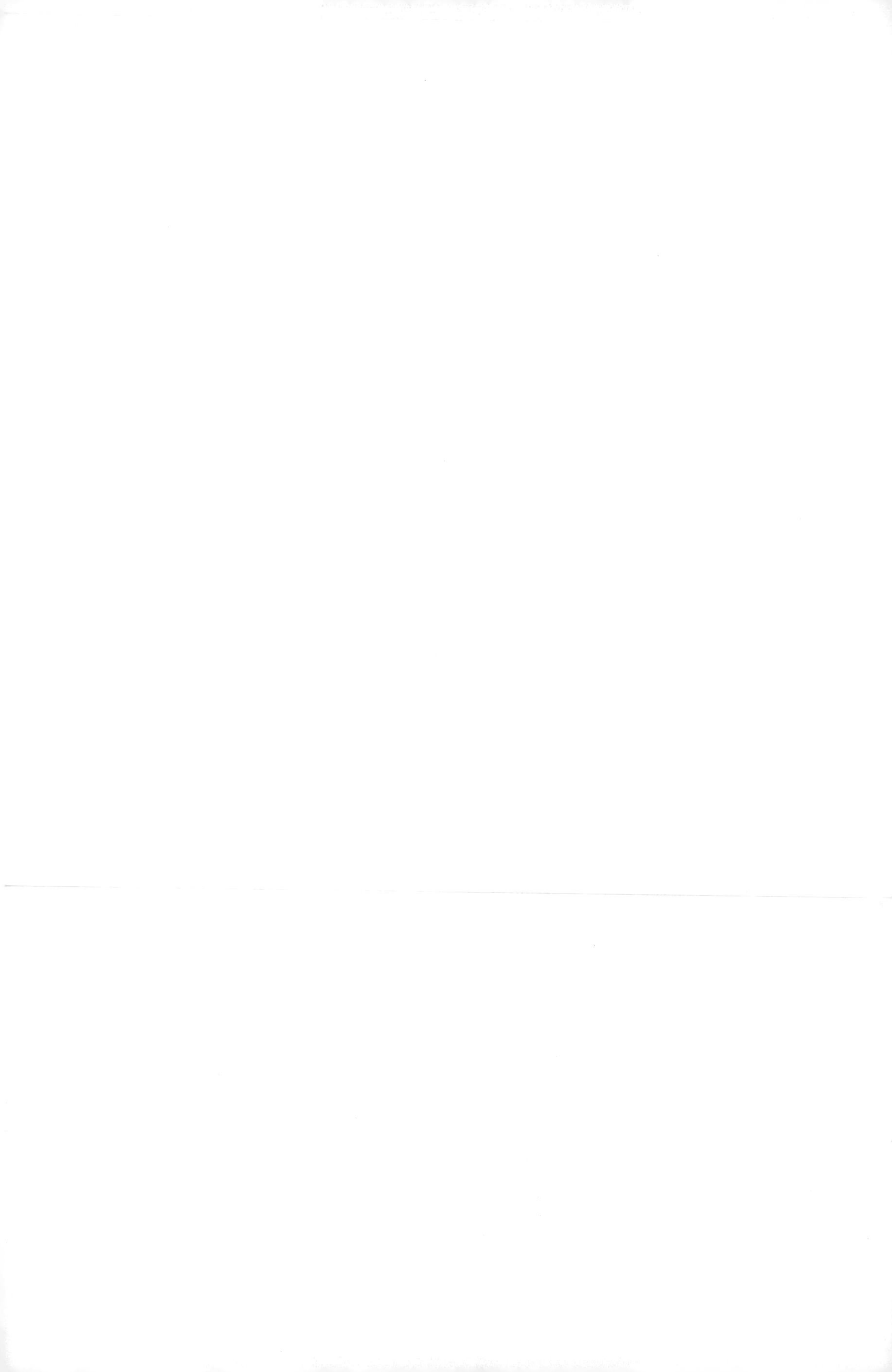

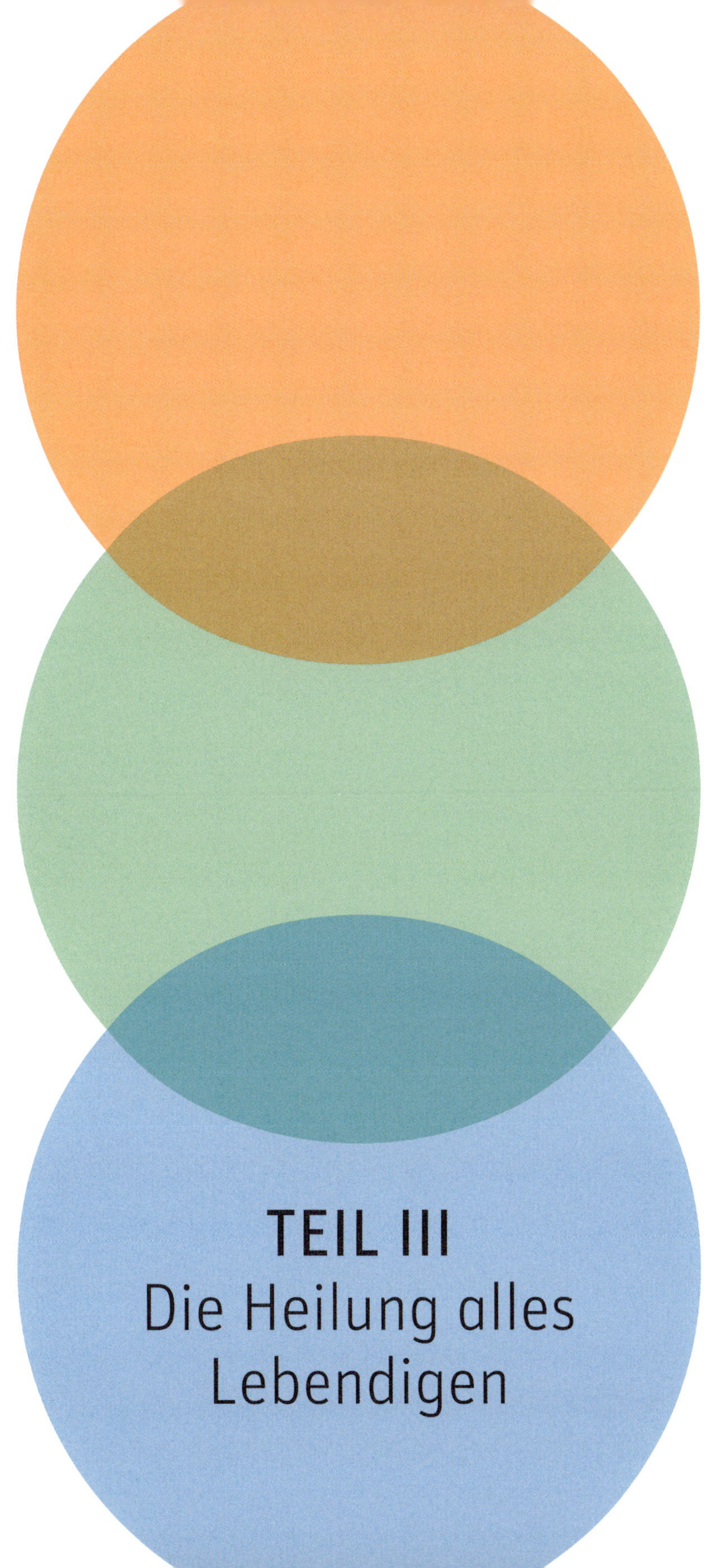

TEIL III
Die Heilung alles Lebendigen

Der Überblick

Der dritte Teil beinhaltet

- **die Anwendung von *innerwise* im Bereich der Heilarbeit mit Menschen, Tieren, Pflanzen, Häusern und Landschaften,**
- **die Anwendung im Bereich Lernen, Kreativität und Beziehungen sowie die Behandlung von Firmen, Projekten und Systemen**
- **sowie die Behandlung von Firmen, Projekten und Systemen.**

1. Die Anwendung von *innerwise*

Step by Step

Spüren, einfühlen, begegnen und Mitgefühl entwickeln

Das Erste ist das Spüren und Fühlen von sich selbst und dann von dem Menschen oder System, mit dem wir arbeiten, um uns einen Überblick zu verschaffen, mitfühlen zu können und während der Behandlung immer eine Vergleichsmöglichkeit zur Ausgangssituation zu erhalten.

Die Diagnostik mit Hilfe des Armlängentests

Erfassen des Ausgangszustandes mit dem Armlängentest. Dies beinhaltet das Austesten von Grundparametern wie der Identität, der Lebensenergie und der Integrität, die organische, strukturelle und rhythmische Diagnostik und die Klärung der Behandlungsziele des Patienten.

Durch das Testsystem führen lassen

Wir werden durch das Testsystem auf dem effektivsten Weg zur Heilung geführt. Intuitiv wird der erste Tester gewählt und kann dem Patienten aufgelegt werden. Erzeugt dieser Stress beim Patienten, ist dies mit dem Armlängentest sichtbar. Von den zehn bis 20 im Tester enthaltenen Themen ist es jedoch nur eines aktiv. Das kann intuitiv durch das Fühlen (aktive Themen haben eine andere Ausstrahlung als die anderen) oder mit dem Armlängentest gefunden werden. Es ist immer nur ein Thema des gesamten Testsystems aktiv – genau das, welches den effektivsten Weg durch den Heilungsprozess zeigt.

Die Heilsinfonie komponieren

Mit den Heilkarten komponieren wir die Heilsinfonie, indem wir intuitiv Heilkarten ziehen. Manchmal eine, machmal mehrere Heilkarten pro Thema. Der Armlängentest steht immer für die Kontrollfragen zur Verfügung: »Reicht das schon für das Thema aus?« »Benötige ich eine weitere Karte?« Es gibt Themen, die mit einer Heilkarte gelöst sind, andere brauchen mehr. Danach legt man die Heilkarten dem Patienten auf. Wenn dieser liegt, dann einfach auf den Bauch oder auf die Brust legen. Bei Selbstanwendung oder in stehender Position die Heilkarten in eine Tasche der Kleidung stecken. Nun kann der Patient oft selbst schon Veränderungen im Körper spüren, und der Therapeut kann beobachten,

was sich im Körper im Vergleich zur Ausgangsdiagnostik bereits verändert hat. Die Kontrolle zu dem Testthema durch den Armlängentest mit den Händen des Patienten zeigt uns an, ob wir es bereits gelöst haben.
Ablauf: Testthema herausfinden, Thema mit den Heilkarten auflösen und nachbeobachten, welche Veränderungen dieser Vorgang hervorruft; wird so lange wiederholt, bis kein Testthema mehr Stress bereitet. Das kann fünf Minuten oder auch eineinhalb Stunden dauern.
Dazwischen leitet der Therapeut die Kommunikation mit dem Ziel, dem Patienten die Zusammenhänge zu erläutern und ihn durch den Therapieprozess zu führen.

Die Veränderungen wahrnehmen

Spüren und Fühlen der Veränderungen. Wenn alle Tester keinen Stress mehr hervorrufen, alle Symptome beim Armlängentest stressfrei sind, bedeutet es noch nicht, dass alle verschwunden sein müssen. Es ist die Möglichkeit gegeben, dass sie verschwinden. Jetzt lässt man den Patienten noch mal in sich hineinspüren und die Veränderungen beschreiben. Oft ist es auch gut, ihn spüren zu lassen, wie er sich in zwei, vier, sechs Tagen fühlen wird. Denn manche Veränderungen benötigen Zeit.

Symptomcheck und Abschluss

Nachtesten mit dem Armlängentest. Zum Schluss werden alle bei der Ausgangsdiagnostik als gestört aufgefallenen Parameter kontrolliert.
Sollte ein Patient noch Heilkarten benötigen, werden diese ergänzt. Erst dann werden die Symptome mit dem Armlängentest kontrolliert, ob sie weiterhin Stress erzeugen. Wenn ja, erhalten sie die weiteren nötigen Heilkarten. Nun kann der Patient noch einmal alle Wünsche zum Behandlungsziel visualisieren. Mit dem Armlängentest wird erneut nachkontrolliert, ob abermals bei einem Thema Stress entsteht, der mit Heilkarten ausgeglichen werden kann. Auf die Frage »Ist die Behandlung für den Patienten beendet?« sollten die Arme mit Ja antworten. Nun kann es aber sein, dass die Behandlung zwar für den Patienten, aber noch nicht für sein Umfeld abgeschlossen ist.
Wir möchten jedoch, dass die Veränderungen integriert werden. Also ist es besser zu fragen: »Ist die Behandlung für alle Beteiligten beendet?« Dann kommen die beiden obligatorischen Abschlussfragen: »Kann ich noch etwas tun? Darf ich noch etwas tun?« Wenn beide mit Nein beantwortet werden, ist die Behandlung wirklich beendet, auch wenn der Patient noch mehr möchte oder der Therapeut gerne den Helden spielen will und alles »schön« machen möchte. Es dem Patien-

ten »schön« zu machen, ihm alle Eigenverantwortung abzunehmen, schadet ihm auf lange Sicht und baut nur Abhängigkeiten zum Therapeuten auf. »Können Sie mich wieder auftanken?« »Können Sie mir die Schmerzen wieder wegmachen?« Es ist nicht unsere Verantwortung als Therapeut, es »schön« zu machen, sondern nur, dem Patienten wieder die Möglichkeit zu geben, sein Leben zu verändern und die Symptome nicht mehr zu benötigen.
Der einfachste Abschlusstest ist: »Ich habe alles getan, was mir erlaubt war zu tun für alle Beteiligten.« Wird dieser Satz mit Ja beantwortet, ist die Behandlung beendet.

Die Heilsinfonie auf das Amulett übertragen

Die Heilsinfonie auf ein Amulett speichern. Das ist ganz einfach: Amulett oder Balance Card in die Hand legen, Kopierkarte auflegen, Heilkarten auflegen und die zweite Hand darüber halten. Unter der zweiten Hand baut sich ein Energiefeld auf, während der Therapeut seine komponierte Heilsinfonie noch einmal spürt und sich damit aus der Verbindung, die er mit dem Patienten eingegangen ist, komplett löst. Dann geht eine Energiewelle durch die Heilkarten in das Amulett oder in die Balance Card und breitet sich von da in den Raum aus. Damit steht die Heilsinfonie dem Patienten durch das Amulett oder die Balance Card zur Verfügung. Die feinfühligen Menschen werden merken, dass die Kopierkarte nicht nötig ist, um die Energien zu übertragen. Das ist richtig, aber nicht der Normalfall. Wenn der Therapeut mit einem Thema der Behandlung in Resonanz geht und damit nicht mehr so klar und konzentriert ist, ermöglicht die Kopierkarte immer, dass die Heilsinfonie sicher übertragen werden kann.

Patienten im Armlängentest unterweisen

Ich zeige allen Patienten, wie sie den Armlängentest selbst durchführen können. So helfen wir ihnen, eigenverantwortlicher entscheiden und leben zu können.

Das Amulett anwenden

Das Amulett tragen. Nun darf der Patient das Amulett tragen und sich mehrfach täglich einen Moment Zeit nehmen, seine Wünsche visualisieren und mit dem Herzen dem Klang der Heilsinfonie lauschen. Man kann das auch Meditieren nennen.

Das Leben verändern

Das darf dann jeder Mensch allein tun.

Folgebehandlungen

Sie erfolgen nach Bedarf, wobei dem Patienten Zeit gegeben werden sollte, die Ergebnisse zu integrieren. So kann es zu Abständen bis zu mehreren Monaten kommen. Mit dem Armlängentest lässt sich der zeitliche Abstand am besten bestimmen, oder man überlässt es dem Patienten, wann er sich wieder melden möchte.

Bei Folgebehandlungen werden die neuen Heilsinfonien auf die vorhandenen Amulette, Balance Cards oder Scheiben übertragen.

Muss man Amulette löschen?

Da *innerwise* auf dem Resonanzprinzip basiert, werden nur die Energien wahrgenommen, zu denen noch eine Resonanz besteht, und die Speicher müssen nicht gelöscht werden. Die Energien kommen ja doch nur durch das System, und sie werden nicht direkt in etwas gespeichert.

Auf die Frage, ob man die Amulette oder Scheiben nicht auch löschen müsste, antworte ich gerne: »Du hast ja auch nicht jede(n) Ex-Geliebte(n) umgebracht, oder?« Wenn die Resonanz vorbei ist, ist sie vorbei.

2. Die Kunst des Heilens

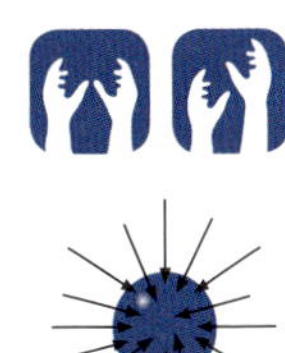

Testthemen

- Teste deine Leber auf Stress mit dem Armlängentest aus.
- Teste dein Sonnengeflecht auf Freiheit des Energieflusses aus.
- Spüre deinen Atem.
- Wenn ein krankes Kind zur Behandlung kommt, behandelst du dann das Kind oder erst die Eltern?
- Wie viel Prozent der Paare mit bisher erfolglosem Kinderwunsch bekommen beim Armlängentest keinen Stress bei der Vorstellung, schwanger zu sein?
- Traust du dir zu, auch Tiere und Häuser zu behandeln?

Egal, wer *innerwise* anwendet, ob Arzt, Zahnarzt, Psychologe, Heilpraktiker, Energetiker oder jedermann/jedefrau in der Selbstanwendung … alle verwenden die gleichen Grundwerkzeuge und gestalten die Behandlung je nach ihrem Kompetenz- und Erfahrungsbereich.

Seit 15 Jahren behandle ich in meiner Arztpraxis ausschließlich mit *innerwise*. Ich verordne keine schulmedizinischen Medikamente mehr, benötige so gut wie nie Labor- oder bildgebende Diagnostik.
Es ist möglich.
Bei Behandlungen ist es das Entscheidende, dass wir nicht länger versuchen, Symptome zu behandeln, sondern nach den Ursachen suchen, diese finden und klären. Dann können die Symptome von selbst verschwinden, da sie nicht mehr benötigt werden.

Wenn ich Symptome therapiere, ändere ich nichts an der Grundladung dahinter, und diese wird sich wieder an der Oberfläche mit Störungen bemerkbar machen – wenn sie an der einen Stelle nicht hervortreten darf, dann woanders.

Intuitive Diagnostik

Gespräch

»Was kann ich heute für Sie tun?« – anstelle des Üblichen: »Na, wie geht es uns denn heute?«

Nach dem klassischen Gespräch zu Beginn, bei dem der Patient sich erklären darf, warum er da ist und was er vom Therapeuten erwartet, und das Interesse des Therapeuten wach werden darf, zeige ich den Patienten, die das erste Mal zu mir kommen, den Armlängentest.
Wichtig ist für den Therapeuten, sich nicht auf Opfergespräche und Armes-Ich-Gespräche einzulassen. Auch nicht zu trösten, sondern mit offenem und liebendem Herzen immer wieder das Gespräch auf die Eigenverantwortung des Patienten zu bringen.

Armlängentest

Der Armlängentest ist die beste Möglichkeit, auch skeptische Patienten zu überzeugen oder zumindest zum Nachdenken zu bringen. Er ist eine Brücke, die Vertrauen schafft. Bei provokanten Ehemännern kann man da auch schon mal im Stehen kräftiger an den Armen ziehen, um sie zum Nachdenken zu bringen.
Nun bitte ich die Patienten, sich auf die Behandlungsliege (auf den Rücken) zu legen, und betrachte sie:
Beinlänge, Beckenstand, Lage, Atmung.
Mit dem Armlängentest kontrolliere ich den Ausgangszustand der Regulation:

- Sind beim «Ja« die Arme gleich oder ungleich lang?
- Sind beim «Nein« die Arme verschieden lang, und wenn ja, wie groß ist die Differenz der Länge?

Damit steht schon mal fest, ob der Patient in der Regulation offen ist, einen Anfangsstress hat, sich in Panik befindet oder gar erstarrt ist.

Wenn eine Störung vorliegt, ist es immer sinnvoll, in der Zeit zurückzugehen, um festzustellen, wie lange die Störung schon vorliegt:

»Stelle dir vor, es ist gestern (vor einem Jahr, fünf Jahren).«
Oder: »Jetzt gehen wir mal in der Zeit zurück. Wie war dein Zustand vor vier Tagen (sechs Monaten, zwei Jahren)?«
So hat man sehr schnell den Auslöser, besonders von Erstarrungen, ermittelt.
Ein Patient kam nach einem Motorradunfall in meine Praxis. Er war in einer Starre, und diese begann fünf Tage vor dem Unfall. Also musste erst diese aufgelöst werden, bevor wir uns mit dem Unfall und den Folgen beschäftigen konnten.

Spüren

»Darf ich Sie einmal wahrnehmen?«
Mit dieser Frage bitte ich um die Erlaubnis, den Patienten ganz tief berühren zu dürfen. Das passiert, wenn wir einen anderen Menschen so wahrnehmen, als wären wir dieser Mensch. Bis auf wenige Ausnahmen, bei denen ich nicht spüren möchte oder es nur auf der Hand wahrnehme, weil die Energien so unangenehm und manipulativ sind, identifiziere ich mich für ein paar Sekunden mit dem Patienten und kann dann in mir die Schmerzen, Blockierungen, Emotionen spüren. Dazu habe ich die Augen geschlossen, um mich besser konzentrieren zu können.
Die große Chance dieses Moments ist nicht nur die Möglichkeit, den Menschen besser verstehen zu können, sondern auch, mich in der Zeit frei bewegen zu können. In Sekunden kann ich mich durch sein Leben wie mit einem Fahrstuhl bewegen und feststellen, wann bestimmte Muster und Störungen entstanden sind. Wichtig ist beim Spüren, auf den Stand, die Lastverteilung zwischen rechtem und linkem Bein, die Atmung, die Rhythmen und die Beweglichkeit im Leben zu achten. Manchmal hat man das Gefühl, die Menschen könnten nicht loslaufen, ihre Füße seien in Zement eingegossen, eine Körperhälfte fühle sich anders an als die andere oder vieles mehr.

Grundthemen, Symptome

Danach setze ich mich neben den Beinen des Patienten mit auf die Liege und teste mit dem Armlängentest die Wünsche, mit denen der Patient gekommen ist, durch.
Sollte der Patient jedoch beim Armlängentest einen Anfangsstress oder eine Starre anzeigen, so suche ich aus den Heilkarten die heraus, die dies beheben. Dazu ziehst du mit der Absicht, die richtigen Karten zu finden, diese intuitiv aus dem Kartenset heraus und testest ihre Wirksamkeit aus, indem du sie auf den Patienten legst und den Armlängentest wiederholst.
Und dann darf der Patient mithelfen:

»Stell dir vor, wieder gesund und lebensfroh zu sein!«
»Stelle dir vor, in zehn Jahren noch zu leben!« (Beim Krebspatienten)
»Stelle dir vor, eine Partnerin zu haben …; schwanger zu sein …; eine Arbeit zu haben, die dir Spaß macht …; wieder frei atmen zu können …; den Ton a klar und kräftig zu singen …!«
Das oft für den Patienten schockierende Ergebnis ist, dass er auf alle Aussagen und Vorstellungen mit den Armen mit Stress antwortet.
»Wie soll etwas eintreten, das du dir noch nicht einmal vorstellen kannst?«
So werden die unbewussten Programme sichtbar, die mit ihrer Manifestationsmacht von 95 Prozent (im Vergleich zu den fünf Prozent des Bewussten) die Realität erschaffen. Es ist wichtig, dem Patienten zu zeigen, was sein Unbewusstes möchte und auch macht.

Organe testen

Nun ist es Zeit, dass du dir einen Überblick über die Organe verschaffst.
Dazu kannst du die Haut über dem Organ berühren, so als ob du einen leichten Druck auf das Organ ausüben möchtest, oder aus der Entfernung von einigen Zentimetern das Organ energetisch mit der Hand berühren und dann mit dem Armlängentest die Reaktion auf diesen Reiz kontrollieren.
»Hallo, Leber, wie geht es dir denn heute?« So ein witziger Spruch tut gut, und bei Behandlungen sollte immer auch gelacht werden.
Bedenke immer, die Organe in allen Ebenen zu sehen. Hat der Patient nun Stress in der Leber beim Armlängentest, so kann dies organisch, biochemisch, mental, emotional, energetisch oder seelisch sein, oder eine Mischung daraus.
Wenn du es genau wissen willst, dann testest du die Leber auf den Ebenen einzeln aus:
»Leber auf der organischen Ebene!«
»Leber auf der biochemischen Ebene!« …

Die am häufigsten betroffene Ebene der Leber ist natürlich die emotionale Ebene. Das kommt vom vielen Runterschlucken und von der Wut auf sich selbst, wenn man sich wieder einmal selbst verleugnet hat.

Wie in der Checkliste dargestellt, ist es eine sinnvolle Reihenfolge, mit dem Oberbauch zu beginnen, danach Nieren, Unterbauch, Brustkorb, Kopf, Rhythmen und dann die Statik. So kann man eine Komplettdiagnostik innerhalb von einer bis fünf Minuten durchführen.
Wichtig für den Therapeuten ist es, immer wieder seine Wahrnehmung zu trai-

nieren. Mit den Händen die Energiefelder von gestörten Organen erspüren, die Rhythmen mit den Händen zu spüren.
So soll der Patient tief ein- und dann ausatmen, und wir können mit dem Armlängentest die Atemfunktion überprüfen. Oder der Therapeut stellt sich vor, seine Hände seien die Lunge des Patienten, und vollzieht mit der Bewegung seiner Hände im Raum den Atemzyklus des Patienten und kann genau sagen: »Bei der tiefen Einatmung ist eine Blockade in der linken Lunge.«

Rhythmen

Es ist wichtig, die feinen Rhythmen, die Freiheit und Funktionstüchtigkeit der Nervengeflechte, des Craniosacralrhythmus und des Schädelatems zu spüren.
Wenn du deine Hand mit dem Handteller nach oben über das Sonnengeflecht (Magenbereich) hältst und dir vorstellst, deine Hand IST das Geflecht, und dann die Freiheit der Bewegung ausprobierst, indem du die Hand nach oben und unten führst, kannst du das Nervengeflecht überprüfen. Ist es frei, kann sich deine Hand wie schwerelos bewegen, ist es blockiert, so kann sich deine Hand je nach Grad der Blockierung schwerer, zäh oder gar nicht bewegen.
Die Nervengeflechte führen die Feinabstimmung aller Organe durch. Sind sie blockiert, geraten die Organe aus dem Lot.
Nun überprüfst du das Beckengeflecht, welches den ganzen Unterleib steuert (Sexualfunktion, Zyklus bei der Frau, ...), das Nabelgeflecht, ein wichtiges Überbleibsel aus der Zeit der Nabelschnur und damit der Anbindung an die nährende Quelle, das Sonnengeflecht, welches alle Organe des Oberbauchs steuert, und die Halsgeflechte rechts und links, die jeweils den linken und rechten oberen Körperquadranten mit Herz, Lungen und Gehirn steuern.
Um den Schädelatem wahrzunehmen, legst du virtuell deine Hände beidseits an den Kopf, also in der Luft, ohne ihn zu berühren, und stellst dir vor, deine Hände seien der Schädel, und versuchst sie leicht zusammenzubringen. Das Gleiche wiederholst du von vorn und hinten und oben und unten am Schädel.
Ein freier Schädel lässt sich wie ein prall aufgeblasener Luftballon leicht eindrücken. Ein blockierter Schädel fühlt sich eher wie ein Betonklotz an, und die Menschen haben dann auch Kopfschmerzen oder zumindest einen leichten Druck im Schädel.
Um den Craniosacralrhythmus zu spüren, den Rhythmus, der durch die Wirbelsäule geht und alles miteinander verbindet, legst du virtuell eine Hand unter den Schädel und eine unter das Kreuzbein, stellst dir vor, deine Hände seien die Bänder und Gewebe, die sich in den Strukturen frei bewegen können, und versuchst, eine Schaukelbewegung mit beiden Händen gleichzeitig zu machen.

Ist der Rhythmus frei, hat er einen schönen Klang und kannst du die Lebensweise des Menschen spüren, kannst den Seelenklang wahrnehmen. Oft ist der Rhythmus aber blockiert, in einer oder beide Richtungen (Richtung Becken oder Schädel). Manchmal fühlt er sich auch mechanisch an, hat alles Lebendige verloren. Dann läuft ein fremder Ersatzrhythmus ab, wie eine künstliche Beatmung anstatt einer natürlichen Atmung.

Struktur

Bedenke immer: 99 Prozent aller Beinlängendifferenzen sind funktionell. Das bedeutet, sie können auch wieder verschwinden. So ist es bei allen strukturellen Dysbalancen. Wir müssen nur die entscheidenden Ursachen finden, diese beheben, und schon richtet sich die Statik oft von selbst wieder aus.
Die Beinlänge ist ein einfacher Parameter, und wenn sie nach ein paar Heilkarten verschwindet, ist das sehr beeindruckend.
Dann folgt die Testung des oberen und unteren Sprunggelenks, indem diese bewegt werden. Der Therapeut kann mit seinem eigenen Armlängentest sofort Störungen der Gelenke feststellen.
»Ist das Gelenk frei von Irritationen?« ist die Frage im Kopf dabei.
Bei den Knien sind die Seitenbänder wichtig, die man testet, indem man die Beine in O- und X-Bein-Stellung testet. Die Menisken testet man, indem man Ober- und Unterschenkel virtuell gegeneinander verdreht. Die Kreuzbänder, indem man virtuell den Oberschenkel herunterdrückt und den Unterschenkel hochdrückt und andersherum. Diese Testung kann auch durch die direkte Bewegung der Gelenksstrukturen erfolgen, wie sie Mediziner erlernen, die dann mit dem Armlängentest kombiniert wird.
Virtuell bedeutet wieder, dass der Therapeut die Bewegung nur mit seinen Händen vollzieht, sich jedoch dabei vorstellt, dass die Hände die entsprechenden Körperteile seien. Dann folgen die Hüftgelenke, indem die Bewegung der Beine in alle Richtungen visualisiert wird. Wenn man beim Ergebnis nicht sicher ist, kann man jederzeit das Bein real bewegen und noch einmal testen.
Nun wird die Hand des Therapeuten zum Steißbein, und der Therapeut versucht, sie in alle Richtungen zu bewegen. Dabei spürt er jede Einschränkung der Beweglichkeit. Wenn er nun auf eine Zeitreise geht und sich vorstellt, den Test vor 5, 10, 20, 30 Jahren getan zu haben, spürt er die jeweilige Beweglichkeit in dem entsprechenden Alter. Das Feld hat alles gespeichert, wir brauchen nur zuzugreifen. Das Steißbein wird oft durch Stürze oder bei Frauen durch Geburten irritiert. Da über dem Steißbein das Beckengeflecht des vegetativen Nervensystems liegt, wird dieses ebenfalls irritiert und erzeugt Fehlsteuerungen im Unterleib.

In der Testung folgt jetzt das Kreuzbein, wobei die Hand zum Kreuzbein wird und es sich in alle Richtungen bewegt.

Wichtig ist, dass der Patient das alles spüren kann; es ist real für ihn, so als ob sich die Knochen bewegten. Deshalb ist es wichtig, ihm zu sagen, was man tut. Unsere Hand wird zu einer Art Cyberhand, die sich durch den Körper bewegt.

Alle Knochen haben die Freiheit, sich in alle Richtungen zu bewegen. Freiheit bedeutet also eine freie Beweglichkeit in alle Richtungen, auch wenn es keine großen Bewegungsausschläge sein müssen.
Bei der Wirbelsäule ist jeder Wirbel einzeln in seiner Beweglichkeit fühlbar, und der Therapeut kann bei sich und beim Patienten mit dem Armlängentest das Ergebnis jederzeit kontrollieren.
Das Zungenbein, über das 80 Prozent der Muskelketten des Körpers laufen, lässt sich virtuell in alle Richtungen bewegen, und damit kann man Verspannungen feststellen.
Beim Unterkiefer kann der Patient die Bewegungen in alle Richtungen selbst durchführen und der Therapeut testet mit den Armen des Patienten jede Bewegungsrichtung aus. Auch die Zähne können sich verdrehen und in alle Richungen bewegen: vor, zurück, hoch, runter, seitlich. Auch wenn dies nur minimalste Bewegungen sind, so sind sie doch für die Gesamtstatik extrem wichtig, wie man an den Skolioseentwicklungen bei Zahnspangen und auch den Reduzierungen der Hirndurchblutung durch Verspannungen im Nacken sehen kann.
Die Hand des Therapeuten wird einzeln zu jedem Zahn und kann die Beweglichkeit ausprobieren.
Wie du siehst, bekommt der Therapeut eine Art Pianistenhände, extrem feinfühlig, aber mit dem Vorteil, dass schwere Gartenarbeit seinen Fähigkeiten nicht schadet.
Der Patient kann mit der Zunge auch selbst die Zähne in eine Position schieben, und der Therapeut testet. Dies ist besonders bei Fehlstellungen der Zähne wichtig; denn sie mit einer Spange in eine Richtung zu drücken, wo sie selbst nicht hinwollen, ist eine Zahnvergewaltigung und therapeutisch sehr zweifelhaft.
Es gibt Kieferorthopäden, die *innerwise* in ihre Praxis integriert haben und damit zuerst die Patienten und bei Kindern auch, wenn nötig, deren Eltern (wenn das Kind für die Eltern Themen trägt) behandeln und dann erst Spangen anwenden. Ihre Behandlungszeiten verkürzen sich damit oft auf die Hälfte der Zeit, da die Blockaden, die die Fehlstellungen erzeugen, erst gelöst werden und danach mit der Mechanik der Körper unterstützt wird, die Zähne wieder in die Normalstel-

lung zu korrigieren. Bei meinem ältesten Sohn konnte ich die Fehlstellung der Schneidezähne ausschließlich mit *innerwise* korrigieren.
Die Testung der Statik schließen wir mit dem Schädelatem und der Beweglichkeit der Schädelknochen ab. Auch hier wird wieder mit der Cyberhand und dem Armlängentest gearbeitet.
Auch Schädelknochen bleiben ein Leben lang minimal in alle Richtungen beweglich.

Die exakte Untersuchung der Statik dient dem Lernen des Therapeuten. Während er in der Behandlung an gravierenden Themen zum Beispiel aus der Kindheit arbeitet, verändert sich die Statik, und er kann beobachten, welche Themen sich in welcher Form im Körper manifestiert haben. Für den Patienten ist der exakte Statikbefund nicht relevant, da nach einer halben Stunde Arbeit mit *innerwise* alles wieder anders und im Optimalfall alles wieder frei ist.

Medikamententest

Alle Medikamente und Nahrungsergänzungsmittel gehören auf den Prüfstand des Armlängentests. Dabei muss durchsortiert werden nach notwendig und hilfreich/sinnlos und verträglich/unverträglich/allergisch.
Es kann sein, dass der Patient auf ein Medikament allergisch reagiert und es trotzdem notwendig ist. Dann muss ein Ersatz gefunden werden.
Anschließend wird kontrolliert, ob die Dosierung optimal ist. »Benötigst du 75 (100, 125) Mikrogramm Schilddrüsenhormone pro Tag?«

Jedes Medikament, auf das der Patient allergisch reagiert, muss so schnell wie möglich abgesetzt oder ersetzt werden. Der sicherste Weg ist es, mit dem Armlängentest auszutesten:

- »Kann der Patient das Medikament sofort komplett weglassen?«
- »Muss er es ausschleichen?«
- »Über wie viele Wochen (Tage, Monate) muss es langsam reduziert werden?«
- »Wie sollte die Dosis in einer Woche (zwei, drei, vier) sein?«
- »Sollten wir den Drogenentzug mit einem Mittel unterstützen?«

Das klingt nach richtig viel Arbeit bei der Diagnostik und viel Zeit. Und wenn du möchtest, kannst du dafür lange Zeit brauchen. Es geht aber auch in fünf Minuten. Denn du brauchst ja nur die Parameter herausfinden, die wichtig und interessant zu beobachten sind.

Für alle Selbstanwender der Hinweis: Bitte ändere Medikamente nur in Rücksprache mit deinem Arzt.

Check-up – Überblick der Grundparameter

Der Check-up dient der schnellen Gewinnung einer Übersicht und Klarheit bei wesentlichen Parametern.

Er ist eine Inspiration, und ich bediene mich seiner auch intuitiv, teste aus, welche Parameter ausgetestet werden sollen.

Ich empfehle jedem, der mit *innerwise* beginnt, in den ersten Monaten immer alle Werte des Check-ups zu ermitteln, um die Zusammenhänge erkennen zu können. Wer mit den Werkzeugen frei jonglieren kann, wird dann nur noch selektiv arbeiten.

Nun kommt die Stunde der Wahrheit. Wer liegt da eigentlich vor dir?

- ***»Sag doch mal bitte: Ich bin ich!«***
- ***»Okay, nun sage es noch einmal mit deinem Vornamen: Ich bin …!«***
  In 50 Prozent der Fälle liegt jemand vor dir, der nicht er selbst ist.
- Nun kannst du gleich mit der provokanten Frage nachlegen:
  »Wenn du nicht du selbst bist, wer bist du dann, und wessen Leben lebst du, denn deines lebst du nicht!«

Nun willst du wissen, wie viele Energien der Patient hat, wie viele Patienten wirklich vor dir liegen.

- ***»Die Anzahl der Energien in dir ist 1 (2, 5, 10, 100, 1000)!«***
  Wie hoch ist wohl die Lebensenergie des Patienten?
- ***»Deine Lebensenergie in Prozent beträgt 50 Prozent!«***
  (60, 70, 80 oder 40, 30, 20 als nächste Frage)

Welchem Alter entsprechend benimmt sich der Patient?

- ***»Deine soziale Reife beträgt … Jahre!«***

Und wie alt sind die Zellen?

- ***»Dein biologisches Alter beträgt … Jahre.«***

Wie integer ist der Mensch?

- ***Integrität in Prozent …***

Hier die ganze Übersicht der Parameter der Diagnostik:

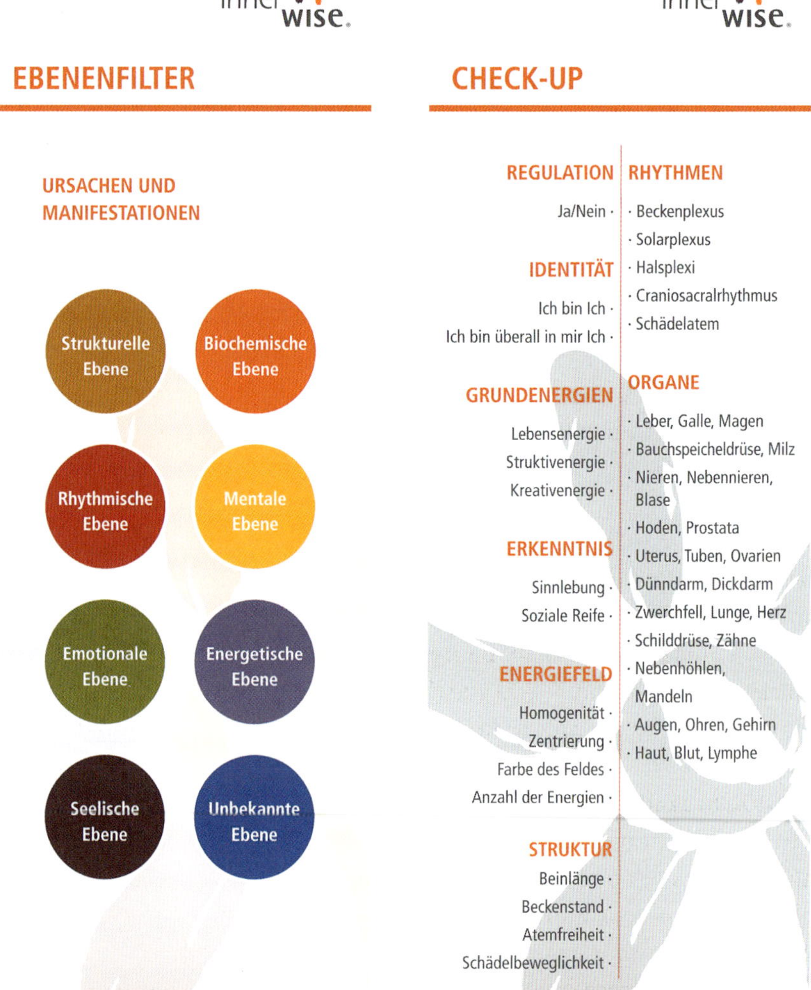

Hilfreiche Möglichkeiten

Bestimmung des Zeitpunkts von Traumen

Mit dem Armlängentest den Zeitpunkt der Entstehung von Themen austesten. War es im Alter von 50 bis 40 Jahren? Im Alter von 40 bis 30 Jahren? …

Ebenenfilter

Mit dem Ebenenfilter lässt sich die Ebene intuitiv ermitteln, auf der das Thema begonnen hat, und auch die Ebenen, auf denen es sich mittlerweile manifestiert hat.
Das kann die strukturelle, biochemische, mentale, emotionale, energetische oder seelische Ebene sein.
Durch die verwendeten Symbole auf dem Ebenenfilter hat jede Ebene eine eigene Energie. Man kann intuitiv mit dem Finger darauf tippen und das Resultat mit dem Armlängentest nachtesten.

Behandlung von Menschen

Einzelbehandlungen

Diese läuft ab wie in Anwendung von *innerwise* Step by Step beschrieben ist.
Wenn Patienten zu mir kommen, liegen sie zur Behandlung angezogen auf dem Rücken auf einer Liege.

Kinderwunschbehandlungen

Hierbei geht es nicht darum, was möglich ist, sondern was dem Therapeuten erlaubt ist zu tun.
Er muss sich an den großen Plan halten und diesem dienen. Wir können nicht Gott spielen und etwas mit Macht erzwingen.
»Ist es mir erlaubt, das zu tun?« ist bei dieser Behandlungsart die wichtigste Frage.

Teil 1: Einzelbehandlungen
Diese Behandlung sollte immer mit beiden Partnern durchgeführt werden. Im Ausnahmefall ist sie auch nur mit der Frau möglich.
Beide kommen mit dem Wunsch, ein Kind zu bekommen:
»Stelle dir vor, schwanger zu sein und ein Kind zu bekommen!«
Diese Vorstellung werden beide Partner beim Armlängentest mit Stress beantworten. Nicht schwanger zu sein bereitet keinen Stress, aber die Erfüllung ihres jahrelangen großen Wunsches schon.
Nun bekommen beide Partner eine komplette Einzelbehandlung, wobei besonders auf bisherige Abtreibungen, Fehlgeburten, energetische sexuelle Manipulationen und Steißbeintraumen mit anschließender Beckenplexusblockierung geachtet werden muss. Eine *innerwise*-Imago der Gebärmutter ist oft sehr wirkungsvoll.

Nun kommt der 2. Teil mit der Paarbehandlung.
Hier ist auch eine Imago hervorragend geeignet, um die energetische Konstellation der beiden zu sehen. Wie stehen sie zueinander, schauen sie sich an? Gibt es Höhenunterschiede in der Visualisierung (Verantwortungshöhe sollte gleich sein)? Die nächste Frage ist dann: Haben die beiden überhaupt Kindesverträge miteinander?

Teil 3: Betrachtung der Seele
Wenn Teil 1 und 2 abgeschlossen sind, ist es Zeit, nach der Kindesseele zu schauen. Wie weit ist sie weg, sind es ein oder zwei Seelen? Wenn Zwillinge kommen, kannst du es bereits als zwei Lichtpunkte vor der Zeugung sehen.
»Ist es auch okay für dich, wenn du Zwilling bekommst?«
»Ich wollte sowieso zwei Kinder, dann sind sie gleich beide da«, war die Antwort der Patientin, die etwas mehr als neun Monate später Zwillinge geboren hat.
Manchmal ist es nötig und dem Therapeuten auch erlaubt, der Seele Heilkarten zu senden. Das können dann auch die zukünftigen Eltern selbst übernehmen. Gib ihnen die Karten in die Hand mit der Bitte, sie der Seele des Kindes zu übergeben.

Nun kommt der Kontrolltest für beide Eltern:
»Stelle dir vor, schwanger zu sein und ein Kind zu bekommen!«
Zur Sicherheit werden nun alle Schritte einzeln bei beiden Partnern ausgetestet: Zeugung, Schwangerschaft, Körperveränderungen, Geburt, Abnabelung, Stillen, eineinhalb Jahre nicht durchschlafen, ganz im Service – im Dienen sein für das Kind in den ersten zwei Jahren, eventuell Jahre ohne Sex, Wabbelbauch und Brustveränderungen und eine gewisse mentale Hormonbesoffenheit während des Stillens bei der Frau.
Wenn nötig, kannst du bei einzelnen Punkten, die noch Stress beim Armlängentest hervorrufen, mit den Heilkarten ausgleichen.
Wenn sie beide nun zu allen genannten Punkten »Ja« sagen können, brauchst du nur noch auf den glücklichen Anruf in den nächsten zwei bis vier Wochen zu warten. Die Erfolgsrate liegt bei circa 80 Prozent.
Diese Behandlungen sind die schönsten, die ich mit *innerwise* erlebt habe.

Behandlung von Ungeborenen

Die Seelen sind so vollkommen am Beginn der Schwangerschaft und auch so verletzlich.
Es ist eines der größten Geschenke, die man einem Kind machen kann, dass es so ganz und heil wie möglich geboren wird.

Lässt man Erwachsene sich ihre eigene Zeugung und die Zeit im Mutterleib vorstellen, so zeigen sie fast alle Stress.
80 Prozent reagieren bei der Zeugung beim Armlängentest negativ und fast genussvoll bei der Schwangerschaft. Wenn man dann die einzelnen Schwangerschaftsmonate durchtestet, so sind die Hauptstressereignisse leicht zu finden:
Bei der Zeugung nicht gewollt worden sein.
Zweifel der Eltern während der Schwangerschaft, ob sie das Kind wollen, und damit klarkommen.
Beziehungsstress.
Medizinische Eingriffe wie Ultraschall, Fruchtwasserentnahmen.
Unfälle und Ereignisse im Leben der Eltern.

Die Ungeborenen nehmen fast alles auf und haben wenig Schutz.
Bei der Behandlung berühre ich den Bauch und frage das Kind:
»Wie geht es dir heute?«
Die Antwort geben die Arme der Mutter oder meine eigenen Arme. Wenn Stress vorliegt, nehme ich das Testsystem und behandle gezielt mit den Heilkarten das Kind.
Es ist auch bereits möglich, die Rhythmen im Kind mit unseren Händen zu spüren, wenn unsere Hände sich frei im Raum bewegen und die Bewegungen nachvollziehen.
Die Sinfonie der Heilkarten bekommt am Ende der Behandlung die Mutter.
Wichtig bei Schwangeren ist, dass Behandlungen an dem Punkt beendet werden, an dem es für das Kind genug ist. Nicht die Mutter entscheidet, was sie benötigt, sondern das Kind.
Manche Themen lassen sich auch erst nach der Geburt bei der Mutter klären.

Behandlungen von Kindern

Kinder lieben ihre Eltern und sind bereit, deren Last mitzutragen, auch wenn sie daran in die Knie gehen. Wenn Eltern kommen, um ihr Kind behandeln zu lassen, behandle ich immer zuerst die Eltern. Oft benötigt das Kind danach weniger oder gar keine Behandlung mehr, denn es waren nur die Themen der Eltern.
Kinder zu behandeln, obwohl es nicht ihre Themen sind, ist eine Form des Kindesmissbrauchs. Denn wenn die Kinder von den Ladungen gereinigt werden, können sie noch mehr von den Eltern aufnehmen und verlassen somit immer mehr ihre Kindesrolle. Sie werden zu kleinen Erwachsenen.

Paarbehandlungen

Du legst ein Ehepaar auf zwei Liegen nebeneinander. Er hat Leberprobleme, sie Herzprobleme, die auch der Armlängentest aufzeigt. Nun behandelst du bei ihm ein Thema (zum Beispiel Geliebte und Lügen im Leben), und bei ihr verschwinden die Herzprobleme.

Dann behandelst du die Ursachen ihres manipulativen Verhaltens (ich brauche dich, kann ohne dich nicht leben), und bei ihm ist die Leber wieder stressfrei.

Paare geben oft ihr eigenes Ich auf und haben ein gemischtes Wir-/Du-/Ich-Feld. Oft ist nicht mehr klar, wer der Ursprung eines Themas war.

Hier ist es also besonders wichtig herauszuarbeiten, welche Projektionen, Übertragungen, Manipulationen vorliegen, ob ein Partner freiwillig mitleidet und was die Paare davon überhaupt auflösen möchten.

Wenn die Liebe sie nicht mehr trägt und sie wieder ehrlich zu sich selbst werden, kann das auch eine Trennung als Konsequenz bedeuten.

Oder sie bleiben lieber beim: »Du bringst mich noch um!«

Sind ja erwachsen und dürfen leiden, solange sie wollen.

Komapatienten

Lassen sich hervorragend behandeln. Der Armlängentest zeigt große Ausschläge und eignet sich gut, die Behandlung zu leiten.

Wichtig hier ist, dass der Therapeut zu Beginn austestet, ob der Patient überhaupt wieder erwachen möchte. Sonst kann es passieren, dass der Therapeut mit den Worten leben muss: »Du bist schuld daran, dass ich weiterlebe. Ich wollte sterben.« Wenn sie nach Auskunft des Armlängentests wieder wach werden möchten, kannst du direkt testen: »Was ist nötig, um wieder wach zu werden?«

Traumapatienten

Ich arbeite regelmäßig mit Patienten des Weißen Rings, die zwei bis vier Wochen zuvor schwere Traumen erlitten haben, überfallen wurden, vergewaltigt wurden oder Mordversuche erlebt haben. Alle befinden sich in einer totalen Regulationsstarre, das heißt, jegliche Traumabewältigung ist unmöglich. Es ist ein totaler Schockzustand.

Nach Auflösen dieser Erstarrung mit *innerwise*-Frequenzen ist es möglich, an den tiefen Wurzeln und Ladungen zu arbeiten und danach die Manifestation in den aktuellen Traumen zu thematisieren und zu lösen. Lösen bedeutet, dass die Erinnerung an das Trauma keinerlei Reaktionen im Armlängentest mehr auslöst.

Da der Test eine direkte Antwort aus dem Unbewussten ist, das zu circa 95 Prozent unser Leben bestimmt, besteht damit eine Möglichkeit, effektiv Grundsätzliches zu verändern, ohne die Traumen reaktivieren zu müssen.

Behandlung von Tieren

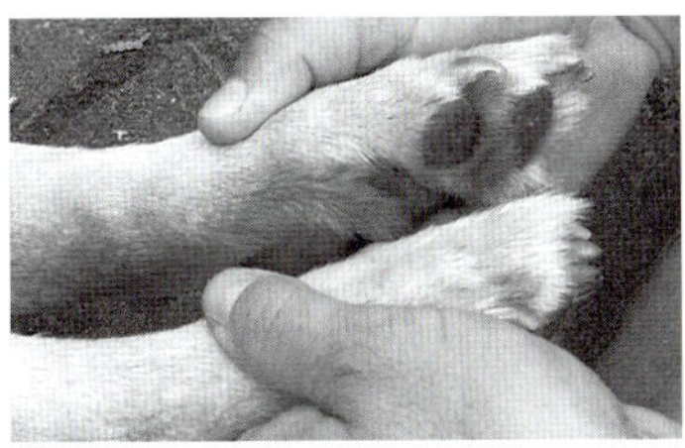

Poldis Arme sagen ja

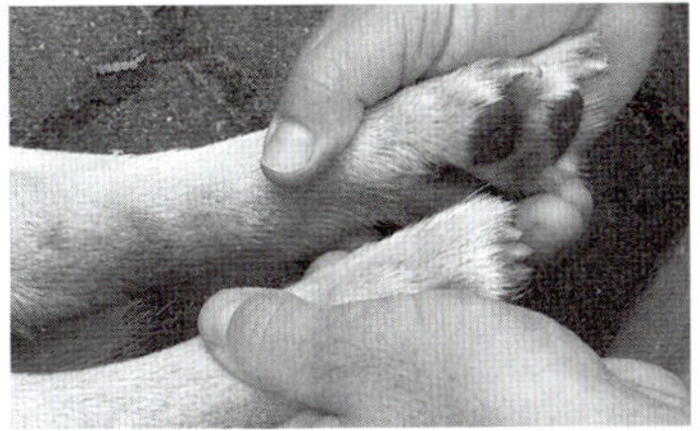

... und nein

Die Behandlung von Tieren unterscheidet sich nicht wesentlich von der bei Menschen. Tiere übernehmen von Herrchen und Frauchen gerne die Themen und Krankheiten. Nicht nur Katzen, bei denen es bekannt ist, tun dies, sondern auch Hunde, Pferde ... Somit ist der zuerst zu behandelnde Patient oft der Mensch. »Trägt das Tier eine Last für die Menschen?« »Soll der Mensch zuerst behandelt werden?«

Beim Tier testet der Therapeut mit seinen eigenen Armen stellvertretend das Tier aus. Die Testsysteme werden genauso verwendet.

Die fertigen Heilsinfonien können auf ein Amulett kopiert werden, und dies wird am Tier befestigt, oder man kopiert die Sinfonie aus einer *innerwise*-Scheibe und energetisiert das Futter oder die Getränke, oder man kopiert die Sinfonie direkt in Wasserflaschen und gibt dem Tier davon zu trinken.

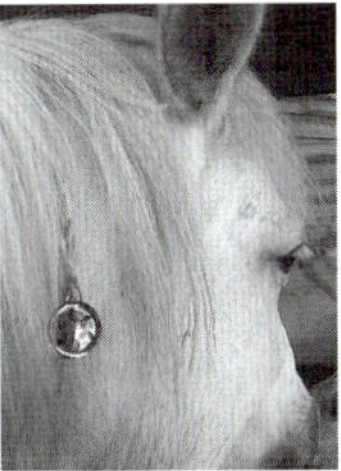

Behandlung von Häusern

Auch Häuser leben und können behandelt werden. Oft müssen sie sogar behandelt werden, wenn die Störungen beim Menschen durch die Häuser ausgelöst werden. Die Erinnerungen sind als Energiefelder in ihnen gespeichert, oder es sind Wesenheiten vorhanden, die die Menschen irritieren. Das können Verstorbene sein, die in der Zwischenwelt hängengeblieben sind, Mordopfer, Kriegsopfer.

Behandlungsabschluss

Wann ist eine Behandlung beendet?

- Wenn alle Tester beim Armlängentest keinen Stress mehr hervorrufen.
- Und die beiden Fragen mit »Ja« beantwortet werden:
  1. Haben wir alles getan, was heute getan werden durfte?
  2. Ist die Behandlung für alle Beteiligten beendet?

Kopieren auf Amulette, Scheiben, Cards

Mit Hilfe der Hände werden dann die Energien der Heilkarten

- **für Menschen** auf ein Amulett oder eine Balance Card kopiert.
- **für Tiere** auf ein Amulett zum Befestigen am Tier oder auf eine Scheibe zur Energetisierung der Nahrung kopiert. Dazu wird die Scheibe unter den Futternapf gelegt.
- **für Räume, Systeme und Projekte** auf eine Scheibe kopiert, die dann an dem maximal wirksamen Platz, der sich mit dem Armlängentest ermitteln lässt, befestigt wird.

Anwendung der Amulette, Scheiben, Cards

- **Für Menschen:** die Amulette oder Balance Cards tragen und zur Verstärkung mehrfach täglich in die Hand nehmen und damit meditieren. Dabei die Visionen und Wünsche visualisieren.
- **Für Tiere:** Amulette tragen oder die Nahrungsmittel essen oder trinken, die mit der Heilsinfonie energetisiert wurden.
- **Für Räume, Systeme, Projekte:** die Scheibe am maximal wirksamen Platz hängen lassen.

Hausaufgaben

Wichtig ist es, den Menschen in seine Eigenverantwortung zu entlassen. Dazu sind öfter Hausaufgaben als Hilfestellungen nötig.
Wenn ein Patient nach einiger Zeit anruft, ist meine erste Frage: »Hast du deine Hausaufgaben erledigt?«
Wenn die Antwort »Nein« ist, bekommen sie keinen Behandlungstermin, bevor sie die Frage nicht ehrlich mit »Ja« beantworten können.
Die Patienten erwarten von uns die bestmögliche Arbeit, und wir können ihre Mitarbeit verlangen.

Nothilfe bei Blockaden

Einfache Behandlungsabläufe:

- **Du bist in der Starre:** Ziehe intuitiv Heilsinfoniekarten, bis sie wieder aufgelöst ist. Es werden maximal acht sein.
- **Du hast verschieden lange Arme schon im Ja-Zustand, eine Anfangsdifferenz:** Ziehe intuitiv Heilsinfoniekarten, bis sie wieder gleich lang sind. Es werden maximal fünf sein.
- **Du hast ein Problem oder Symptom:** Denke an ein Symptom, das dich an dir stört, oder an das Problem. Es wird eine Armlängendifferenz entstehen. Nun ziehe intuitiv Heilsinfoniekarten, bis die Differenz verschwunden ist. Es werden maximal zehn sein.

3. Die Kunst des Lebens

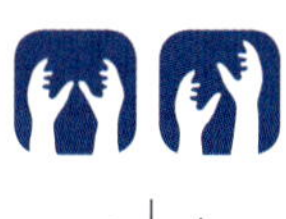

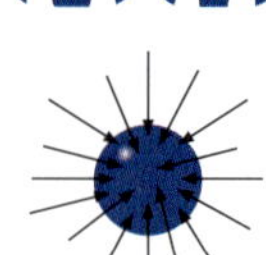

Testthemen

- Wie viel deiner Kreativität lebst du?
- Kannst du schlechte Laune haben, wenn du im Fluss bist?
- Brauchen Kinder wirklich Erziehung?
- Ist es nicht längst Zeit, Schule neu zu erfinden?
- Wie viele der Politiker sind integer?
- Hast du schon einmal energetischen Gruppensex mit den Ex-Partnern deines Partners gehabt?
- Sprich alle Buchstaben und teste sie einzeln aus, welcher von ihnen dir Stress bereitet.

Sing like no one's listening,
love like you've never been hurt,
dance like nobody's watching,
and live like it's heaven on earth.

Mark Twain

Singe, als ob niemand zuhören würde,
liebe, als wärst du noch nie verletzt worden,
tanze, als ob niemand zuschauen würde,
und lebe, als wäre der Himmel auf Erden.

Was ist das Leben ohne Kreativität? Wer bin ich und was lebe ich, wenn meine Identität gestört ist? Wie werde ich glücklich? Wie kann ich verhindern, dass aus Liebe eine Abhängigkeitsbeziehung wird? Wie können wir unsere Beziehung wieder zurück in die Liebe bringen? Kann Lernen wirklich so einfach sein? Wie ziehe ich Erfolg an? Wie kann ich Räume so gestalten, dass sie optimal ihre Funktion unterstützen? Wie schaffe ich es, mein Potenzial zu leben? Wie schaffe ich es, Integrität in allen Lebensbereichen zu leben? Wie finde ich die Kraft, mein Leben zu verändern, meine Träume zu leben? Was ist meine Lebensaufgabe? Wie kann man die Lust auf Lernen bei Kindern erhalten, obwohl sie zur Schule gehen müssen? Wie kann man wirklich gute Schulen aufbauen? Wie kann ich Herz und Verstand miteinander verbinden?

Schlechte Laune

Man sieht seine Kleinen und denkt, ist die Zicke wirklich mein Kind?
Noch am Morgen war es ein leuchtendes, frohes und offenes Wesen. Nach dem Kindergarten schreit es, stänkert herum, das Gesicht sieht anders aus, die Stimme ist verändert, und es verletzt sich.
Ja, tief drinnen ist es dein Kind, nur an der Oberfläche hat es wahrscheinlich die Identität eines anderen Kindes, es atmet anders, fühlt sich schwer, traurig und wütend an.
Nach zwei Stunden intensiver Aufmerksamkeit kommt dein Kind wieder zum Vorschein, und nachdem es endlich abends eingeschlafen ist, fragst du dich wieder einmal: Soll ich es wirklich morgen wieder dorthin bringen? Denn du hast diese Entfremdung fast jeden Tag.
Andererseits lernt das Kind schnell, die Unterschiede zwischen bei-sich-sein und neben-sich-stehen. Davor können wir sie nicht bewahren. Jedoch ist es wichtig, dass sie von uns die Unterstützung bekommen, um immer wieder schnell und unkompliziert in die Balance zu kommen. Die Kinder lernen sehr schnell, sich mit der Heilapotheke selbst zu behandeln oder zumindest uns um Hilfe zu bitten.
Dann nehmen wir ein paar Heilkarten, und eine Minute später kommt der Sonnenschein im Gesicht der Kleinen wieder zum Vorschein. Ein entspanntes Seufzen und eine Umarmung, bei der ihr euch beide wieder richtig intensiv spüren könnt, folgen. Es ist wie ein Wunder.
Schenke deinen Kindern so oft wie möglich das Gefühl, im Fluss zu sein, denn dieser Zustand macht süchtig, und sie werden dann später sich immer bemühen, es wieder zu leben. Kinder, die den Zustand nicht kennen, und davon gibt es leider viele, wissen gar nicht, wonach sie suchen im Leben. Auf der Suche sind sie jedoch auch.

Erziehung? – Nein danke!

Mit der Erfahrung von sieben eigenen Kindern bin ich mir sicher, dass Kinder keine Erziehung benötigen. Aber sie benötigen innere Struktur, und die ergibt sich aus der gelebten Integrität.
Je höher die Integrität eines Menschen, desto weniger äußere Regeln benötigt er. Also ist es unsere erste Aufgabe, den Kindern bei der Erhöhung ihrer Integrität zu helfen und dann Schulen zu finden oder zu erschaffen, wenn keine passenden vorhanden sind. Und dazu müssen wir selbst Integrität vorleben. Vorleben ist die einzige Art, wie wir als Eltern Werte vermitteln können. Integrität? – Ja bitte!

Verhalten und innere Balance

Durch meine große Familie habe ich immer wieder die Möglichkeit, die Interaktionen hautnah erleben zu dürfen.
Meine beiden kleinen Mädchen telefonierten vor ein paar Tagen mit ihrer Mutter, die in einer spirituellen Gemeinschaft lebt. Danach haben die Mädchen (drei und sechs Jahre alt) zwei Tage viel gezickt, waren unruhiger und unglücklicher, hatten kleine Unfälle, und das Zusammensein mit ihnen war sehr anstrengend. Danach reichte es mir. Ich habe sie auf die Behandlungsliege gelegt und fand alle beide in Regulationsstarre.
Nachdem diese gelöst war, habe ich den Identitätstest durchgeführt, und beide hatten die Identität ihrer Mutter. Fünf Minuten später, als sie wieder ihre eigene Identität hatten und in Balance waren, hatte ich wieder zwei glückliche Mädchen, die wundervoll miteinander spielen konnten. Die spürbare Disharmonie war beseitigt.
Unser Verhalten ist direkt gekoppelt an unser Energiefeld. Jede Irritation im Feld wirkt sich aus. Falsche Identitäten, Starren und Fremdenergien sind direkt als Disharmonie wahrnehmbar, in der Stimme hörbar, im Gesicht sehbar.

Der Künstler

Verrückt sein, verrückt sehen, Verrücktes erschaffen. Jeder Künstler braucht eine andere Perspektive, um Kunst zu erschaffen. Dabei erschafft er sie nicht, sondern sie erschafft sich durch ihn. Damit wird klar, dass Blockaden diesen Strom an Kreativität verhindern können.
Auch dieses Buch lässt sich nicht unter Druck und in jeder Situation schreiben. Auf der einen Seite muss ich immer wieder selbst in den Fluss kommen und mir andererseits die Inspirationen suchen, die die Worte sprudeln lassen. Es gab Wo-

chen, in denen es nicht möglich war, daran zu arbeiten. Dann folgten wieder andere Zeiten. Ich lebe dann nur in dem Text, bin ein Teil des Buches, und der Text fließt nur so aus mir heraus.
Ich komponiere ein Buch wie ein Gemälde, und der innere Fluss muss wie ein Musikstück fließen. Ich male mir die Energie des Buches in die Luft und ändere den Text so lange, bis ich mit dem energetischen Bild des Buches absolut zufrieden bin. Für mich ist es ein Lebewesen, und jede wahrnehmbare Disharmonie zeigt eine noch vorhandene Unklarheit auf.
Verrückt sein bedeutet doch einfach nur, eine andere Perspektive zu haben. Und wenn du dich an den 9. Tester, »Dimensionen des Seins«, erinnerst, so ist keine der Sichtweisen falsch, sie erfolgt eben nur aus einer anderen Perspektive.

Schulen

Ich habe eine wunderbare Erfahrung mit einer Schule gemacht, die ich über Jahre begleiten durfte; von der energetischen Klärung der Räume über Materialienauswahl, Teamcoaching, Gartengestaltung, Prozessbegleitung bis dazu, den Schülern den Armlängentest zu zeigen, damit sie sich selbst mittels Farben am Morgen ausgleichen konnten, um sich wohl zu fühlen und optimal lernen zu können. Auch als Schularzt habe ich sie begleitet. Ich habe im Sommer meine Behandlungsliege auf dem Schulhof aufgestellt und mit Eltern und Kindern individuell gearbeitet. Das war eine gute Zeit. Was mich bei dieser Schule so fasziniert hat, war das Vertrauen, in der sie aufgebaut wurde. Im ersten Jahr waren es fünf Kinder, im zweiten Jahr 30, im dritten 65 Kinder, die diese Schule besuchten. Das sind gewaltige Wachstumsprozesse. Ein Projekt, das im Fluss entstanden ist und weiter blüht.
Eines meiner nächsten Projekte ist die Erschaffung eines komplett neuen Schulsystems, das den Kindern dieser neuen Zeit gerecht wird. Eine Schule, in der die Lust auf Lernen nie stirbt, sondern ansteigt.

Wissenschaft

Die Schöpfung ist logisch, aber auch intuitiv erfahrbar und verstehbar.
Sogar mathematische Formeln kommen als Eingebungen. Plötzlich sind sie da, so wie Kornkreise. Keiner weiß, wie sie entstehen, und doch sind sie mathematisch und geometrisch oft perfekt. Ein bekanntes Beispiel ist die Entdeckung der Struktur des Benzolrings. Dem Chemiker August Kekulé ist die Lösung als Eingebung im Traum erschienen.
innerwise selbst ist seit 15 Jahren eine Forschungseinrichtung, um energetische

und systemische Prinzipien zu verstehen und sofort anwendbare Lösungen zu erschaffen.
All die Jahre war mir die Unabhängigkeit das Wichtigste. Keine Geldgeber, keine Akzeptanz, wie etwas zu sein habe, kein Versuch, Ergebnisse wissenschaftlich zu publizieren. Wichtig für mich war immer die Arbeit im Inneren: entstehende Blockaden beseitigen, sich im Dienst an dem Wesen von *innerwise* verstehen und als Dank dafür von Fügungen getragen zu werden. Wenn es sein sollte, kam immer alles zu rechten Zeit.
innerwise ist angewandte Wissenschaft im Flow. Die Ergebnisse zeigen, dass dieser Weg, Wissenschaft mit Praxis zu verbinden, erfolgreich ist.

Politik

Fremdwörter in dem Metier sind Integrität, Authentizität, Ehrlichkeit. Da dies genau die Werte sind, die wir durch die Arbeit mit *innerwise* erreichen wollen, gehört dieser Bereich noch nicht zu den häufigsten Auftraggebern für *innerwise*-Coaches. Dabei sind die schnelle, systemische Analyse und die Möglichkeit, auch komplexe Energiefelder schnell und effizient zu klären und damit Flow zu erzielen, gerade unsere Stärke. Das widerspricht aber dem manipulativen Machtgerangel in Politikerkreisen.
Wir haben wunderbare Erfahrungen gemacht mit der Begleitung von politischen Reformprojekten, Effektivitätssteigerung von politischen Meetings und der Unterstützung vieler regionaler Projekte durch *innerwise*.
Im Grunde entspricht die Arbeit dem Coaching komplexer Strukturen, jedoch ist das Feingefühl der Grenzen, was erlaubt ist und wann welcher energetische Einfluss zulässig und optimal wirksam ist, entscheidend.

Design

Designer gehören schon lange zu den *innerwise*-Anwendern, da sie die Aufgabe haben, in ihren Produkten Informationen, Werte, Energien und Stimmungen zu transportieren. Etwas, das mit dem Verstand/der Logik nicht möglich ist. Ein Logo muss der Vision einer Firma in seiner Ausstrahlung entsprechen, so wie auch der Firmenname, die Werbung, die Website … Nur wenn alles als Gesamtkunstwerk betrachtet wird, kann sich alles gegenseitig unterstützen und ist ein optimales Ergebnis möglich.

Entwicklung & Forschung

Ich habe viele Produkte selbst entwickelt und Firmen geholfen, bestehende Produkte zu optimieren. Vitaminprodukte lassen sich auf ihre Wirksamkeit in allen Geweben virtuell erspüren. Kosmetika durch den Armlängentest auf die Verträglichkeit der Inhaltsstoffe austesten, und wenn Irritationen vorliegen, Alternativen finden. Sogar in technischen Prozessen können wir energetisch außergewöhnliche Resultate erzielen, wie der folgende Text zeigt:

Elektrolyseforschung

Technische Prozesse bis hin zur Struktur und Oberflächeneigenschaft von Gold und Palladium lassen sich mit *innerwise* verändern. Hier das Untersuchungsergebnis von Dr. Jan Marwan, einem führenden Forscher auf dem Gebiet der kalten Fusion:

> *»Meine Untersuchungen haben folgende Ergebnisse gebracht: Generell sind durch die Behandlung der elektrochemischen Zelle, in der die Elektroden in der Lösung während des Experimentes vor jeglicher Kontamination bewahrt wurden, unter der Einwirkung des innerwise-Kristalls unterhalb der Zelle für jeweils fünf Minuten vor jedem Experiment die katalytische Reaktivität und das physikalisch chemische Verhalten der zu untersuchenden Metalle, Gold und Palladium, in erheblichem Maße verändert worden.*
> *Hier sind nun zwei wesentliche Unterscheidungen zu treffen: Zum einen wurde die Reaktivität der Sauerstoffentwicklung mit der innerwise-Prozedur stark vermindert, was auf eine Passivierung der Metalloberfläche schließen lässt. Zum anderen sind die kinetischen Prozesse der Wasserstoffentwicklung wie auch der Diffusion des Wasserstoffs in das Palladiumgitter durch die IW(innerwise)-Prozedur wesentlich beschleunigt worden. Die generelle Schlussfolgerung kann nur darin liegen, dass Struktur und Oberflächenbeschaffenheit des zu untersuchenden Metalls mit der Einwirkung des Kristalls eine erhebliche Modifizierung erfahren.«*

Im Grunde machen wir dabei nichts anderes als bei der Wahrnehmung und Behandlung von Menschen.

»Das Glück kommt zu den Glücklichen«

Das sagt Connor Mayfield, und er hat recht. Wer sich nicht auf allen Ebenen vorstellen kann, glücklich zu sein, den bewussten wie den unbewussten, wird es nicht erreichen.

Beziehungen

Wenn man darunter die Fähigkeit versteht, in einem Kompromiss zu leben, kann ich darauf gerne verzichten.
»Aber wir müssen uns doch in der Mitte treffen!«, sagte eine Partnerin, als wir einen Konflikt hatten.
Meine Antwort war: »Wir treffen uns in gar keiner Mitte, sondern in der Wahrheit oder nirgendwo.«
Bei Partnerschaften ist es oft gut, sich die Situation als Imago anzusehen oder aufzuzeichen. Dadurch werden die Situationen schnell übersichtlich und klar.
Wichtig ist es, immer wieder auszutesten, ob es einen ungewollten Energieaustausch zwischen den Partnern gibt. Wer gibt freiwillig oder verliert gegen seinen Willen wie viel Prozent seiner Energie an den anderen? Oft kommt es auch zur Übernahme der Identität des Partners.
Paarbehandlungen sind sehr dankbare und schöne Arbeiten. Wenn man beide Partner einzeln und auch zusammen behandelt, werden die Muster schnell klar, und große Veränderungen sind leicht möglich. Es kann natürlich auch sein, dass die Behandlung eine hinausgezögerte Trennung deutlich beschleunigt.

Sex

Ich kann meinen Partner plötzlich nicht mehr riechen

Du magst es kennen: Du liegst neben deinem Partner und empfindest fast eine Art Ekel, ihn oder sie zu berühren. Dich treibt nichts, erotisch miteinander zu verschmelzen, und das Bett kann nicht groß genug sein, um möglichst weit weg zu sein. Du beginnst darüber nachzudenken, ob es der richtige Partner ist oder ob du dir nicht einen Seitensprung wert bist. Dabei war eure Liebe und Anziehung vor kurzer Zeit noch wundervoll und die sexuelle Energie berauschend.
Nun testest du – und dein Partner hat die Identität seines oder ihres Ex-Partners. Alte ungeklärte Aspekte der beiden wurden durch einen Kontakt reaktiviert. Mit dieser Person möchtest du aber nicht zusammen sein. Wenn dein Partner eine andere Energie abstrahlt, kannst du ihn auf der Liebesebene nicht erkennen.
Nach einer *innerwise*-Behandlung wirst du in Minuten die Resonanz und Lust wieder spüren können.

Energetische Mülldeponien und Verbindungen

Sexualität schafft die stärksten energetischen Verbindungen zwischen Menschen, die sich oft nicht von selbst lösen. Diese Verbindungen werden energetisch häu-

fig benutzt und missbraucht. Es findet darüber ein kontinuierlicher Energiefluss statt, häufig nur in eine Richtung.
Um frei zu sein für den aktuellen Partner, ist es wichtig, alle alten sexuellen energetischen Verbindungen zu lösen.
Bei der Frau sitzen diese meistens in der Gebärmutter.
Das muss wohl mit dem Grundverlangen der Männer zu tun haben, das Woody Allen so beschrieb: »Ich will zurück in die Gebärmutter, egal in welche.« Und da wollen die Männer dann nicht mehr weg.
Die Verbindungen können aber auch an der Klitoris, der Scheide, den Eileitern, Eierstöcken oder im Beckenplexus sein. Diese energetischen Felder sind zu spüren, wenn man den Energiefluss in der Scheide, Gebärmutter und den Eileitern wahrnimmt oder wenn die Frau eine Imago der Gebärmutter macht.
Dazu schließt sie die Augen und stellt sich die Gebärmutter als Raum vor und beschreibt diesen.
Im Optimalfall ist er leicht, lichtdurchströmt, frei, schön, heil. Das, was die Frauen oft sehen, ist Schwärze. Das sind die manipulativen und besitzergreifenden Energien der bisherigen und aktuellen Sexpartner.
So als ob viele der Ex-Partner einen unangenehmen Klang dort hinterlassen hätten und alle zusammen schrecklich klängen.
Wie kann das Organ dann gesund bleiben?
Wie soll es offen sein, sexuelle Ekstase zu erfahren?
Manchmal nimmt ein neuer Partner auch wahr, wie er regelrecht von diesen alten Energien ins Glied gebissen wird. »Unser Raum, verschwinde hier!«
Beim Mann sitzen die Altenergien der Partnerinnen häufig in der Prostata und im Beckenplexus.
Interessanterweise sind das bei der Frau und beim Mann genau die Orte, an denen häufig Krebs entsteht.
Meine dringende Empfehlung bei neuen Partnerschaften: erst einmal sauber machen, wenn ihr auf die energetische Gruppensexerfahrung mit euren Vorgängern verzichten wollt.

Zu bedenken ist, dass sexuelle energetische Verbindungen auch aus der Ferne aktiviert werden können. Plötzlich hast du zum Beispiel erotische Träume mit dem Ex-Partner. Dazu reicht es aus, dass der Ex masturbiert und im Orgasmus an dich denkt.
Das ist ein besonderes Problem für Stars, die als sexuelle Stimulationsvorlage benutzt werden. Offiziell haben die Stars dann rezidivierende Blasenentzündungen, Stimmprobleme oder energetische Irritationen in sich, in Wirklichkeit hängen viele saugende Energiefelder an ihren Genitalien.

Missbrauchsfolgen

Nach Missbrauchserfahrungen ist das sexuelle Erleben häufig beeinträchtigt. Die Ursache ist dabei nicht nur die Erinnerung, sondern auch die energetische und seelische Verletzung. Es wird häufig ein Stück der Seele dabei herausgerissen. Manchmal wird dies dann vom Täter über Jahre als energetischer Jungbrunnen verwendet.
Ich habe oft erlebt, wenn diese Teile der Seele wieder zurückgeholt werden, eine tiefe Heilung einsetzt. Der Mensch wird wieder ganz. Es ist wie bei allen schweren Verletzungen im Leben: Vergebung ist nur ein Teil der Heilung. Der wichtigere Teil ist die Heilung der verletzten Seele.
Die besten Erfahrungen habe ich in der Kombination aus Cardsystem mit Heilatem gemacht.
Wenn die Seelenanteile noch im Täter sind: Über die Visualisierung der Augen des Täters ist immer ein Zugang in sein Innerstes gegeben und damit die Möglichkeit, die geraubten Seelenanteile zu finden und herauszuholen. Es ist wie mit den Drachen in den Märchen, durch die Augen kannst du ihre Seele sehen.

Kreativität

Ein Instrument kreativer Energie zu sein, die Kraft und Klarheit zu besitzen, sie zu manifestieren, das Glück zu genießen, etwas Sinnvolles im Leben zu erschaffen, ist unser Lebensziel.
Doch wie soll das funktionieren, wenn die Kreativenergie einen Wasserstand wie ein ausgetrockneter Fluss hat?

Prüfungsängste

Prüfungen sind Stress, und oft blockiert der Stress den Zugang zum Wissen. Wenn der Prüfling sich vor der Prüfung schon nicht vorstellen kann, sie mit Erfolg zu bestehen, wie soll es dann geschehen?
Das lässt sich mit dem Armlängentest leicht ermitteln.
Nach der *innerwise*-Balance ist es möglich, und der Erfolg kann eintreten.
Warum das Leben schwer machen, wenn es auch einfach geht?

Sprechen, Schreiben und Singen

Der Körper ist der Tempel der Seele, und im Optimalfall ist er auch ihr Resonanzorgan.

Wir fangen mit der Sprache an:

Teste alle Buchstaben von A bis Z aus, ob du bei der Vorstellung, sie zu sprechen, Stress bekommst. Wenn ja, mache eine Notiz dazu. Und wenn du alle Buchstaben und die Zahlen 0 bis 9 ausgetestet hast, behandelst du dich selbst bei denen, die Stress erzeugten.
Du kannst es auch fühlen, denn ein freier Buchstabe erzeugt im ganzen Körper eine Resonanz, ein blockierter nur in bestimmten Bereichen.
Blockiert wurden sie oft durch Negativerfahrungen, die in Verbindung mit Wörtern standen, die mit dem Buchstaben begannen.
Wenn du alle blockierten Buchstaben und Zahlen erfolgreich behandelt hast, stellst du dir vor, deine Eltern zu besuchen und wieder teilweise in der Kinderrolle zu sein.
Dann kontrollierst du alle Buchstaben und Zahlen wieder und gleichst die, die nun wieder Stress erzeugen, mit *innerwise* aus.
Du wirst erstaunt sein, wie sich deine Stimme ändert und auch die Reaktion der Umwelt darauf.

Schrift
Schreibe einen Buchstaben nach dem anderen mit geschlossenen Augen mit einer Hand groß in die Luft und spüre, bei welchem eine Blockade vorliegt. Und diese Buchstaben und die dahinterliegenden Themen behandelst du dann.

Gesang
Singe die einzelnen Töne und behandle dich bei denen, die nicht gut klingen, nicht aus dem ganzen Körper kommen oder einen Stress beim Armlängentest erzeugen.

Energetisches Raumdesign

Lebensräume der Funktion entsprechend gestalten, Störquellen und Energieverluste beseitigen. Werde energetischer Architekt deiner Lebens- und Arbeitsumwelt. Gestalte dein Haus, deinen Garten, dein Leben neu.
Eliminiere alles, was du nicht liebst. Kläre die Räume, sie sind keine Müllhalde und auch kein Museum deines Lebens.

Energetische Hausreinigung

Energien machen keinen Staub, und mit einem Staubsauger sind sie auch nicht zu beseitigen, aber sie machen anderen Schmutz.
Wenn Seelen von Gestorbenen anwesend sind, bekommen die Häuser einen muffigen, abgestandenen Geruch, wie ein feuchter Keller, der sich auch nicht beseitigen lässt.
Energetische Verunreinigungen können immer wieder vorkommen, je nachdem, wer in das Haus kommt oder welche Gegenstände man hineinbringt.
Eine gebraucht erworbene Kommode bringt ihre ganze Geschichte mit, wenn sie dann einzieht.
Der nette Besuch hinterlässt nicht nur einen Haufen im Klo, sondern oft auch energetisch Vergleichbares in den Räumen.
Aber oft spürt man bei den Menschen schon vorher, dass etwas mit ihnen nicht klar ist und ihre Ausstrahlung nicht angenehm ist. Wer den Besuch dann jedoch zulässt, muss anschließend auch wieder sauber machen.

Besonders, wenn man umzieht, sollte man nicht nur die Wände neu streichen, sondern das neue Heim auch energetisch säubern, um nicht die Themen der Vorbenutzer ausbaden zu müssen.
Zusätzlich wird das Haus, die Wohnung, wie ein Mensch mit Hilfe des Testsystems und der Heilkarten behandelt, die Heilsinfonie anschließend auf einer Scheibe gespeichert und an der optimalen Stelle plaziert.

4. Die Kunst des Wirkens

innerwise für Systeme, Teams, Produkte, Firmen, Projekte, Regionen und Situationen.
Ändere das Feld, und die Realität wird folgen.
Erfolgreich querdenken und querhandeln in vernetzten Systemen.

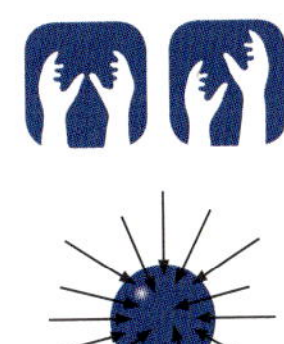

Testthemen

- Quietscht dein Team?
- Verzögern sich Projekte?
- Haben deine Mitarbeiter innerlich schon gekündigt?
- Wird das Budget regelmäßig überschritten?
- Verlassen dich gute Mitarbeiter und Partner?
- Fehlen die Innovationen?
- Nehmen Prozesse überdurchschnittlich viel Zeit in Anspruch?
- Erfüllt dich deine Tätigkeit nicht mehr?
- Sind die Ergebnisse nur suboptimal?
- Bist du bereit für unkonventionelle Lösungen?

> »Es gibt keine formellen Entwurfsprüfungen und somit auch keine festen Zeitpunkte für wichtige Entscheidungen. **Stattdessen treffen wir Entscheidungen aus dem Fließen heraus.** Und weil wir das jeden Tag immer wieder tun und niemals blödsinnige Präsentationen veranstalten, entstehen bei uns auch keine größeren Meinungsverschiedenheiten.«
>
> *Jonathan Ive über Apple*

Lasse den Verantwortlichen auf einem Blatt Papier intuitiv sein Projekt, seine Firma, seine Idee, sein System aufzeichnen.
Male es!
Wie eine innere Imago geht es bei dem Bild darum, was wo hingezeichnet wird. Welche Verbindungen haben die Elemente untereinander? Wie groß oder klein werden die einzelnen Bestandteile gezeichnet? Welche Grundstruktur hat das Gesamtsystem?
Es ist gut, zuerst einen Rahmen auf das Papier zu zeichnen, der stellvertretend für das Projekt, die Idee, die Firma steht. Dann hat man auch die Möglichkeit, Elemente außerhalb des Rahmens zu finden und auf das Papier zu zeichnen, die nicht integriert sind.
Bei einer Produktionsfirma standen zum Beispiel die Produkte außerhalb. Wie soll dann der Verkauf funktionieren?
In den Rahmen wird dann eingezeichnet, was wichtig ist: die beteiligten Personen, die Ziele, die Werte, die Namen, die Produkte, die Kunden, die Geldgeber, auch mal das Geld selbst, Gebäude …
Alles findet intuitiv seinen Platz und ist damit ein Abbild der Realität.
Der *innerwise*-Consultant kann jederzeit mit dem Armlängentest nachprüfen, ob der gezeichnete Platz stimmt, etwas vergessen wurde (»Zwei Komponenten fehlen noch«).
So entsteht ein reales Abbild, eine gezeichnete Imago.
Nun schaut und testet man, ob die Elemente untereinander Stress haben, optimal plaziert sind und wie die entstandene Struktur ein Abbild der Blockade darstellt, zu deren Behebung die *innerwise*-Behandlung erfolgt.

Jetzt erfolgt die Behandlung mit *innerwise:*

- Das Testsystem führt wieder, und die gezogenen Heilkarten werden direkt auf die Zeichnung gelegt.
- Der »Patient« steht uns durch die Zeichnung zur Verfügung.
- Nun ist es die Kunst des Consultant zu erkennen, an welcher Stelle er die Behandlung beginnt. Er muss die Punkte finden, die ihm den effektivsten Weg durch die Arbeit weisen.

- Wenn die Inspiration allein nicht reicht, gibt es immer noch den Armlängentest: »Wo soll ich beginnen? Hier ...?«
- Dann wird so lange mit den Heilkarten an dem Bild gearbeitet, bis das Gefühl entsteht, dass so vieles bereits verändert wurde und eine neue Zeichnung die Veränderungen aufzeigt und wieder Klarheit bringt.
- Dann wird an dieser Zeichnung weitergearbeitet und wieder neu gezeichnet.
- Das kann sich noch einige Male wiederholen, bis sich Klarheit und Struktur ergeben haben, die das Ziel des Projekts, der Firma, des Systems optimal unterstützen.
- Oft sind zwei bis vier Zeichnungen nötig.
- Dann werden die gezogenen Heilkarten auf die Flowmaker-Scheibe, das Hologramm *Make me an instrument* oder bei großen Systemen auf einen Homo integer, den es in den Größen 1 × 1, 1,5 × 1,5 und 2 × 2 Meter gibt, gelegt. Der Kopierprozess läuft nicht anders als beim Übertragen der Heilenergien auf ein Amulett. Heilkarten in die Mitte legen, die Hand darüber halten und kopieren lassen.

Mit der *innerwise*-Arbeit verändern wir die Felder, und dann kann die Realität leicht folgen.

Neben dieser beschriebenen Grundanwendung wird jeder Consultant entsprechend seinen Qualifikationen individuell arbeiten.

Zum Beispiel:
- Die Strategieplanung für ein Unternehmen einbeziehen.
- Logo und Namen überarbeiten.
- Teamprozesse begleiten.
- Produkte überprüfen und Veränderungen vorschlagen.
- Die Räume der Firma überprüfen, ob ihre Energie optimal die Funktion unterstützt.
- Direkt Unterstützung bei Entscheidungsprozessen geben.

Bei alldem ist das innere Grundwerkzeug die Fähigkeit, zu spüren und wahrzunehmen.
Das Gebäude in sich zu spüren oder sich vorzustellen, wie sich ein Angestellter fühlt, der in dem Gebäude arbeitet.
Produkte zu fühlen und die Wirkungen von Produkten im Anwender zu erspüren.
All diese Fähigkeiten erlernt der Consultant in der Arbeit mit Menschen und kann sie dann auf anderes übertragen.

Oft sind anschließend auch Einzelsitzungen mit entscheidenden Personen des Systems notwendig (mit dem Chef, seiner Geliebten, der Ehefrau und der Sekretärin, falls diese noch nicht genannt wurde).
Besonders betonen möchte ich die hohe Verantwortung des Consultant, denn die Änderungen des Energiefeldes eines Systems haben Auswirkungen auf alle Beteiligten.
Deshalb ist es oft gut und notwendig, das zwei Therapeuten die Arbeit zusammen machen und sich so gegenseitig abwechseln und kontrollieren können.

Also strukturiert sind es diese Schritte:

- Analyse und Feindiagnostik
- Behandlung
- Integration und
- After Care

Hinzu kommt ein Prophylaxeprogramm, um schwere Blockaden in Zukunft früh zu erkennen und zu beseitigen.
After Care und Prophylaxe beinhalten auch die Bewusstwerdung der Notwendigkeit, dass Flow und die Vermittlung der wesentlichen Tools, um Irritationen selbst frühzeitig zu erkennen und zu beseitigen, bei den Verantwortlichen erhalten bleiben müssen.
Natürlich kann man auch mit dem Flowcoach ein neues Berufsbild erschaffen, das sich dann kontinuierlich oder regelmäßig mit dem System und dessen systemischen Feldern auseinandersetzt.
Wir bieten auch eine Ausbildung zum *innerwise*-Consultant in der *innerwise*-Business-School an. Dort erfolgt die Fokussierung auf

- Systemdiagnose
- Systementwicklung
- Systemtherapie
- vernetzte Systeme.

Dabei betrachten wir folgende Systeme

- Ideen & Projekte
- Firmen, Teams
- Gebäude, Gelände, Landschaften
- Regionen und Regionalentwicklungen
- Prozesse und Krisen und
- politische Strukturen.

5. Der Entwickler

Mein Leben

innerwise ist erlernbar für jeden Menschen. Meine Tochter Gaia konnte es bereits mit zwei Jahren allein anwenden. Sie stand vor mir und sagte: »Papa, du brauchst etwas.« Dann hat sie mich auf die Liege verwiesen, ist auf mich gekrabbelt und hat mit meinen Armen getestet. Sie hat die Heilfrequenzen herausgesucht und, als alles fertig war und vor allem als sie mit dem Ergebnis zufrieden war, es auch noch auf ein Amulett kopiert, damit ich es nutzen konnte. Ich war sprachlos vor Glück, das erleben zu dürfen.

Ich habe an der Humboldt-Universität zu Berlin Medizin studiert und bin seit 1994 Arzt.
Im dritten Studienjahr fand ich im Bücherschrank meiner Mutter ein Buch über Neuraltherapie, das Geschenk eines Pharmavertreters. In diesem Buch wurde beschrieben, wie Schmerzen in verschiedenen Körperbereichen allein dadurch verschwinden, dass man ein örtliches Betäubungsmittel an die Zähne spritzt. Das gab es also doch: **HEILUNG.** Nach drei Jahren Medizinstudium hatte ich die Hoffnung schon aufgegeben.
So begann meine Suche. Ich fing an, neben dem Medizinstudium für mehrere Jahre Traditionelle Chinesische Medizin zu studieren – genauer gesagt, die Philosophie, Krankheitslehre und die Heilkräuter. Ich erlernte die Neuraltherapie bei Dr. Horst Becke und durfte mit Dr. Johann Abele arbeiten, einem der letzten Ärzte, die noch etwas von ausleitenden Heilverfahren à la Hufeland verstanden. Die Karl und Veronica Carstens-Stiftung förderte zwei klinische Studien, die ich durchführte, um Zusammenhänge von Herdgeschehen, chronischen Entzündungen und Reflexzonen im Hals- und Nackenbereich zu untersuchen und die Wirksamkeit des Schröpfverfahrens beim Karpaltunnelsyndrom nachzuweisen, das sonst oft operiert wird. Die Studien wurden international veröffentlicht.
All das machte Spaß, und ich lernte dadurch wunderbare Menschen kennen wie Frau Dr. G. Draczynski, die mit den Professoren Alfred Pischinger und Felix Perger in den siebziger Jahren zusammengearbeitet hatte und mir wertvolle Informationen und Schriften zum System der Grundregulation übergab. Durch die Deutsche Arbeitsgemeinschaft für Herdforschung lernte ich mehr über die Bedeutung von Herdgeschehen und die Zusammenhänge im Körper.
Von da ging die Entdeckungsreise zu Walter Kunnen und seinem Sohn Konrad nach Belgien, die meine Lehrer zu den Themen Elektrosmog und Geopathologie

wurden. Auf schulmedizinscher Seite arbeitete ich in der Zeit in verschiedenen Krankenhäusern und lernte zum Beispiel bei Professor Friedrich Luft in Berlin, immer nach den neusten Studien zu therapieren. Das hat sich tief eingeprägt, nur dass ich seitdem die Studien nicht mehr gelesen habe, sondern selbst auf Entdeckungsreise gegangen bin. Die Erfahrungen in der Rheumaklinik, wo es vor allem um Autoimmunerkrankungen (Selbstzerstörungserkrankungen) ging, haben später dann genau zu dem gepasst, was ich mit dem Armlängentest fand: Kranke Menschen wollen in ihrem Unbewussten krank sein.
Die Erfahrung in einer stationären Schmerztherapie war schließlich meine letzte Etappe in der Schulmedizin. Dort galt nur: Wer heilt, hat recht. Mein Stationsarzt Dr. Michael Fischer hat mir alle therapeutischen Freiheiten eingeräumt, von denen man nur träumen kann. Da ich nebenher die Physioenergetik – ein kinesiologisches System – bei Raphael van Assche erlernte, begann ich das in der Klinik anzuwenden. Das war dann mein Rausschmiss. Mit den Armen zu testen war zu viel für den Chefarzt der Abteilung.
Es folgten Ausbildungen und tiefe Erfahrungen in osteopathischen Techniken, Homöopathie, Aufstellungsarbeit, Emotionaltherapien. Bei bioenergetischer Körperarbeit nach Wilhelm Reich, mit der mich Prof. Bernd Senf über Jahre begleitete, verlor ich an einem Wochenende 1,5 Dioptrien und damit meine Brille. Wieder ein Wunder.
Ursprünglich war es familiär vorgesehen, dass ich als Arzt die Allgemeinpraxis meiner Mutter übernehme. Doch 60 Patienten am Tag zu behandeln mit nur fünf bis zehn Minuten Zeit für jeden war mit meinem bereits zu diesem Zeitpunkt vorhandenen Wissen nicht mehr möglich.

Nun hieß es, auf eigenen Beinen zu stehen und auch von meiner kleinen Privatpraxis meine Familie zu ernähren. Bist du gut und kannst helfen, kommen Menschen. Bist du es nicht, kommt keiner.
So brauchte ich ein Heilsystem, das wirklich funktionierte, und ich habe es dann selbst entwickelt. Es ist *innerwise:* Heilung durch den Zugang zur inneren Weisheit. Damit hatte ich einen Weg gefunden, alles, was ich gelernt hatte, zu verbinden und diese Kraft zu nutzen, weiterzusuchen und noch viel Größeres zu entdecken.

innerwise ist für mich ein lebendiges Heilsystem, das das Beste aus allen Kulturen und Zeiten in sich vereint. Es ist offen, und jedes Verfahren lässt sich integrieren. Es erlaubt, die individuellen Zusammenhänge zu entdecken und Krankheit dadurch neu verstehen zu lernen. Es ist die Essenz und gleichzeitig die Fülle, die sich intuitiv anwenden lässt.

Alles in dem System ist selbst gelebt worden. Dadurch sind wir, einige Freunde und ich, gemeinsam auch mehrfach durch die Hölle und zurück gegangen, aber auch immer wieder in den siebten Himmel.
Authentizität lässt sich nicht anders erlangen. Ich bin für alle Erfahrungen dankbar.

Wenn ich meinen Weg in wenigen Worten beschreibe, so sind es diese:

- Vom Chaos zur eigenen Identität: Ich bin wieder ich.
- Klären der alten Ladungen.
- Beenden von Kompromissen, Ehrlichkeit zu mir selbst.
- Vertrauen bekommen.
- Endlich erwachsen werden und die Verantwortung für mich und mein Leben übernehmen.
- Reintegration von verlorengegangenen Seelenanteilen.
- Lernen, mit mir selbst glücklich zu sein.
- Mich selbst zu lieben.

Mit 45 Jahren konnte ich bereits mit Freude auf mein Lebenswerk blicken, es loslassen und mich auf das freuen, was das Leben noch bereithält.

6. *innerwise* erlernen

Bücher

Es sind bisher folgende Bücher zu *innerwise* erschienen:
» Ja/Nein – So einfach kann das Leben sein: Der Armlängentest als Entscheidungshilfe in jeder Situation«
»Der Heilatem – Atme Dich frei. Atme Dich gesund. Atme dich glücklich«
»Ein Kurs im Heilen«
Hörbuch »innerwise Meditationen: Der Heilatem«
Hörbuch »innerwise Meditationen: Mutter Erde«
»Besser schlafen – Besser leben«
»Integrity is my way«
Hörbuch »innerwise Meditationen: Der Fluss des Lebens«
»A course in Healing«
Hörbuch »innerwise Meditationen: innerYoga«
»Heilmeditationen«
»Intuitive Diagnostik«

Heilmittel und weitere Produkte

- *innerwise Heilapotheke: Werde Dein eigener Heiler,* Allegria Verlag 2011
- *innerwise Cardsystem, innerwise* Verlag 2006
- *Unconscious Mind Coach, innerwise* Verlag 2010
- *Quintessenz, innerwise* Verlag 2011
- Imago Game *innerwise*
- Lebe Heilspiel *innerwise*
- Alle weiteren Produkte (Amulette, Poster, Scheiben, E-Cover) findest du unter *www.innerwise.eu/shop*

Videos

Auf *www.youtube.com* und *www.innerwise.com* sind zahlreiche Videos zur Anwendung zu sehen.

Mentoren

In einigen Ländern sind bereits gut ausgebildete *innerwise*-Mentoren präsent, die als Begleiter gerne zur Verfügung stehen. Ihre Kontaktdaten findet man unter *www.innerwise.com.*

Kurse

Wir bieten folgende Kurse in verschiedenen Ländern an:

- Ja/Nein – Der Kurs zum Armlängentest
- Basiskurs
- Intensivkurs
- Intuitive Diagnostik
- Integrity – Erfolg durch Wahrhaftigkeit
- Verschiedene Praxiskurse

Alle Kurse sind Angebote, um mit Mentoren direkt zu arbeiten, so dass jeder Mensch die Unterstützung findet, die notwendig ist. Die Kurstermine findest du unter *www.innerwise.com.*

Behandlungen und Coachings

Es gibt weltweit immer mehr erfahrene Therapeuten und Coaches, die professionell mit *innerwise* arbeiten.
Auf *www.innerwise.com* sind unter dem Navigationspunkt »Coaches« diejenigen zu finden, die die komplette Ausbildung erfolgreich absolviert haben, reichlich Erfahrungen besitzen und sich regelmäßig in *innerwise* fortbilden.

Lerne mehr auf der Weblandschaft
www.innerwise.com

Stichwortverzeichnis

Checklisten

Diese Checklisten zeigen die Grundparameter, die routinemäßig kontrolliert und, wenn nötig, ausgeglichen werden sollten.

Der Dauercheck

Die Identität, »Ich bin ich«, sollte immer stimmen. Erlaube nicht mehr, neben dir zu stehen, wenn du das Leben intensiv genießen willst.

Täglicher Check

	Optimalwert	
Anfangszustand	Hände gleich lang, Balance	
Reaktion auf Stress »Nein«	Hände verschieden lang	
Ich bin ich	Ja	
Anzahl der Energiefelder	1	

Wöchentlicher Check

	Optimalwert	
Lebensenergie	100%	
Biologisches Alter	jünger als wirkliches Alter	
Gelebtes kreatives Potenzial	mindestens 30%	
Soziale Reife (allein, mit Partner, bei der Arbeit, mit Kindern)	dem Alter entsprechend	
Herz	stressfrei	
Atmung	stressfrei	
Nieren	stressfrei	
Leber, Galle	stressfrei	
Bauchspeicheldrüse	stressfrei	
Nervensystem: Gehirn, Rückenmark, Nerven	stressfrei	
Vegetatives Nervensystem: Beckengeflecht, Sonnengeflecht, Halsgeflecht	stressfrei	
Ja zur Veränderung	stressfrei	
Ja zur Liebe	stressfrei	
Ja zum Körper	stressfrei	
Ja zum Leben	stressfrei	
Ja zur Ehrlichkeit	stressfrei	
Ja zum Glück	stressfrei	
Ja zur Gesundheit	stressfrei	

Monatlicher Check

Organtestung	Balance	Stress	Ausgleichende Heilsinfoniekarten oder Heilmittel
Leber			
Galle			
Magen			
Bauchspeicheldrüse			
Milz			
Blut			
Lymphe			
Nebennieren			
Nieren			
Harnleiter, Blase			
Dünndarm			
Dickdarm			
Hoden, Vorsteherdrüse			
Scheide, Gebärmutter, Eileiter, Eierstöcke			
Parasympathikus: Beckengeflecht, Hirnnerven			
Sympathikus: Halsgeflecht, Sonnengeflecht			
Zwerchfell			
Brüste			
Herz			
Lunge			
Schilddrüse			
Zähne			
Nasennebenhöhlen			
Mandeln			
Ohren			
Augen			
Gehirn			
Nerven			
Haut			

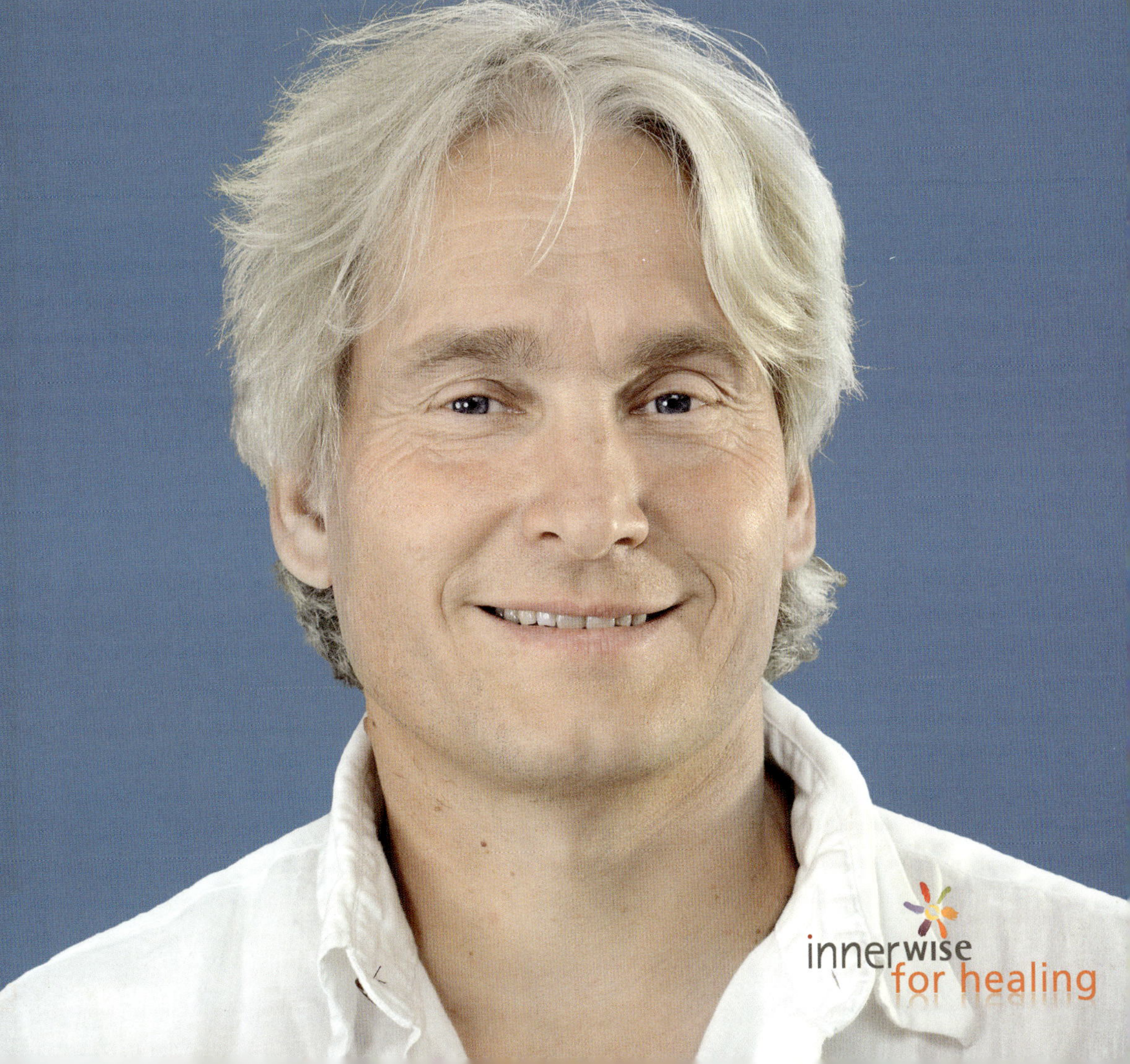
innerwise
for healing